U0331994

心律失常导管消融
病例精选

主 编 | 韩冰 王新华 孙育民

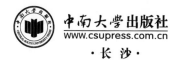

中南大学出版社
www.csupress.com.cn
·长沙·

图书在版编目（CIP）数据

心律失常导管消融病例精选 / 韩冰，王新华，孙育民
主编. —长沙：中南大学出版社，2023.3
ISBN 978-7-5487-5163-2

Ⅰ. ①心… Ⅱ. ①韩… ②王… ③孙… Ⅲ. ①心律失
常－导管消融术－病案 Ⅳ. ①R541.705

中国版本图书馆 CIP 数据核字（2022）第 203483 号

心律失常导管消融病例精选
XINLÜ SHICHANG DAOGUAN XIAORONG BINGLI JINGXUAN

韩冰　王新华　孙育民　主编

□出 版 人	吴湘华
□责任编辑	王雁芳
□责任印制	李月腾
□出版发行	中南大学出版社
	社址：长沙市麓山南路　　邮编：410083
	发行科电话：0731-88876770　传真：0731-88710482
□印　　装	长沙玛雅印务有限公司

□开　　本	889 mm×1194 mm 1/16	□印张 19.75	□字数 648 千字
□版　　次	2023 年 3 月第 1 版	□印次 2023 年 3 月第 1 次印刷	
□书　　号	ISBN 978-7-5487-5163-2		
□定　　价	218.00 元		

编 委 会

施海峰　北京医院

孙育民　复旦大学附属静安区中心医院

谭红伟　同济大学附属同济医院

王新华　上海交通大学医学院附属仁济医院

吴绍辉　上海交通大学医学院附属胸科医院

肖方毅　温州医科大学附属第一医院

熊楠青　复旦大学附属华山医院

徐　强　浙江省人民医院

易　甫　空军军医大学附属西京医院

余金波　同济大学附属东方医院

张劲林　武汉亚洲心脏病医院

张飞龙　福建医科大学附属协和医院

周根青　上海交通大学医学院附属第一人民医院

郑黎晖　中国医学科学院阜外心血管病医院

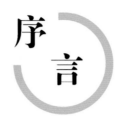

序言

从早期直流电消融到如今的射频消融、冷冻消融及最近出现的脉冲电场；从仅少数走在前列的电生理中心的艰难探索，到如今绝大多数三级医院都可稳步开展的三维指导下的射频消融术；内容上从简单的希氏束记录到室上速消融，再到心房颤动、复杂的室性心律失常消融、快速性心律失常疾病的导管消融，在过去数十年内人们见证了心脏电生理专业在中国的蓬勃发展与进步。

在心脏导管消融术积极开展的同时，专业领域内的教育也急需同步。在此方面，国内已经有不少理论方面的著述(其中大部分是国外译作)，其中的内容编排各有千秋，各种书籍根据不同的脉络，对目前心脏电生理的理论及技术已经有较为全面的介绍及深入的阐述，基本已可满足各学习层次的读者。然而，关于导管消融病例方面的专题展示图书较为少见。由徐州市中心医院韩冰教授汇集全国心脏电生理青年学者，组织撰写的《心律失常导管消融病例精选》是一本关于心律失常导管消融的病例集，该书展示了近年来由国内几十个中心所做的导管消融病例。术者结合手术的实际过程、抽丝剥茧的思考及最新的理论认识，亲自撰写或审稿，这种形式在国内尚属首次。其中的病例，大致分为三种：一是具有基本的、普遍教育意义的病例，这种病例有助于帮助建立术中规范化的策略操作；二是具有创新意义的病例，这种病例有助于启发读者在遇到困难时另辟蹊径、迎难而上，从而提升解决问题的能力；三是临床较为罕见的病例，这种病例有助于拓宽眼界，深化疾病认识。我相信，这本病例集从内容到形式，既可供导管消融初学者初窥门径，也可供已有一定理论及战术素养的术者继续深入和提高。

韩冰教授长年从事心脏导管消融工作，理论素养深厚，导管技巧娴熟，是一位优秀的心脏电生理术者，由他所召集的本书撰写者，也都是国内一线电生理中心的中青年骨干，他们既有热情，也有学术、技术水平，因此我相信这本病例集的出版，将有助于提升我国射频消融术者的实战技巧及能力。同时，本书也是对国内导管消融技术探索、思考和创新的集中展示。

祝贺韩冰教授及一众青年专家，也祝愿本书的出版给广大的心律失常患者带来更优的治疗。

陈明龙

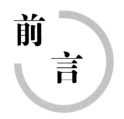

前言

　　近年来，随着理论与技术的发展，器械与设备的创新，心脏电生理专业迎来了快速发展的黄金时期，消融适应证不断扩宽，手术完成量迅速增长，治疗有效率显著提升，专业的蓬勃发展吸引了越来越多的年轻医生加入到电生理团队，从业队伍日益壮大。心律失常导管消融技术对基础理论和手术操作均有极高的要求，加之复发、特殊病例多见，故而学习曲线较长。为了使广大新进入电生理领域的医生们从前人的成功经验中汲取养分，加速成长，我们邀请了国内数十位理论基础过硬、操作技术高超、实战经验丰富的中青年导管消融术者，共同编写了此部《心律失常导管消融病例精选》，全书共汇集了60例导管消融精选病例，分为室上性心动过速、房性心律失常、室性心律失常三个章节。所有病例均通过图文并茂、分步解析的形式清晰展现诊断、治疗的实战过程，使读者可以深度领会术者抽丝剥茧的分析思路和随机应变的处理策略。这些病例中，蕴藏着术者鉴别诊断分析的细致缜密、特殊技术应用的独到精巧、复杂情况处理的奇思妙想。可以说，每一个病例中都凝结了术者的智慧和辛劳，如一件件精心打造的艺术品呈现给读者。

　　在本书即将出版之际，我们诚挚感谢所有参与编写的电生理同道，感谢大家的鼎力支持和精心写作。同时，也要感谢中南大学出版社在编辑、出版过程中所给予的指导与协助，使得本书得以顺利出版、发行。

　　希望本书能为成长、学习中的电生理医生们带来一定的帮助。书中如有表述不妥或者错误之处，也恳请各位同道予以批评指正！

韩　冰

目录

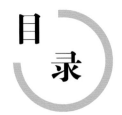

第3篇　室性心律失常消融病例

第 1 篇

室上性心动过速
消融病例

1. Carto 三维定位下消融快-慢型房室结折返性心动过速

病例简介

患者，男，28岁，因"阵发性心悸3年"入院。超声心动图、心电图等检查无异常发现。

电生理标测和消融过程

患者入院后在局部麻醉下行心脏电生理检查及导管消融。经左侧股静脉将10极电极导管送入冠状静脉窦（CS），将4极标测电极分别放置于希氏束（His，bundle）及右心室基底部。窦性心律时的腔内电图显示心房至希氏束间期（AH）85 ms，希氏束至心室间期（HV）55 ms（图1）。行心房S1S1 340 ms刺激，3个心房刺激可见AH间期逐渐延长，第3个刺激呈A-H—V-A顺序，心动过速开始发作。心动过速时下壁导联P波负向，I导联、V1导联低平，冠状静脉窦近端A波较His束A波提前，AH间期110 ms，HV间期55 ms。可能的诊断主要有：①房性心动过速；②快-慢型房室结折返性心动速；③间隔部慢旁路参与的顺向型房室折返性心动过速。

遂行心室拖带，可见第1个心室刺激将His束逆向夺获提前65 ms（图2），但未能影响即刻A波；第2个心室刺激后未见逆传心房激动，然而心动过速终止。在无提前的心房激动情况下，心动过速终止，首先可以排除房性心动过速。再次诱发心动过速，行连续心室期前刺激（RS2），在His束不应期内，心室激动被提前，但心动过速未能重整（图3），根据此现象可排除隐匿性慢旁路参与的顺向型房室折返性心动过速。随着RS2间期缩短，

心室刺激更为提前，逆传夺获His束后，下一跳A波以同样的激动顺序延迟20 ms出现（图4），进一步排除房性心动过速的可能。考虑逆传夺获His束后，经房室结慢径路缓慢逆传心房，重整心动速，故诊断为快-慢型房室结折返性心动过速。

鉴于心动过速时慢径路用于逆传，遂选择在Carto三维标测系统指导下对Koch三角进行心动过速时的心房激动标测（图5），提示心房最早激动位于冠状静脉窦口前缘慢径区，该结果符合快-慢型房室结折返性心动过速的心房激动特点。窦性心律下消融导管在该慢径路靶点处可标测到慢径区电位（SP），以30 W，55℃消融即可见交界性心律（图6）。慢径路改良后，心动过速不能诱发。

讨论

快-慢型房室结折返性心动过速是房室结快径前传、慢径逆传的折返性心动过速。其心房激动特点为冠状静脉窦口的A波早于His束附近（快径）A波，AH间期小于200 ms。临床上主要与冠状静脉窦口附近的房性心动过速、间隔部慢旁路参与的顺向型房室折返性心动过速相鉴别。心动过速时，His束不应期的RS2不能重整心动过速，可以排除间隔部慢旁路；过早的心室激动，可以在逆向提前激动His束后，经由慢径路逆传，重整心动过速，且心室刺激逆向激动A波的顺序与心动过速相同，可以排除房性心动过速的可能。三维系统的应用，可以标测出心动过速时最早的心房激动点，即为慢径路的逆传出口，进而可精确地定位和进行慢径路改良，治愈该类心动过速。

（刘　强）

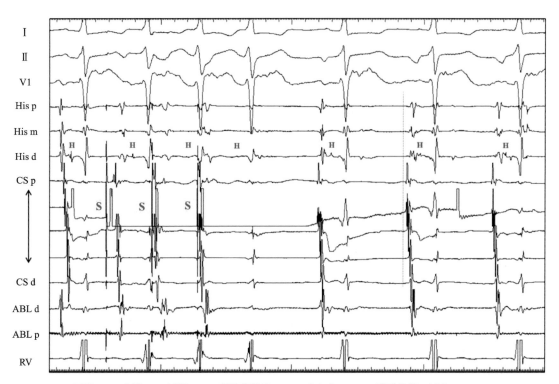

d：远端；m：中端；p：近端；CS：冠状静脉窦；RV：右心室；ABL：消融导管。纸速 100 mm/s。

图 1 以周长 340 ms 进行心房 S1S1 刺激诱发心动过速的腔内电图

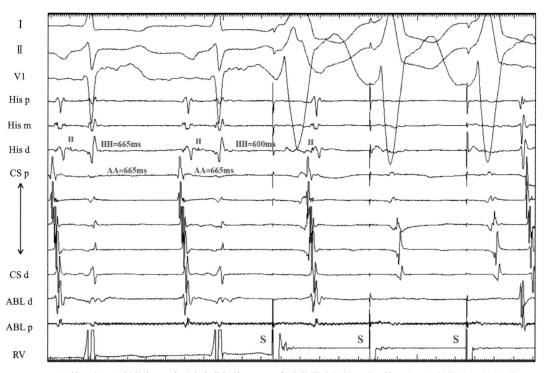

可见第 1 个心室刺激将 His 束逆向夺获提前 65 ms，但未能影响即刻 A 波；第 2 个心室刺激后心动过速终止，但未逆传心房。纸速 150 mm/s。

图 2 心动过速时心室拖带的腔内电图

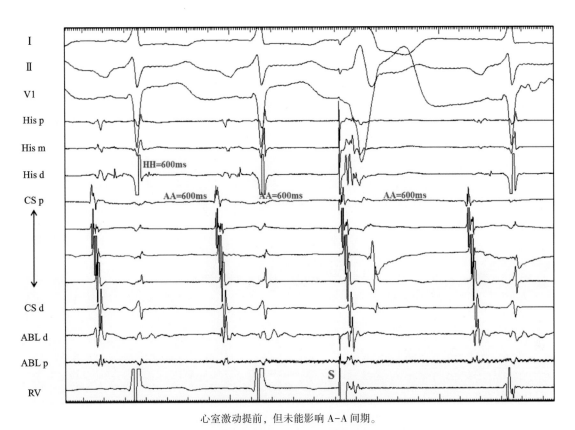

心室激动提前，但未能影响 A-A 间期。

图 3　His 束不应期内心室 RS2 刺激的腔内电图

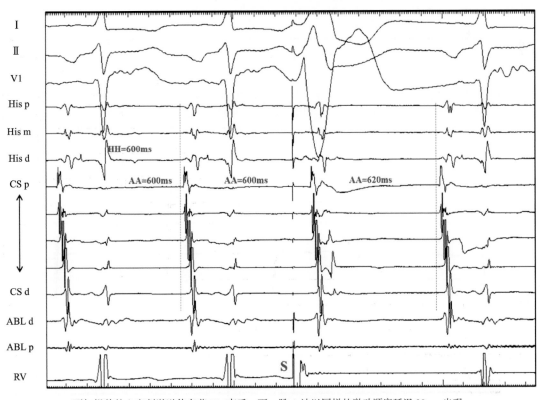

更加提前的心室刺激逆传夺获 His 束后，下一跳 A 波以同样的激动顺序延迟 20 ms 出现。

图 4　更提前的心室 RS2 刺激的腔内电图

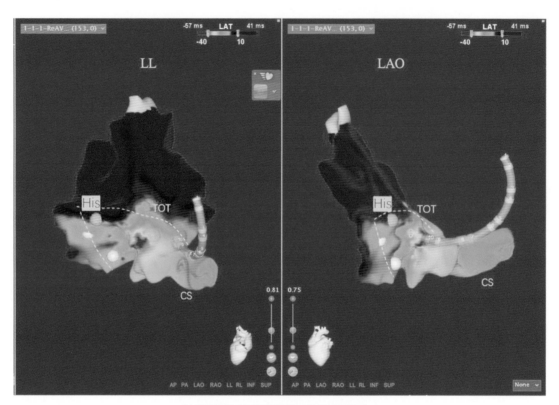

红色区域代表冠状静脉窦口前缘激动最早。

图5　心动过速时心房局部激动的三维标测图

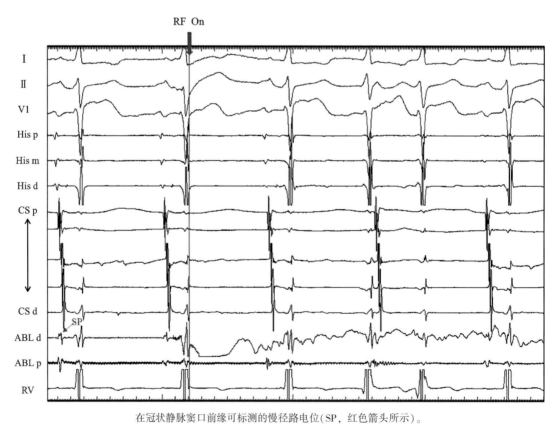

在冠状静脉窦口前缘可标测的慢径路电位(SP，红色箭头所示)。

图6　靶点消融的腔内电图

参考文献

［1］ Zipes D P, Jalife J. Cardiac Electrophysiology：From Cell to Bedside. 5th ed［M］. Philadelphia, PA：W. B. Saunders, 2009：615-656.

［2］ Hirao K, Otomo K, Wang X, et al. Para-Hisian pacing. A new method for differentiating retrograde conduction over an accessory AV pathway from conduction over the AV node［J］. Circulation. 1996；94(5)：1027-1035.

［3］ Knight B P, Ebinger M, Oral H, et al. Diagnostic value of tachycardia features and pacing maneuvers during paroxysmal supraventricular tachycardia［J］. J Am Coll Cardiol, 2000, 36(2)：574-582.

2. 导管消融冠状静脉窦开口部瘤样扩张伴房室结折返性心动过速

病例简介

患者，女，62 岁，因"阵发性心悸 40 余年，加重半个月"入院。既往有高血压病史。曾因阵发性室上性心动过速于外院行射频消融术。此次入院后超声心动图检查无异常发现，发作时体表心电图显示为窄 QRS 波心动过速，频率约 180 次/min，P 波与 QRS 波呈 1∶1 关系。

电生理标测和消融过程

患者入院后在局部麻醉下行心脏电生理检查及导管消融。经右侧颈内静脉将 10 极电极导管送入冠状静脉窦（CS），经右侧股静脉将 4 极标测电极分别放置于希氏束及右心室心尖部。窦性心律下 AH 间期 85 ms，HV 间期 50 ms。以周长 350 ~ 500 ms 行右心室 S1 刺激时呈室房 1∶1 逆传，S-A 间期 210 ms，His 束电极记录 A 波早于 CS 9，10。经 CS 电极行心房 S1S2 刺激，可见房室传导跳跃现象，

并诱发心动过速（330 ms），根据发作时 A 波、V 波激动时间诊断为慢-快型房室结折返性心动过速（AVNRT，图 1A）。

将消融导管放置于常规慢径区域，在标测到小 A 大 V 处实施消融，设定功率 40 W、温度 55 ℃（图 1B）。累计放电 120 s，消融过程可见交界心律。放电停止后，在窦性心律及心室逆传时均可见 CS 近段电位分裂（图 2B），再次行心房刺激仍可诱发心动过速，但周长由 330 ms 变为 350 ms。将导管调整至更高位置后再次消融，放电过程中可见较快交界区心律，且间断出现 V 波、A 波逆传阻滞（图 2A）。给予心房刺激仍可诱发心动过速。拟将消融导管送至 CS 近端进行消融，但导管仅能送入 CS 近段约 1 cm。遂行 CS 造影，显示 CS 近段呈瘤样扩张（图 3A）。

患者 AVNRT 诊断明确，分析消融过程及造影结果，局部解剖畸形，导管贴靠不到位，可能是消融失败的原因，故应避开解剖畸形区域再进行消融。将消融导管放置于三尖瓣环 6 ~ 7 点钟处，心室起搏时消融导管远端电极也可记录分裂的心房电

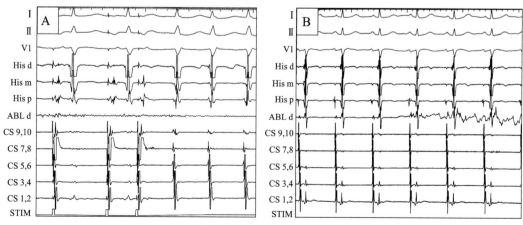

ABL：消融导管；CS：冠状静脉窦。纸速 100 mm/s。

图 1 心房 S1S2 刺激诱发心动过速腔内电图（A）和窦性心律下慢径区消融腔内电图（B）

位，较 CS 9，10 所记录电位提前 10 ms（图 4A），遂于该处进行消融（图 3B）。放电后 CS 电极延迟分裂电位消失，消融导管在消融线外侧记录 A 波明显延迟，提示三峡线已阻断（图 4B）。心房刺激显示房室传导跳跃现象消失，反复心房及心室刺激未再诱发心动过速。消融前后窦性心律下，AH 间期及 HV 间期无明显变化。

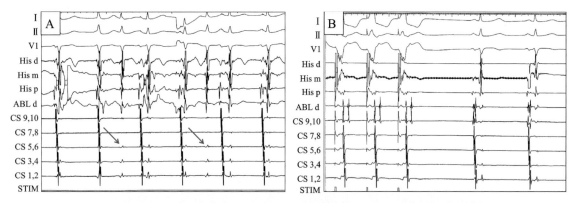

ABL：消融导管；CS：冠状静脉窦。A 图消融过程中可见交界区心律，间断出现室房逆传阻滞。

图 2　慢径区消融腔内电图（A）及消融后心室起搏腔内电图（B）

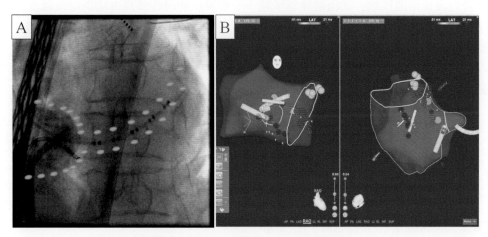

红点：经典慢径区消融靶点；粉点：三尖瓣环 6~7 点钟处消融靶点；黄点：希氏束。

图 3　冠状静脉窦造影图（A）和消融靶点三维图（B）

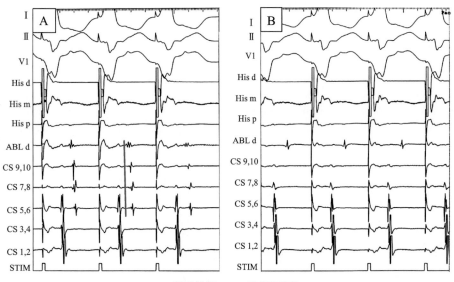

ABL：消融导管；CS：冠状静脉窦。

图 4　消融前（A）和消融后（B）心室起搏腔内电图

讨论

房室结折返性心动过速是常见的一种阵发性室上性心动过速，以慢-快型最为多见，在治疗上首选三尖瓣环与冠状静脉窦口之间消融慢径，成功率高，安全性好，在临床上被广泛采用。本例患者结合体表心电图及术中心内电生理检查，慢-快型AVNRT诊断明确。于经典慢径区反复消融，虽出现较多交界区心律，但心动过速仍可诱发。消融治疗通常有以下3种选择：①将导管送至冠状静脉窦近段进行消融；②继续在Koch三角区更高部位消融；③将导管送至左心房，消融左后延伸。但对于该例患者，此3种方案均非理想选择，其原因：①造影提示CS开口局部解剖畸形，消融导管无法送至冠状静脉窦近段拟消融区域；②消融导管于经典慢径区消融过程中已出现较快交界区心律，且间断出现VA波逆传中断，继续抬高导管会增加房室传导阻滞风险；③依据电生理检查结果，左后延伸参与折返证据不足。

经典慢径区域消融后，心动过速周长改变，CS近段记录到电位分裂，提示消融已损伤了慢径传导，但未完全阻断。结合造影显示CS近段呈瘤样扩张，考虑因局部解剖畸形致使导管贴靠不到位是消融失败原因。进一步消融应设法避开解剖畸形区域。消融导管在三尖瓣环6~7点钟处标测到心房分裂电位，且提前于冠状静脉窦口，提示除极波经快径逆传激动心房，再由三尖瓣环6~7点钟区域传导至冠状静脉窦口。于该处消融后CS近段分裂电位消失，提示由三尖瓣环6~7点钟区域至冠状静脉窦口的传导路径被阻断。

CS的解剖对消融具有指导意义，Okishige等报道了3例永存左上腔静脉合并AVNRT的病例，经左锁骨下静脉造影提示CS起始部均呈不同程度扩张。CS的扩大导致了Koch三角区域解剖结构的变异，使得按常规方法消融慢径变得困难。根据该病例消融结果，在经典慢径区反复消融不成功后，应考虑存在局部解剖畸形的可能。

（梁　明　王钧琦）

参考文献

[1] 贺鹏康，周菁. 特殊房室结折返性心动过速[J]. 实用心电学杂志, 2019, 28(4): 279-284.

[2] Jackman W M, Beckman K J, McClelland J H, et al. Treatment of supraventricular tachycardia due to atrioventricular nodal reentry by radiofrequency catheter ablation of slow-pathway conduction[J]. N Engl J Med, 1992, 327(5): 313-318.

[3] Kay G N, Epstein A E, Dailey S M, et al. Selective radiofrequency ablation of the slow pathway for the treatment of atrioventricular nodal reentrant tachycardia. Evidence for involvement of perinodal myocardium within the reentrant circuit[J]. Circulation, 1992, 85(5): 1675-1688.

[4] Tai C T, Chen S A, Chiang C E, et al. Multiple anterograde atrioventricular node pathways in patients with atrioventricular node reentrant tachycardia[J]. J Am Coll Cardiol, 1996, 28(3): 725-731.

[5] Okishige K, Fisher J D, Goseki Y, et al. Radiofrequency catheter ablation for AV nodal reentrant tachycardia associated with persistent left superior vena cava[J]. Pacing Clin Electrophysiol, 1997, 20(9 Pt 1): 2213-2218.

[6] Pitzalis M V, Forleo C, Luzzi G, et al. Successful ablation of atrioventricular nodal reentry tachycardia in a patient with persistent left superior vena cava[J]. Cardiologia, 1998, 43(7): 741-743.

[7] Sakabe K, Fukuda N, Wakayama K, et al. Radiofrequency catheter ablation for atrioventricular nodal reentrant tachycardia in a patient with persistent left superior vena cava[J]. Int J Cardiol, 2004, 95(2-3): 355-357.

3. 经上腔静脉消融房室结折返性心动过速

病例简介

患者，女，45岁，因"反复阵发性心悸5年"入院。心悸时心电图示阵发性室上性心动过速（PSVT）。当地医院曾行食管心脏调搏术，诱发出PSVT并诊断为慢-快型房室结折返性心动过速（AVNRT），并行心脏电生理检查和射频消融术，术中穿刺右股静脉置鞘管后，拟送10极电极导管经下腔静脉途径送至右心房，但反复尝试未成功，终止手术。术后在当地医院行胸、腹部静脉CT造影提示下腔静脉异常引流（具体未见影像资料）。患者为再行射频消融手术来南京医科大学第一附属医院就诊。查体未见腹部及下肢静脉回流受阻。术前常规心电图、超声心动图等检查正常。

电生理标测和消融过程

患者入院后在局部麻醉下行心脏电生理检查和射频消融术。穿刺左锁骨下静脉成功后置入鞘管，送10极电极导管入冠状静脉窦（CS）。通过CS电极导管行心房S1S1递增起搏和S1S2、S1S2S3程序刺激，均可反复诱发出PSVT，诱发时可见房室结跳跃现象，发作时CS电极导管记录的室（V波）、房（A波）电活动融合，VA间期极短（20 ms），排除房室折返性心动过速（AVRT），提示（慢-快型）AVNRT可能性极大。遂再穿刺右锁骨下静脉成功后置鞘管，送消融导管入右心房，在三维电解剖标测系统（Carto）指导下建立右心房模型，标记三尖瓣环、CS开口（提示CS开口较大）及希氏束（His）。尝试将消融导管在右心房下部向下轻轻推送至下腔静脉内并建模，但导管受阻（图1和图2）。利用消融导管记录窦性心律时HV间期，其与心动过速时HV间期相等，并将消融导管跨三尖瓣环送入右心室，在心动过速时通过消融导管行右心室起搏拖带并测量起搏后回归周期（PPI）与心动过速周

长（TCL）差值，根据拖带反应（V-A-V-A反应）和差值（>115 ms），进一步确诊心动过速性质为慢-快型AVNRT。在三维标测系统和X线透视指导下，将消融导管头端定位于CS开口中缘与三尖瓣环之间，消融效果欠佳。在CS开口上缘处电图提示细小碎裂宽幅A波、大V波且无His束，提示在慢径区。在该处以温控模式35 W放电10 s有交界心律，在三维系统和腔内电图监测下，巩固放电60 s，2次。反复行电生理检查，加用异丙肾上腺素静滴提高心率30%后，仍不能诱发心动过速，且无房室跳跃现象，提示慢径阻断。患者随访3年无复发。

讨论

AVNRT是PSVT的常见类型。其消融方法通常是经右侧或左侧股静脉然后由下腔静脉到达右心房来进行。极少数患者存在下腔静脉先天发育异常，下腔静脉存在隔膜型梗阻或者完全中断，或者因后天因素使下腔静脉路径受影响，均可导致常规的经下腔静脉途径向右心房置入导管困难，由此增加了操作难度。本例患者根据其临床表现，考虑为下腔静脉存在先天发育异常，下腔静脉发育异常者可因伴发AVNRT、心房扑动或心房颤动等心律失常病症而需接受射频消融，经上腔静脉途径成功消融的病例均已有报道。此外，部分经下腔静脉途径消融困难的心律失常有His束旁旁道、三尖瓣环起源的室早等，必要时也可采用上腔静脉途径作为一种替代方法。

该例患者经上腔静脉置入消融导管后，建立右心房三维模型（图2），有助于随后的导管操控。此时术者是靠近患者的躯干部位，如果过度依赖X线透视来定位导管，特别是使用右前斜（RAO）或左前斜（LAO）体位时，DSA机器的球管对术者的站位及操作会带来一些不便。若使用三维技术来指导消融导管走位，既减少了X线辐射，又增加了

导管操作便利性。

通过上腔静脉将消融导管定位于慢径区时，导管头端有轻微的上翘、上钩（图1），这与通过下腔静脉定位时导管头端呈轻微下压姿态相反。此时，若患者深呼吸或因冠状静脉窦口较大等因素，导管容易向上滑脱移位，损伤快径的风险要高于下腔静脉途径，故术者操作时应密切监测导管的稳定性。本例采用的是普通短鞘管，采用长鞘管对增加导管的稳定性或许有部分帮助。本例在双侧锁骨下静脉穿刺后分别置入10极电极导管和消融导管，若一旦发生双侧气胸，风险很大，故对穿刺技术要求高。遇到此类病例时，可考虑将其中一处穿刺点选择为右颈内静脉，或者将所有穿刺点均选为右颈内静脉+右锁骨下静脉，以减少双侧气胸的风险。本例遗憾的是未能获得高质量的造影或CT三维重建的资料来进一步明确下腔静脉异常的具体情况。

（程　宽）

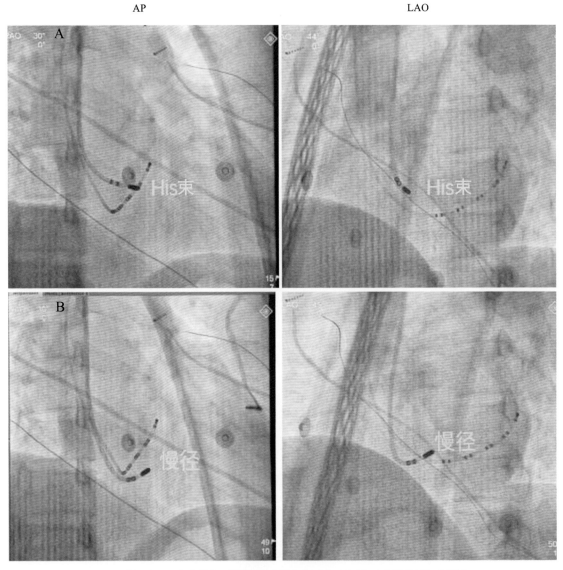

AP：正位；LAO：左前斜位。消融导管分别定位于His束（图A）和慢径（图B）区域。

图1　消融导管定位的X线影像图

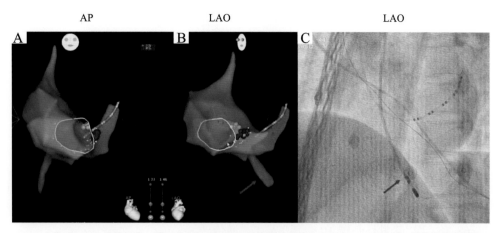

AP：正位；LAO：左前斜位。图 A 和图 B 为 Carto 系统指导下建立右心房、三尖瓣环、冠状静脉窦等解剖模式图。图 B 黄点为 His 束云，深蓝点为消融最有效的点，红色点为消融点。图 C 为左前斜位透视影像图，图 B 与图 C 的箭头指示消融导管到达与右心房相连的引流静脉（未行造影明确），此时导管头端有阻力感，不能再继续向下推送。

图 2　三维电解剖标测图和 X 线影像图

参考文献

[1] Avella A, De Ponti R, Tritto M, et al. Radiofrequency catheter ablation of atrioventricular nodal reentry tachycardia: selective approach to the slow pathway via the superior vena cava[J]. Italian heart journal, 2001, 2 (2): 142-146.

[2] Pai R K, MacGregor J F, Abedin M, et al. Case report: Radiofrequency catheter ablation of typical atrial flutter and the atrioventricular junction via the superior vena caval approach in a patient with a congenital absence of an inferior vena cava[J]. J Interv Card Electr, 2005, 14 (3): 193-195.

[3] Lim H E, Pak H N, Tse H F, et al. Catheter ablation of atrial fibrillation via superior approach in patients with interruption of the inferior vena cava[J]. Heart Rhythm, 2009, 6(2): 174-179.

[4] Miranda R, Simpson C S, Nolan R L, et al. Superior approach for radiofrequency ablation of atrio-ventricular nodal reentrant tachycardia in a patient with anomalous inferior vena cava and azygos continuation[J]. Europace, 2010, 12(6): 908-909.

[5] Singh S M, Neuzil P, Skoka J, et al. Percutaneous transhepatic venous access for catheter ablation procedures in patients with interruption of the inferior vena cava[J]. Circ Arrhythm Electrophysiol, 2011, 4(2): 235-241.

[6] Bian C, Ma J, Yao S, et al. Transjugular approach for radiofrequency ablation of premature ventricular contractions originating from the superior tricuspid annulus [J]. Pacing Clin Electrophysiol, 2012, 35(12): 358 -360.

[7] Pons F, Mezalek A T, Koutbi L, et al. Superior approach for radiofrequency ablation of common atrial flutter in patient with heterotaxy syndrome [J]. Int J Cardiol, 2012, 158(3): 49-50.

[8] Betensky B P, Santangeli P. Radiofrequency wire - facilitated transseptal access using a superior approach for atrial fibrillation ablation in a patient with inferior vena cava obstruction[J]. Heart Rhythm case reports, 2016, 2 (3): 265-267.

[9] Kato H, Kubota S, Goto T, et al. Transseptal puncture and catheter ablation via the superior vena cava approach for persistent atrial fibrillation in a patient with polysplenia syndrome and interruption of the inferior vena cava: contact force-guided pulmonary Vein isolation[J]. Europace, 2017, 19(7): 1227-1232.

[10] Liang J J, Lin A, Mohanty S, et al. Radiofrequency-assisted transseptal access for atrial fibrillation ablation via a superior approach [J]. JACC Clin Electrophysiol, 2020, 6(3): 272-281.

[11] Santangeli P, Kodali S, Liang J J. How to perform left atrial transseptal access and catheter ablation of atrial fibrillation from a superior approach [J]. J Cardiovasc Electrophysiol, 2020, 31(1): 293-299.

4. 导管消融左后延伸参与的非典型房室结折返性心动过速

病例简介

患者,男,68岁,因"阵发性心悸10余年"入院。超声心动图检查无异常。体表心电图显示为一度房室传导阻滞(图1)。

电生理标测和消融过程

患者入院后在局部麻醉下行心脏电生理检查及导管消融。经左侧锁骨下静脉将10极电极导管送入冠状静脉窦电极,经左侧股静脉将4极电极导管分别放置于His束及右心室心尖部。窦性心律时的腔内电图显示AH间期延长(193 ms,图1)。

心室S1S2刺激显示室房逆传为递减性,CS 5,6电极记录A波最提前(图2)。以400 ms周长行心室S1刺激,表现为室房2∶1逆传,逆传A波仍是CS 5,6电极最早。经CS电极行心房S1S2刺激,显示房室传导时间无明显跳跃,可诱发出房性回波,回波激动顺序与心室刺激时相似(图3)。基础状态下经各种刺激未诱发心动过速,给予异丙肾上腺素静脉注射后,反复出现房性早搏诱发窄QRS波心动过速,心动过速周长340 ms左右,有轻度的变动。心动过速时,A波、V波比例为1∶1,A波激动顺序同心室刺激时(图4)。心动过速时,给予心室超速刺激(周长310 ms),夺获心室后,未影响心房周期(图5),根据此点可以排除旁路参与的房室折返性心动过速。心动过速发作后多次可以自行终止,而每次均终止于A波,根据此特征,也可排除房性心动过速(图6)。

根据以上电生理检查结果,可以诊断为房室结折返性心动过速(AVNRT)。因心动过速时HA间期>60 ms,应该为慢径逆传。心房S1S2刺激虽未见房室传导跳跃现象,但因心动过速时AH>HA,加之基础状态下AH间期已延长,故考虑为慢-慢型房室结折返性心动过速。心室刺激及心动过速时均为CS 5,6电极A波最提前,此处距离CS开口为2 cm左右,可以判断为左后延伸参与的室房逆传。

鉴于该病例在基础状态下AH间期已延长,而心动过速时最早心房激动部位距离CS开口约2 cm,没有尝试在右侧常规部位消融。选择经房间隔途径将消融导管送至左心房室环,在心动过速时行激动顺序标测确定最早A波(图7),以35 W放电,5 s内心动过速终止于室房逆传。持续放电60 s后,行心室S1刺激,显示室房逆传已完全阻断(图8),反复刺激未再诱发心动过速。消融前后窦性心律时AH间期及HV间期无明显改变(图9)。

讨论

存在与房室结相连接的右后及左后延伸已经得到了一些研究的证实,Inoue等的研究发现对于多数人来说,同时存在右后及左后延伸,右后延伸走行于冠状静脉窦口前方与三尖瓣环,长度为(4.4±2.0)mm;左后延伸位置较右后延伸略高,走行于二尖瓣环,长度为(1.8±0.9)mm。右后延伸及左后延伸的细胞组成与致密房室结类似,但排列紊乱,分层不清晰。这些组织学上的特性进而影响到了不同结构的电生理学特性。

理论上,右后及左后延伸均有可能成为慢径路,参与房室结的前向及逆向传导。一些临床研究发现,无论是典型AVNRT还是非典型的AVNRT,都有一部分病例表现为心动过速时偏离CS开口的左侧的A波最提前,即偏心性逆传。在非典型AVNRT中比例更高,在不同研究中报道的比例在8%~80%。这种偏心性逆传的解剖学基础应该考虑为左后延伸的存在。

对于存在偏心性逆传的病例如何消融,不同研究的结果也不一致。有研究显示,虽然存在左侧的偏心性逆传，但在右侧常规的 Koch 三角区域消融均可取得成功，提示左后延伸也许仅仅是折返环的旁观路径。另有研究显示，少数病例在右侧消融失败或复发后，需要从左侧消融才能取得成功。消融的途径可以选择经动脉逆行或经房间隔到左侧房室环消融，也可以选择将导管送入 CS 内。在 Katritsis 等的研究中，甚至有部分病例首选了从左侧消融，均取得了成功。

本病例根据电生理检查结果，应该可以明确是左后延伸参与逆传的非典型 AVNRT，鉴于最早 A 波位点距离 CS 开口较远(约 2 cm)，而在基础状态下即为一度房室传导阻滞，心房 S1S2 刺激时也未见房室传导跳跃现象，考虑有可能已经存在快径路的传导受损，故选择了从左侧消融。消融后，心动过速未再诱发，室房逆传也完全阻断，提示该例的左后延伸应该是心动过速折返环的必要组成部分，也是逆传的唯一路径。

（韩 冰 蒋春英）

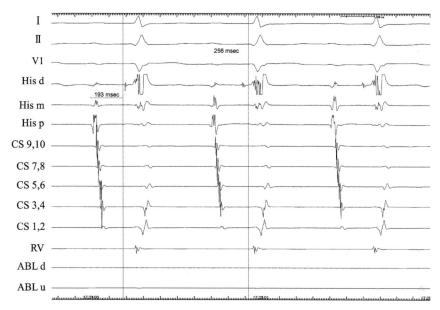

图中显示 PR 间期延长(256 ms)，腔内电图显示 AH 间期延长(193 ms)。CS：冠状静脉窦；RV：右心室；ABL：消融导管；d：远端；m：中端；p：近端；u：单极。纸速 100 mm/s。

图 1 基础状态下体表心电图

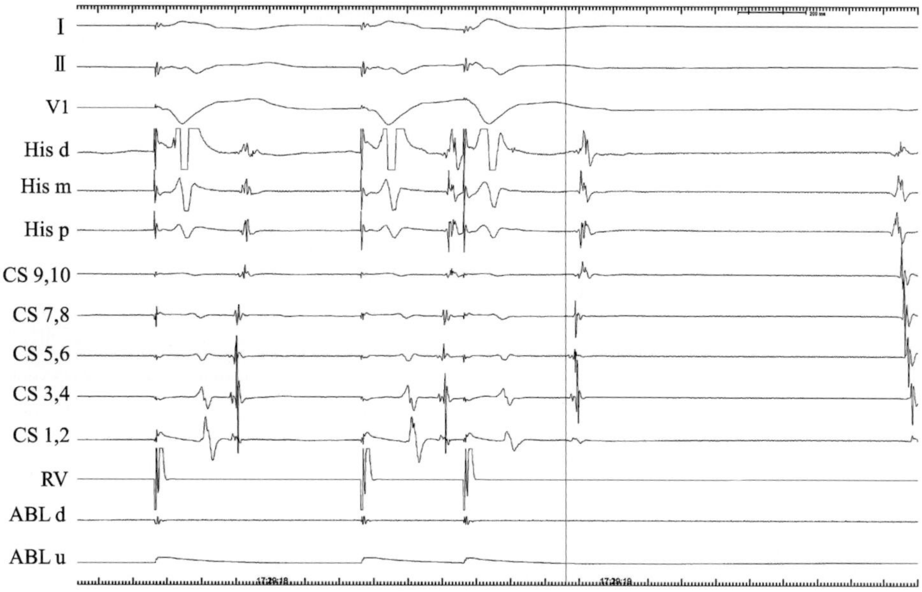

室房逆传为偏心性递减传导，CS 5,6 电极上 A 波最提前。

图 2 心室 S1S2 刺激腔内电图

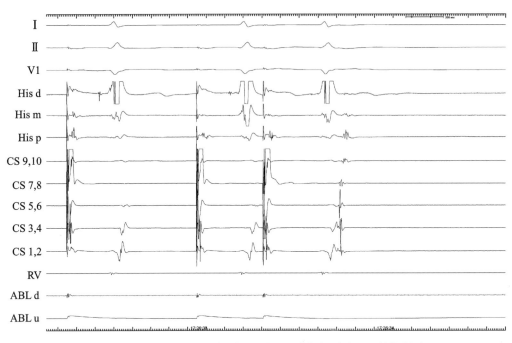

房室传导时间无明显跳跃，可诱发房性回波，回波激动顺序与心室刺激时相似。

图 3　心房 S1S2 刺激腔内电图

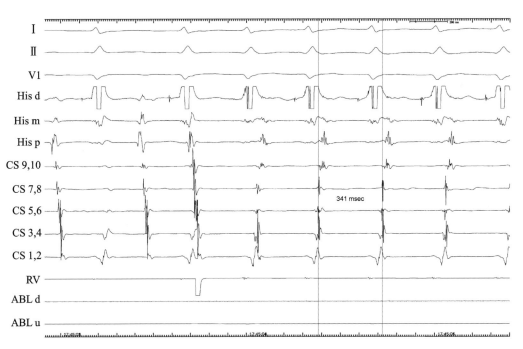

心动过速周长在 340 ms 左右，有轻度变化。心动过速时 A 波、V 波同步发生，A 波激动顺序同心室刺激时。

图 4　静脉注射异丙肾上腺素后，反复由房早诱发心动过速的腔内电图

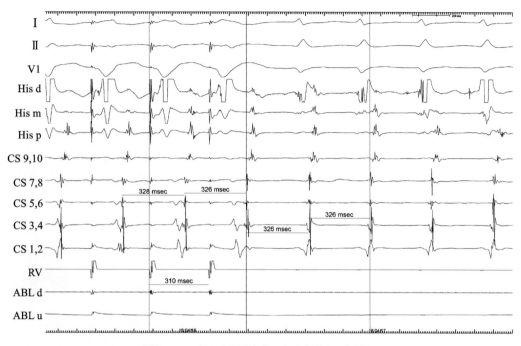

周长 310 ms 的心室刺激夺获心室后未影响心房周期。

图 5　心动过速时给予心室超速刺激的腔内电图

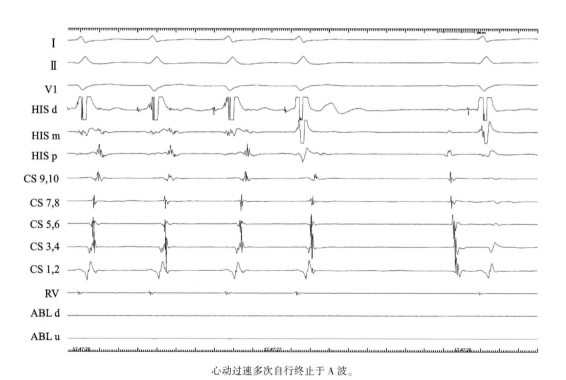

心动过速多次自行终止于 A 波。

图 6　心动过速终止的腔内电图

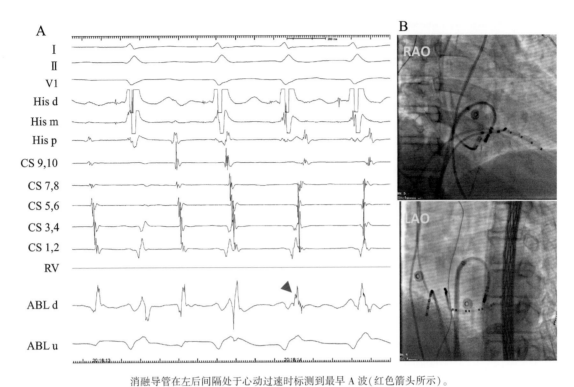

消融导管在左后间隔处于心动过速时标测到最早 A 波(红色箭头所示)。

图 7　成功消融时的靶点腔内电图(A)及 X 线影像图(B)

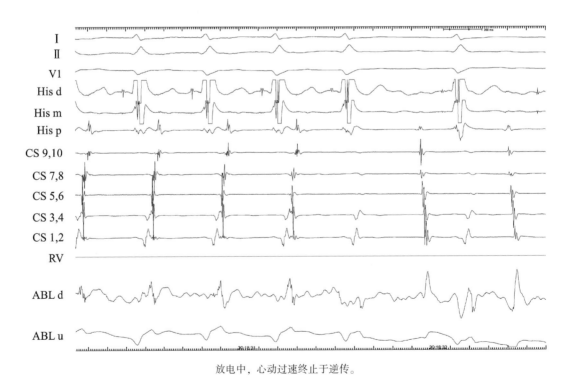

放电中,心动过速终止于逆传。

图 8　消融过程的腔内电图

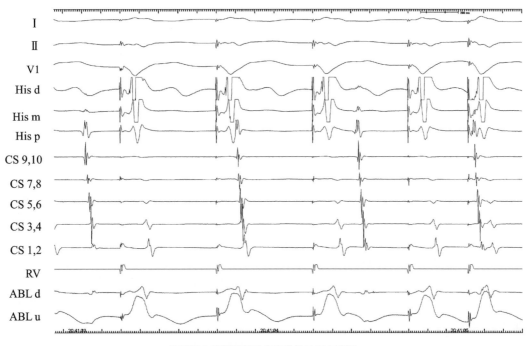

消融后心室刺激显示室房逆传已完全阻断。

图9 消融后心室刺激腔内电图

参考文献

［1］Inoue S, Becker A E. Posterior extensions of the human compact atrioventricular node: a neglected anatomic feature of potential clinical significance［J］. Circulation, 1998, 97 (2): 188-193.

［2］Chen J, Anselme F, Smith T W, et al. Standard right atrial ablation is effective for atrioventricular nodal reentry with earliest activation in the coronary sinus［J］. J Cardiovasc Electrophysiol, 2004, 15(1): 2-7.

［3］Otomo K, Okamura H, Noda T, et al. "Left-variant" atypical atrioventricular nodal reentrant tachycardia: electrophysiological characteristics and effect of slow pathway ablation within coronary sinus［J］. J Cardiovasc Electrophysiol, 2006, 17(11): 1177-1183.

［4］Hwang C, Martin D J, Goodman J S, et al. Atypical atrioventricular node reciprocating tachycardia masquerading as tachycardia using a left-sided accessory pathway［J］. J Am Coll Cardiol, 1997, 30(1): 218-225.

［5］Nam G B, Rhee K S, Kim J, et al. Left atrionodal connections in typical and atypical atrioventricular nodal reentrant tachycardias: activation sequence in the coronary sinus and results of radiofrequency catheter ablation［J］. J Cardiovasc Electrophysiol, 2006, 17(2): 171-177.

［6］Katritsis D G, John R M, Latchamsetty R, et al. Left septal slow pathway ablation for atrioventricular nodal reentrant tachycardia［J］. Circ Arrhythm Electrophysiol, 2018, 11(3): 5907.

5. 导管消融矫正型大动脉转位合并房室结折返性心动过速

病例简介

患者，男，46岁，因"发作性心悸2年余"入院。心悸发作后做屏气动作偶可终止。心电图诊断为室上性心动过速。超声心动图检查提示矫正型大动脉转位。

电生理标测和消融过程

患者入院后在局部麻醉下行左右侧股静脉穿刺，分别置入冠状静脉窦（CS）及His束电极，基础心律为窦性心律（图1）。高位右心房（HRA）程序刺激诱发心动过速（图2、图3）。静脉弹丸式推注三磷酸腺苷（ATP）20 mg，心动过速终止，之后心室起搏可见VA波分离（图4）。心动过速时行心室拖带，刺激终止后呈V-A-V顺序，并且在拖带开始时融合QRS波之后A波未提前（图5）。根据

以上电生理检查结果，可排除房性心动过速以及旁道介导的AVRT，诊断为AVNRT。心动过速发作时在二尖瓣环11点钟（前房室结）及2点钟位置附近（后房室结）均记录到前传His束电位。心动过速时，在EnSite系统指导下行心房电解剖标测，重建右心房模型后，激动顺序标测显示最早A波位于前房室结附近（图6）。

首先尝试在后房室结下位传统慢径区域消融（冠状静脉窦口前上缘），功率30 W，消融过程中见持续交界区心律，共消融3次累计90 s，但是心动过速仍较容易诱发。之后尝试在前房室结下方，也就是后位His束上方消融，仍无效。遂进入右心室建模，模型建立后消融导管在肺动脉瓣处记录A波、V波等大电图，该部位与前房室结解剖相邻。于该处以30 W消融3次后，心动过速不再诱发。手术结束，术前与术后AH间期、HV间期无明显变化，详见图7。

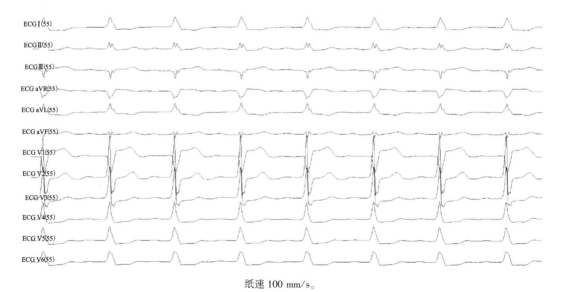

纸速 100 mm/s。

图1 窦性心律时体表心电图

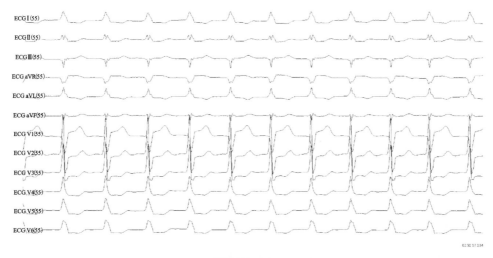

纸速 100 mm/s。

图 2 心动过速体表心电图

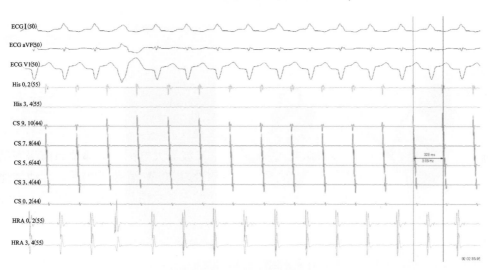

心动过速周长 328 mm。纸速 50 mm/s。

图 3 心动过速腔内电图

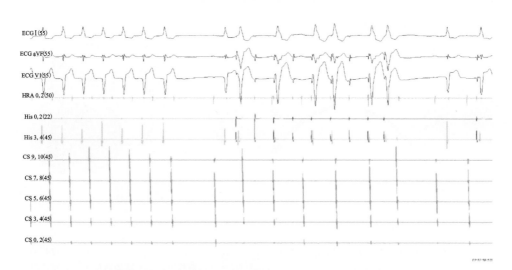

ATP 注射后心动过速终止，心室起搏示 V 波、A 波分离。纸速 50 mm/s。

图 4 心动过速时，弹丸式推注 20 mg 三磷酸腺苷（ATP）后的腔内电图

21

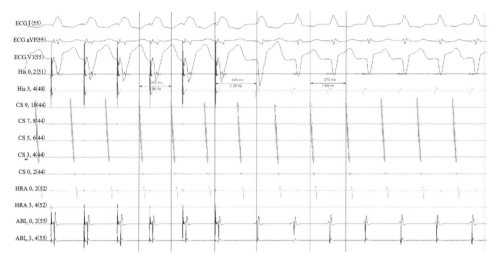

起搏拖带后呈 V–A–V 反应，并且拖带起始处呈融合 QRS 波时 A 波未提前，不符合旁道介导 AVRT。纸速 50 mm/s。

图5　心动过速时行心室拖带的腔内电图

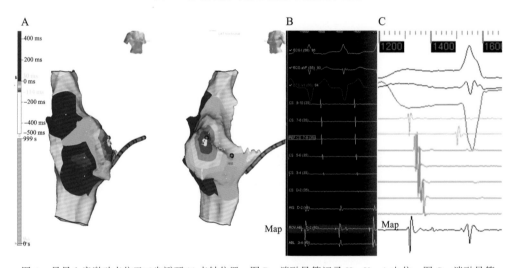

图A：最早心房激动点位于二尖瓣环 11 点钟位置；图B：消融导管记录 H、V、A 电位；图C：消融导管记录窦律时后房室结 H 电位，位于常规房室结位置。

图6　心动过速时激动顺序标测图和腔内电图

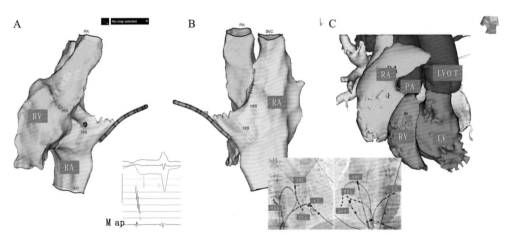

图A及图B为 EnSite 三维重建右心房右心室模型，红色点表示消融成功部位，位于右心室流出道肺动脉瓣附近，窦律时靶点图显示为 A 波、V 波等大；图C为 CT 重建心脏模型，可见肺动脉位于左心室流出道（LVOT）后方；右下小图为消融导管位于肺动脉瓣附近影像。

图7　右心房和右心室的三维重建模型图和 CT 重建图

讨论

矫正型大动脉转位（cc-TGA）是较为少见的一种先天性心脏病，患者心脏左、右心室和与之相应的瓣膜互换位置。相对较薄弱且较常规更大的右心室及三尖瓣位于左侧，相对更厚实但是较常规更小的左心室生长于心脏右侧。之所以称为"矫正型"，是因为这种畸形没有伴随血流顺序及方向的变化，解剖左心室连接肺动脉，将血液泵入肺循环，而解剖右心室连接主动脉，将血液泵入体循环（图 8）。这种"矫正"的解剖结构使得患者在早年能维持正常的血流循环。但是，因为解剖右心室相对较薄弱，无法承受体循环的高压，在患者成年后会出现心力衰竭。

cc-TGA 合并 AVNRT 是一种较为特殊的心律失常。对其电生理机制和相应消融方法的掌握需要对 cc-TGA 的传导系统解剖及电生理特征有深入的理解。cc-TGA 患者在 Koch 三角顶部存在常规房室结（后房室结），该房室结连接于发育不良的房室束；而另有发育良好的前房室结作为患者的主要传导系统，于肺动脉和二尖瓣环结合部连接于房室

束，通过肺动脉瓣环下方进入室间隔缺损（如存在）上缘，之后在右侧分成解剖学左心室的扇形左束支，而在左侧形成支配解剖学右心室的弦样右束支（图 9）。cc-TGA 的束支上端往往比较纤细脆弱，且较容易被纤维化组织包绕，因此解释了临床上该类患者易于发生房室传导障碍的缘由。极少情况下，患者的 2 个房室结均有独立的传导系统，互相之间可形成传导环，从而导致 2 个房室结之间的折返性心动过速。

由于存在 2 个房室结，对合并 AVNRT 的电生理检查及消融存在特殊之处。首先，AVNRT 的诊断确立需要排除其他心动过速，尤其在不典型 AVNRT 中，需要排除上述双生房室结介导的房室折返心动过速。如观察到以下现象，可确立心动过速为 AVNRT，而排除双生房室结折返心动过速：①心动过速时 2 个房室结均有前向传导；②心动过速时发现分离的 His 束电位；③在少数情况下，房室之间出现非 1：1 下传，则排除双房室结折返；④心动过速时出现不同形态的 QRS 波，这种形态的不同是由于通过不同传导束下传导致，且可在不同心房频率下复制。另外，AVNRT 诊断的确立均须排除旁道介导心动过速及房性心动过速。

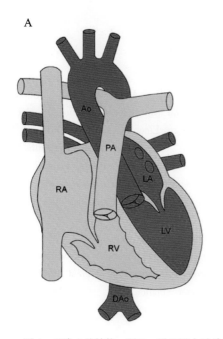
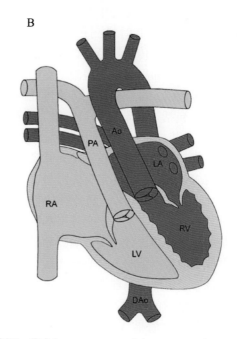

图 A：正常心脏结构；图 B：矫正型大动脉转位的解剖图。摘自 https：//www. achaheart. org/media/1838/cctga-illustration. jpg? mode＝max&upscale＝false&width＝950。RA：右心房；RV：右心室；LA：左心房；LV：左心室；AO：主动脉；DAo：降主动脉；PA：肺动脉。

图 8 正常心脏结构和矫正型大动脉转位的解剖图

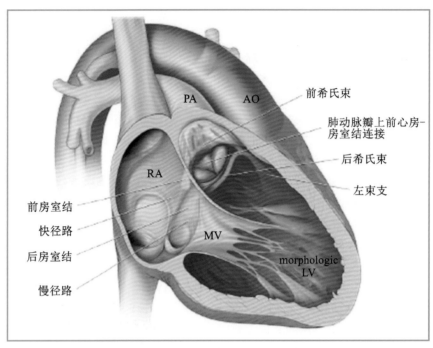

RA：右心房；MV：二尖瓣环；morphologic LV：形态学左心室；PA：肺动脉；
AO：主动脉。摘自 Circ Arrhythm Electrophysiol. 2016，9：e004120。

图9　矫正型大动脉转位传导系统示意图

cc-TGA 患者的 AVNRT 折返路径较为多变，可在不同房室结的多个心房延伸中形成折返。因此有术者建议可先于 AVNRT 时标测最早心房激动点，如果该最早激动点非传统快径区且远离前房室结，可在该处消融。但如果最早心房激动在中间隔区域或者靠近前房室结，可经验性在传统慢径区消融，该传统慢径区包括冠状静脉窦口前缘、上缘、口内 1 cm 的顶壁，甚或是左侧后间隔区域。如果传统区域消融不成功，则需要考虑至肺动脉窦附近消融。该方法由 Noheria 在 2016 年首先报道，其中的电解剖考虑如下：在 cc-TGA，肺动脉的根部邻近房间隔，且与右侧的二尖瓣环在心耳根部附件相连，后者恰是前房室结的位置。与近端肺动脉毗邻的心房延伸形成了前房室结的一个心房连接，而从肺动脉窦消融该心房延伸的原理类似于在正常心脏中从主动脉无冠窦消融前间隔和二尖瓣心房组织。本例中，激动标测显示最早 A 波位于前房室结附近，提示该 AVNRT 通过前房室结慢径逆传介导。

（居维竹）

参考文献

[1] Moore J P, Aboulhosn J A. Introduction to the congenital heart defects：anatomy of the conduction system [J]. Card Electrophysiol Clin, 2017, 9(2)：167-175.

[2] Epstein M R, Saul J P, Weindling S N, et al. Atrioventricular reciprocating tachycardia involving twin atrioventricular nodes in patients with complex congenital heart disease[J]. J Cardiovasc Electrophysiol, 2001, 12 (6)：671-679.

[3] Noheria A, Asirvatham S J, McLeod C J. Unusual atrioventricular reentry tachycardia in congenitally corrected transposition of great arteries：a novel site for catheter ablation [J]. Circ Arrhythm Electrophysiol, 2016, 9(6)：e004120.

6. 导管消融完全性心内膜垫缺损术后伴房室结折返性心动过速

病例简介

患者，男，14 岁，因"阵发性心悸 5 个月"入院。患者 11 年前诊断为先天性心脏病、完全性心内膜垫缺损，曾于外院行矫正术。1 年前于另一家医院行二尖瓣成形术。入院超声心动图示：左心房前后径 33 mm，左心室前后径 44 mm，左心室射血分数 60%；先天性心脏病，完全性心内膜垫缺损矫治术后，室间隔水平左向右分流，冠状静脉窦扩张。发作时心电图提示心动过速频率 173 次/min，QRS 波形态与窦性心律时一致（图 1、图 2），注射三磷酸腺苷可终止心动过速。

电生理标测和消融过程

患者入院后在局部麻醉下行心脏电生理检查及导管消融。经左侧锁骨下静脉尝试将 10 极电极导管送入冠状静脉窦（CS），电极头端到达 CS 开口位置，未能深入。经左侧股静脉将 4 极标测电极分别放置于希氏束及右心室心尖部，多次调整 His 束电极未描记到清晰的 His 束电位。窦性心律时的腔内电图显示 AV 间期基本正常（图 3）。右心室 S1S2 刺激显示室房逆传呈递减性，可诱发心动过速（图 4）。心动过速时 A 波激动顺序与心室刺激时一致。经 CS 电极行心房 S1S2 刺激显示房室传导未见明显跳跃，未诱发出心动过速及房性回波。心动过速可能诊断有：顺向型房室折返性心动过速（AVRT）、房室结折返心动过速（AVNRT）、房性心动过速（AT）。在心动过速时，反复进行心室超速起搏，夺获心室后未影响心房激动周长（图 5），不支持旁道参与的 AVRT。右心室 S1S2 刺激诱发心动过速时表现为 V-A-V 序列，加之在心动过速时行右心室刺激，未逆传心房而终止心动过速，不支持 AT 诊断（图 6）。综上分析，该病例诊断为 AVNRT。

诊断明确后，经右股静脉将消融导管送至右心房，在三维标测系统指引下，反复尝试仍未描记 His 束电位。在心动过速时行心房激动顺序标测，于右心房高位间隔标测到最早 A 波。右心室刺激时右心房标测逆传 A 波顺序与心动过速时一致（图 7）。遂于右心房间隔最早激动处进行消融，消融后心动过速仍可诱发。后选择经房间隔途径将消融导管送至左心房，先在窦性心律时沿二尖瓣环寻找 His 束电位，在后间隔部标记到清晰的 H 波（图 8）。心动过速时将消融导管送入左心室行超速刺激，显示夺获心室后仍未影响心房激动周长（图 9），进一步排除 AVRT。心动过速时的左心房激动顺序标测确定最早 A 波位于左心房前壁，靠心耳基底部，又在心室刺激时行左心房激动顺序标测显示与心动过速时一致（图 10）。心动过速时在最早心房激动点以 35 W 功率放电，5 s 内心动过速终止于室房逆传（图 11），持续放电 60 s 后，行心室刺激显示室房逆传已完全阻断（图 12），反复刺激未再诱发心动过速。对比消融前后窦性心律时 PR 间期无明显变化（图 13）。

讨论

既往文献有少数关于心内膜垫缺损合并阵发性室上性心动过速导管消融的病例报道，在这些报道中，心动过速多为 AVNRT。心内膜垫缺损时常伴有房室结及传导系统的异位，如本例中所见及之前文献所报道，房室结及希氏束位于房室环的后下部。这种结构异常为导管消融带来了挑战，如何实施安全、有效的消融，不同的研究者所报道的方法不尽相同。

本例根据术中电生理检查，也判断为 AVNRT。因心动过速可持续发作，笔者进行了心动过速时的心房激动顺序标测，结果显示心房最早激动点在左心房前壁近心耳基底部，在此部位消融取得了成功, 阻断了室房逆传。在该部位成功消融 AVNRT 在既往未见报道。

本例中 AVNRT 的形成机制尚不明确。根据 Stephenson 等的研究, 在心内膜垫缺损时, 房室结及希氏束异位于房室环后下部, 使得结间束及快慢径走行发生了变化, 相较于正常心脏, 沿间隔走行的快径路在心内膜垫缺损时传导路径明显延长, 而沿游离壁走行的慢径路传导路径反而缩短, 以至于解剖学的快径成为功能学的慢径路, 而解剖学的慢径路反而成了功能学的快径路(图 14)。本例在消融前给予心房 S1S2 刺激时未见房室传导跳跃现象, 心室刺激与心动过速时心房激动顺序相同, 消融后心房逆传阻断, 而前向传导未受影响。根据这些表

现, 符合快-慢型 AVNRT 特征, 结合前人研究结果, 推断可能是走行于游离壁的解剖学慢径参与前向传导, 而走行于间隔部的解剖学快径路参与了逆传。至于为何最早心房激动点是在左心房前壁, 可能与矫形术后心房的重新分割, 以及快径路的走行变异有关。

基于本例经验, 笔者认为对于合并于心内膜垫缺损等结构异常的 AVNRT, 在三维系统指导下进行心动过速及心室刺激时的心房激动顺序标测可能有助于阐明心动过速机制和折返路径, 提高消融的有效性及安全性。

(韩　冰　费亚兰)

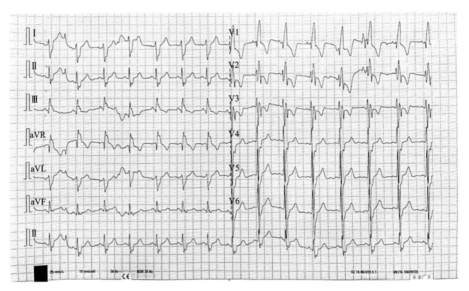

提示右束支传导阻滞。纸速 25 mm/s。

图 1　术前窦性心律时的体表心电图

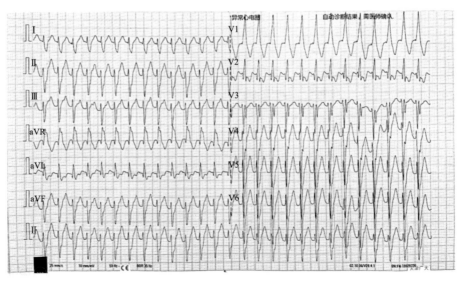

心动过速发作时 QRS 波形态与窦律时一致。纸速 25 mm/s。

图 2　入院后心动过速发作时体表心电图

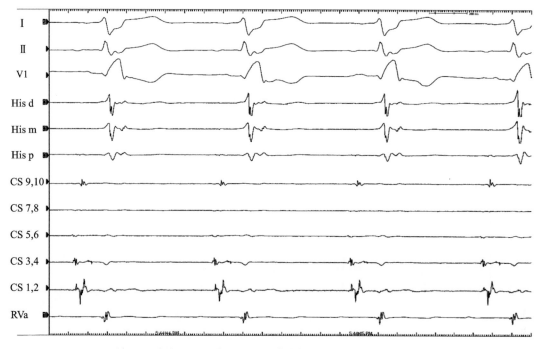

d：远端；m：中端；p：近端；CS：冠状静脉窦；RV：右心室。纸速 100 mm/s。

图 3　消融前窦性心律时的体表心电图及腔内电图

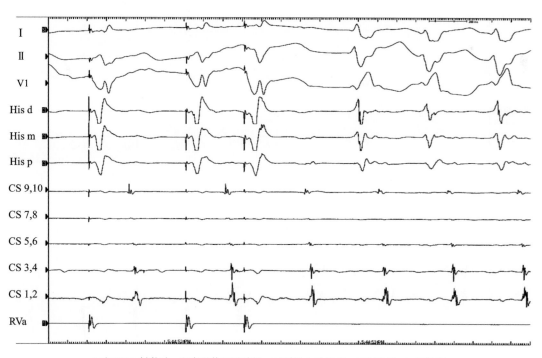

心室 S1S2 刺激时，室房逆传呈递减性，可诱发心动过速，呈现为 V-A-V 序列。

图 4　右心室刺激时的体表心电图及腔内电图

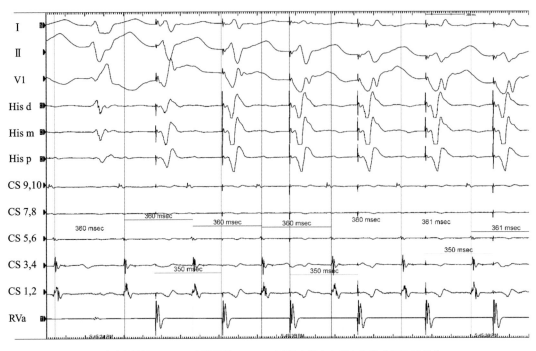

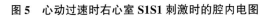

心动过速周长 360 ms，刺激周长 350 ms，可见夺获心室后心房激动周长无变化。

图 5　心动过速时右心室 S1S1 刺激时的腔内电图

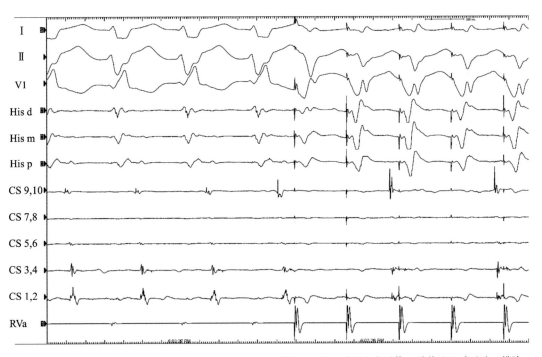

在心动过速时，以短于心动过速周长 10~20 ms 给予右心室刺激，可见心动过速未逆传 A 波终止心动过速，排除房性心动过速。

图 6　心动过速时右心室 S1S1 刺激的腔内电图

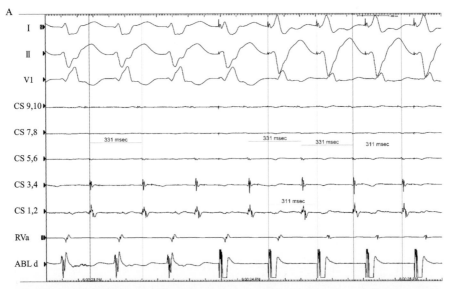

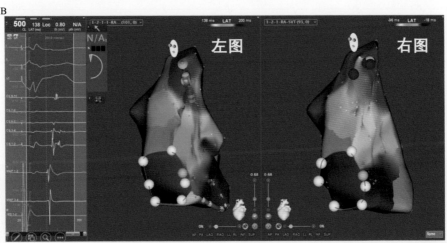

图 7　右心室 S1S1 刺激的腔内电图(图 A)，右心室起搏时(图 B 中的左图)和心动过速时右心房激动三维标测图(图 B 中的右图)

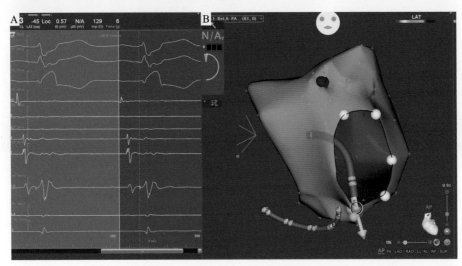

消融导管在左侧房室环后下部记录到清晰的 H 波。

图 8　消融导管在左侧房室环后下部的腔内电图(A)和三维解剖示意图(B)

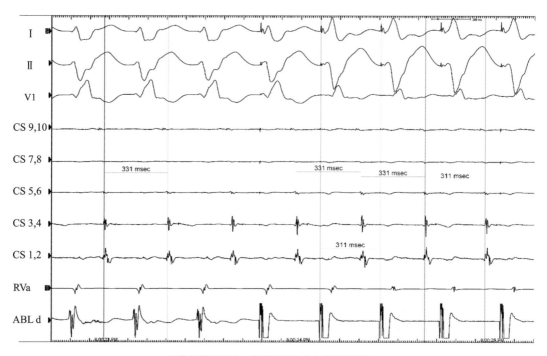

起搏夺获心室后，前两跳未影响心房激动周长。

图 9 心动过速时给予左心室 S1S1 刺激的腔内电图

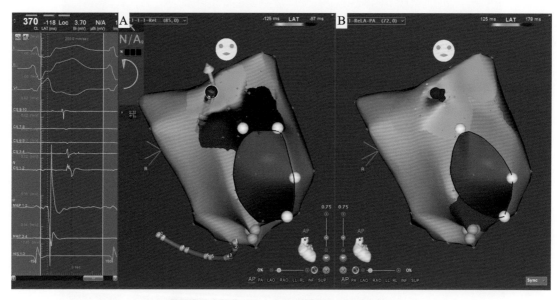

最早激动点均位于左心房前壁邻近左心耳基底部。

图 10 心动过速(A)及心室 S1S1 刺激时(B)左心房激动标测三维图

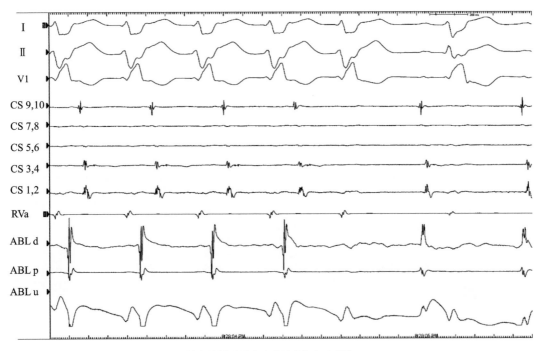

放电消融过程中心动过速终止于逆传。

图 11　消融时的腔内电图

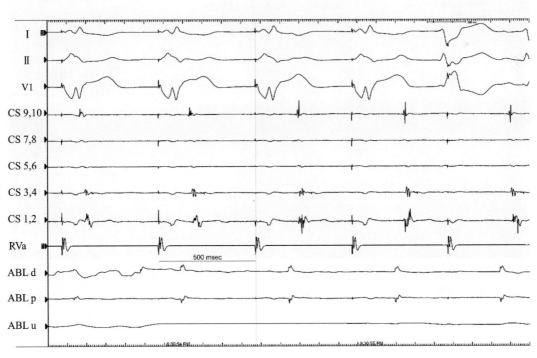

心室 S1S1 刺激，可见室房逆传已完全阻滞。

图 12　消融后心室 S1S1 刺激的腔内电图

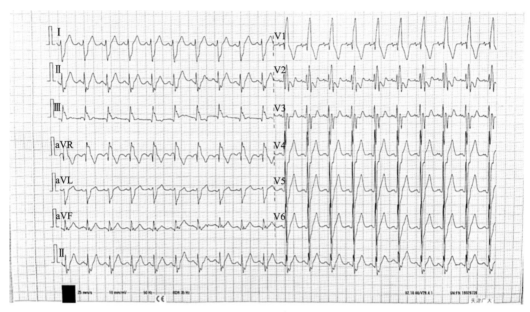

图13 消融后体表心电图

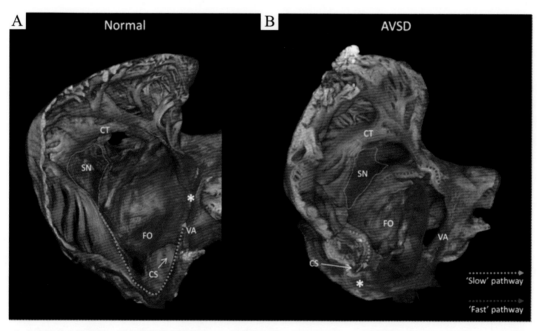

红色虚线代表快径路，绿色虚线代表慢径路，*代表房室结。从图中可见，心内膜垫缺损时，快径路走行路径明显长于心脏结构正常者，而慢径路走行距离相对较短。

图14 正常心脏(A)与心内膜垫缺损时(B)的快、慢径路及房室结解剖图

参考文献

［1］Kriebel T, Schneider H, Sigler M, et al. Slow pathway ablation in a 5-year-old boy with atrioventricular septal defect: value of cryoenergy application［J］. Clin Res Cardiol, 2006, 95(12): 668-670.

［2］Rausch C M, Runciman M, Collins K K. Cryothermal catheter ablation of atrioventricular nodal reentrant tachycardia in a pediatric patient after atrioventricular canal repair［J］. Congenit Heart Dis, 2010, 5(1): 66-69.

［3］Khairy P, Mercier L A, Dore A, et al. Partial atrioventricular canal defect with inverted atrioventricular nodal input into an inferiorly displaced atrioventricular node［J］. Heart Rhythm, 2007, 4(3): 355-358.

［4］Satomi K, Chun K R, Bansch D, et al. Catheter ablation of atrioventricular nodal reentrant tachycardia after repair of incomplete endocardial cushion defect［J］. Heart Rhythm, 2007, 4(3): 351-354.

［5］Stephenson R S, Rowley-Nobel J, Jones C B, et al. Morphological substrates for atrial arrhythmogenesis in a heart with atrioventricular septal defect［J］. Front Physiol, 2018, 9: 1071.

7. 导管消融交界性心动过速

病例简介

患者,女,13 岁,因"阵发性心悸 10 余年"入院。3 周前无明显诱因出现心悸,持续不能缓解。于当地医院就诊,行心脏电生理检查提示为室性心动过速(具体不详),术后心动过速再发,给予维拉帕米、普罗帕酮、胺碘酮药物及电复律终止心动过速,但仍反复发作。入院后超声心动图显示:左心室前壁运动幅度减低,左心室、左心房增大,左心室射血分数 51%,三尖瓣中量反流。心脏磁共振未见明显异常。入院心电图示 P 波与 QRS 波脱节,PP 间期不等,下壁导联 P 波倒置,QRS 波不宽,间期不等(图 1)。入院后给予普罗帕酮 70 mg 静脉注射,心动过速无改变;给予三磷酸腺苷(ATP)20 mg 静脉注射,心动过速短暂终止后继续发作(图 2)。

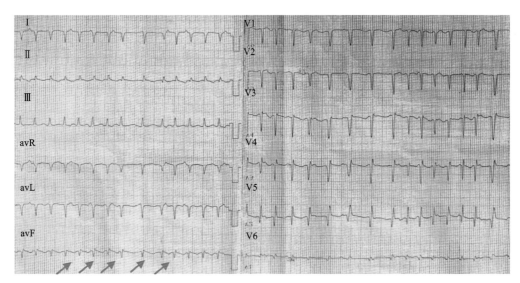

P 波(箭头所示)与 QRS 波脱节,PP 间期不等,下壁导联 P 波倒置,QRS 波不宽,间期不等。纸速 25mm/s。

图 1　心动过速发作的体表心电图

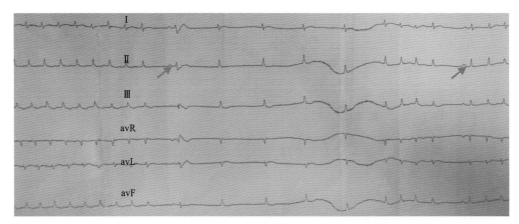

给予三磷酸腺苷 20 mg 静脉注射,心动过速短暂终止后继续发作。箭头所示为转为窦性心律瞬间。纸速 25 mm/s。

图 2　心动过速时推注三磷酸腺苷后的体表心电图

电生理标测和消融过程

患者入院后在局部麻醉下行心脏电生理检查及导管消融。经左侧锁骨下静脉将 10 极电极导管送入冠状静脉窦（CS），经左侧股静脉将 4 极标测电极分别放置于希氏束及右心室心尖部。腔内电图显示：V 波、A 波分离，V 波多于 A 波，VV 间期及 AA 间期均不固定；HV 间期固定，HV = 74 ms（图 3）。高位右心房以周长 260 ms 超速起搏，VV 间期不变，维持在 304 ms 左右（图 4）；右心室以周长 260 ms 超速起搏，AA 间期无影响，心动过速可终止，随后自律性升高，再次发作（图 5）。穿刺对侧股静脉，送入 4 mm 消融导管，在 Carto 三维标测系统结合 Univu 软件指引下进行标测，先将消融导管放置于右束支（RBB），His 束电位激动早于 RBB 电位（图 6），消融导管头端压迫可致心动过速短暂停止，随后再次发作。考虑诊断为交界性心动过速（JT）。诊断依据：①发作呈"温醒现象"，提示为自律性心动过速；②心电图 P 波与 QRS 波脱节，P 波电轴向上；③心房激动可与 His 束激动分离，HV 间期固定；④His 束激动早于 RBB；⑤消融导管头端机械压迫房室结可短暂终止心动过速。

先于右侧 His 束下方，心动过速压停心动过速点附近未记录到 His 束电位部位以 15～20 W 消融，

效果不理想；随后穿刺股动脉，送消融导管逆行至无冠窦内标测，因存在明显 His 束电位而未进行消融；再次回到右侧，于压迫停止点附近可见明确小 His 束波处，以 10 W 起始滴定消融，中间出现快频率交界区心律，并偶有窦性心律出现。增加功率至 15 W，患者恢复窦性心律，消融至 78 s，AV 间期延长至 246 ms，停止消融，观察 10 min 后 AV 间期恢复至 164 ms（图 7、图 8），随后反复给予心房、心室 S1S1 刺激及 burst 刺激，均未诱发心动过速。给予异丙肾上腺素后仍未诱发心动过速，手术成功。术后 1 个月、12 个月随访，患者未再发作心动过速。

讨论

交界性心动过速也被称为局灶性交界性心动过速、交界区异位心动过速或交界区非折返性心动过速，需与房室结折返性心动过速鉴别。除非使用 β 受体激动剂或其他刺激药物，交界性心动过速在成人中较少出现，而常发生于心脏手术后、肾上腺素刺激、心肌缺血或地高辛中毒时。儿童患病率高于成人，JT 通常发作明显与诱发因素有关，因而消融获益有限，部分患者呈持续性发作而导致心动过速性心肌病，或伴有严重症状，则消融获益明显。

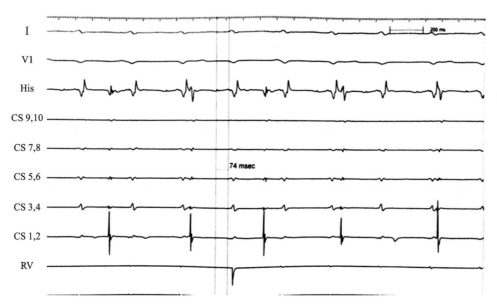

腔内电图示 V 波、A 波分离，V 波多于 A 波，VV 间期不等，AA 间期不等，HV 间期固定（74 ms）。

CS：冠状静脉窦；RV：右心室。纸速 100 mm/s。

图 3　心动过速时的腔内电图

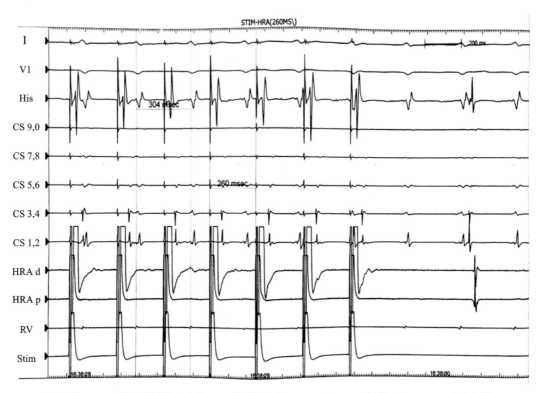

以周长 260 ms 超速起搏高位右心房，VV 间期不变在 304 ms 左右，HV 间期不变。HRA：高右心房。

图 4　高右心房超速起搏的腔内电图

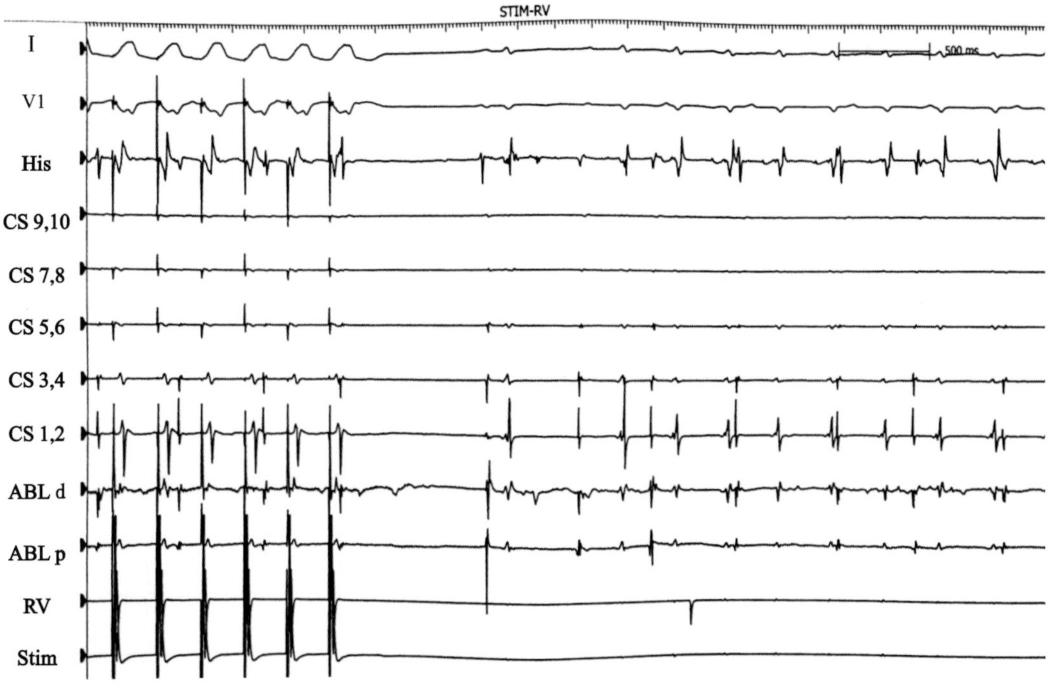

以周长 260 ms 超速起搏右心室，A–A 间期无影响，心动过速可终止，随后再次发作。ABL：消融导管。

图 5　右心室超速起搏的腔内电图

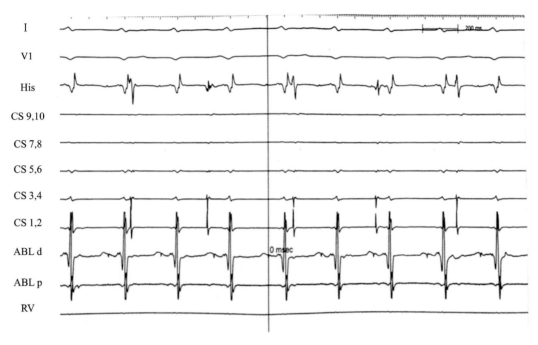

消融导管置于右束支(RBB)处，His 束电位激动早于 RBB 电位。

图 6　希氏束部位标测的腔内电图

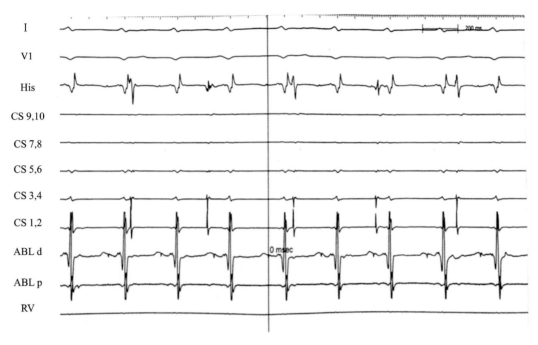

黄色球为明确 His 束电位处，蓝色球为消融导管头端压迫致心动过速终止处，粉色球为无冠窦标记具有明确 His 束处，红色球为消融靶点。

图 7　X 线影像图(左前斜位)

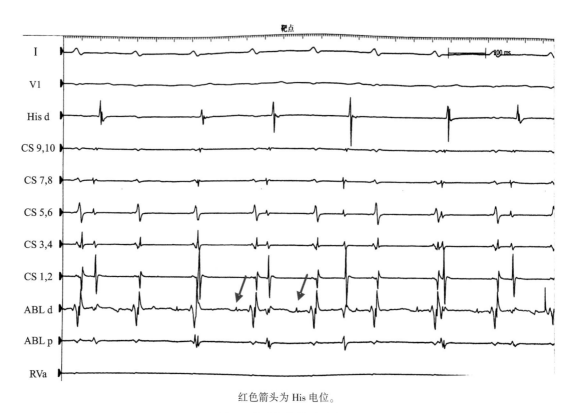

红色箭头为 His 电位。

图 8　消融靶点的腔内电图

JT 与局灶性房性心动过速有相似的临床表现，间断或无休止发生，JT 因为心房心室同时收缩常常像房室结折返性心动过速（AVNRT）出现经典的颈静脉 A 波和收缩期肺静脉血液反流。详细的心脏节律监测分析研究发现 JT 突发突止，无须房性早搏刺激触发，且常常伴有短暂窦性夺获，或插入性房性早搏或室性早搏。在交界性心动过速时，心房经房室结逆传而激动，因此心房激动顺序、最早激动点与慢-快型或慢-慢型 AVNRT 一致。JT 和 AVNRT 的鉴别诊断在电生理检查中具有挑战性。可用的方法有：①在 His 束不应期内给予心房期前刺激，不影响同一跳 His 束，但改变了随后 His 束发生的时间，考虑是房室结慢径前传参与了心动过速，则诊断为 AVNRT 可能性大。相反，更早的房性早搏刺激可使 His 束激动提前，且不终止心动过速，说明快径路不是心动过速的逆传支，则可排除 AVNRT。②ΔHA 是否非负值。ΔHA 是心室起搏时的 HA 间期（HA_P）减去心动过速时的 HA 间期（HA_T）的差值，即 HA_P-HA_T。AVNRT 的 HA 时限取决于心动过速前传和逆传的折返时间，而 JT 的 HA 时限代表从 His 束或致密房室结发生的心动过

速逆传至心房的时间。ΔHA ≥ 0 ms 支持诊断 JT。③以比心动过速稍快的心率进行心房拖带结束后（心动过速未终止），如果呈现 AH（起搏相关）-HA（心动过速相关）顺序（AHHA），则诊断为 JT；呈现 AH（起搏相关）-A（心动过速相关）顺序（AHA），则诊断为 AVNRT。④简便且实用的方法是，观察心房激动与 His 束激动分离，来诊断 JT。可通过自发的心房起搏，观察心房电位与 His 束电位分离来协助 JT 的诊断。

交界性心动过速尽量不进行消融治疗，较少情况下需要进行消融干预。当交界性心动过速不终止且对抗心律失常药物无反应时，可考虑进行消融，且须在离房室结尽可能远的部位进行低能量消融。已发布的关于 JT 消融的研究人群主要由儿童组成，成人很少在研究范围内。Hamdan 等报道了 9 年 11 例 JT 射频消融病例，年龄在 1~66 岁，其中 5 例年龄超过 18 岁，9 例消融靶点位于心动过速时心房最早逆传激动处。无逆传心房激动时（2 例），则经验性地在后间隔进行消融；如果心动过速仍持续，则随后往前移动。该研究中有 9 例患者（82%）消融获得成功，且保持良好的房室传导，1 例患者

发展为完全性传导阻滞。关于 JT 的冷冻消融，Collins 等报道了 99 例 JT 患者，其中 17 例进行了射频消融，27 例使用了冷冻消融，两者成功率分别为 82% 和 85%，复发率分别为 13% 和 14%。3 例发展为完全性传导阻滞，均为射频消融患者。

房室交界区消融加起搏是有症状的 JT 患者使用了药物或导管消融治疗后仍无效的一种选择，但这种方法应尽量避免使用，因为长期右心室起搏可能带来不良后果。

（易　甫）

参考文献

［1］ Padanilam B J, Manfredi J A, Steinberg L A, et al. Differentiating junctional tachycardia and atrioventricular node re-entry tachycardia based on response to atrial extrastimulus pacing［J］. J Am Coll Cardiol, 2008, 52 (21)：1711-1717.

［2］ Srivathsan K, Gami A S, Barrett R, et al. Differentiating atrioventricular nodal reentrant tachycardia from junctional tachycardia：novel application of the delta H-A interval ［J］. J Cardiovasc Electrophysiol, 2008, 19(1)：1-6.

［3］ Fan R, Tardos J G, Almasry I, et al. Novel use of atrial overdrive pacing to rapidly differentiate junctional tachycardia from atrioventricular nodal reentrant tachycardia［J］. Heart Rhythm, 2011, 8(6)：840-844.

［4］ Hamdan M, van Hare G F, Fisher W, et al. Selective catheter ablation of the tachycardia focus in patients with nonreentrant junctional tachycardia［J］. Am J Cardiol, 1996, 78(11)：1292-1297.

［5］ Collins K K, van Hare G F, Kertesz N J, et al. Pediatric nonpost-operative junctional ectopic tachycardia medical management and interventional therapies［J］. J Am Coll Cardiol, 2009, 53(8)：690-697.

8. 导管消融房室结非折返性心动过速

病例简介

患者，女，51岁，因"反复心悸1年余"入院。超声心动图提示左心房增大（35.5 mm），余心腔内径正常，收缩及舒张功能正常。24 h 动态心电图示 PR 间期间歇性延长，频发窄 QRS 波心动过速，部分伴差异性传导。动态心电图可见长短 PR 间期交替出现（图1）；心动过速在窦性心律时直接发作，QRS 波形态与窦性心律时一致，P 波与 QRS 波呈1：2关系（图2）。

电生理标测和消融过程

患者入院后在局部麻醉下行心脏电生理检查及导管消融。经右侧股静脉将10极电极导管送入冠状静脉窦（CS），经左侧股静脉将4极标测电极分别放置于希氏束及右心室心尖部。窦性心律时的腔内电图显示 AH 间期90 ms，HV 间期58 ms（图3）。右心室 S1S1 刺激，室房分离（图4）。经 CS 电极行心房 S1S2 刺激，见房室结跳跃传导，未诱发出房性回波（图5）。经 CS 电极行心房 S1S1 递增刺激，周长420 ms 时见房室文氏传导，周长240 ms 时见房室2：1传导。患者自发窄 QRS 波心动过速，发作时 QRS 波形态与窦性心律时基本相同，心动过速时房室成1：2关系，AA 间期基本固定，VV 间期呈2种周长交替出现（图6）。该心动过速可能的机制：①房室结非折返性心动过速（即心房激动分别沿快慢径路下传，形成双心室反应）；②室性早搏二联律；③交界区早搏二联律。该心动过速发作时每一 P 波后跟随的 QRS 波形态与窦性心律时均基本一致，A 波后第1个 HV 间期（HV1）与第2个 HV 间期（HV2）相等，且与窦性心律时 HV 间期一致，可排除室性早搏（图7）。心动过速时静脉推注

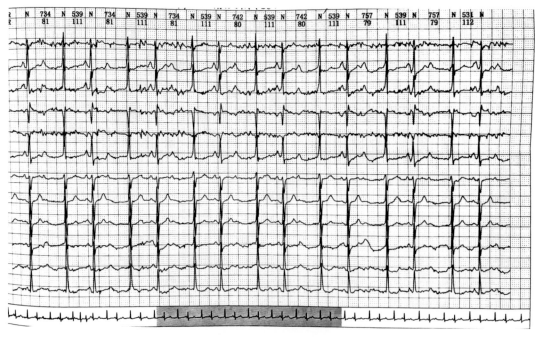

长短 PR 间期交替出现，QRS 波形态一致。纸速25 mm/s。

图1　动态心电图截图

三磷酸腺苷可见房室传导阻滞，心动过速终止，支持心动过速时心室激动均为心房激动下传，排除室性早搏及交界区早搏二联律（图 8）。窦性心律时，将右心室电极置于高位右心房行 S1S1 刺激，周长 555 ms 时见心房刺激可 2 次下传至心室，与心动过速时相仿（图 9）。结合患者动态心电图存在长、短的 PR 间期，心房刺激可见双径路现象，符合房室结非折返性心动过速诊断。

根据上述诊断，决定改良房室结慢径。遂经右侧股静脉将消融导管送至右心房，在窦性心律下，于 Koch 三角区的中下部、局部电位呈小 A 波大 V 波时放电消融（功率 40 W、温度为 55 ℃）。放电时出现交界性心律，放电消融约 120 s。分别行心房、心室递增及程序刺激，无房室结跳跃传导，未再诱发心动过速；静滴异丙肾上腺素后亦然。消融前后窦性心律下，AH 及 HV 间期无明显变化。

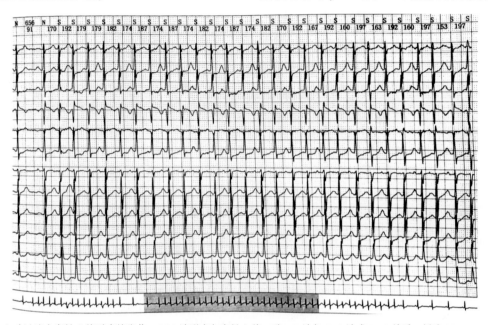

心动过速在窦性心律时直接发作，QRS 波形态与窦性心律一致，P 波与 QRS 波成 1∶2 关系。纸速 25 mm/s。

图 2　动态心电图截图

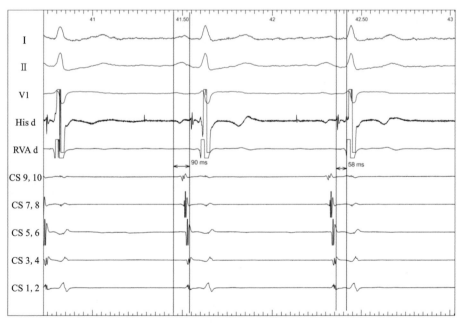

AH 间期 90 ms，HV 间期 58 ms。HBED：希氏束电极；CS：冠状静脉窦；RVA：右心室心尖部。纸速 100 mm/s。

图 3　基线窦性心律时腔内电图

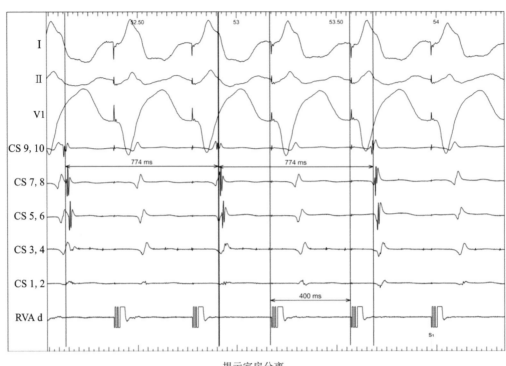

提示室房分离。

图 4　右心室 S1S1 刺激的腔内电图

讨论

　　房室结非折返性心动过速，亦称房室结双重心室反应，是一种少见的心动过速，最早在 1975 年报道。当房室成典型 1：2 关系传导，并出现 QRS 波间期长短交替时应重点考虑其可能性。但房室结快慢径路的传导可表现为间歇传导、递减传导，发作时普通心电图可出现 RR 间期不等现象；同时 P 波有时候难以识别，可被误诊为房性早搏、房性心动过速或心房颤动。当出现差异性传导时，亦可能被诊断为室性早搏或室性心动过速。房室结非折返性心动过速可能被起搏器或植入式心脏除颤器识别为频发的室性早搏或室性心动过速，导致错误的诊断和不恰当的治疗。对于此类患者应该在诊断及治疗中考虑到该心动过速的可能性。

　　体表心电图诊断困难时，电生理检查常可作出明确的诊断。心房刺激常可出现跳跃性传导，支持快慢径。典型的电生理表现为心动过速时 A：V 成 1：2 关系，AA 间期基本一致，长短两种 VV 间期交替出现；经快径传导或慢径传导的 AH 间期亦基本固定；HV 固定，且与窦性心律时相等。但房室结传导易受到自主神经及心房率的影响，可导致 AH 间期、VV 间期出现复杂的变化，增加诊断难度。与此同时，应认识到窦性心律激动可同时经快、慢径传导，需满足以下前提：①不存在经快、慢径的室房逆传；②慢径较快径的传导延迟时间长于希氏束及其远端传导系统的不应期。

　　有报道称长期频繁发作的房室结非折返性心动过速可导致左心室射血分数下降，但心动过速控制后左心室射血分数常可得到控制。这提示房室结非折返性心动过速可能诱发心动过速心肌病，与其他心动过速心肌病的治疗策略一致，控制心动过速是治疗的关键。

　　本病例根据普通心电图及动态心电图分析，找到房室结非折返性心动过速的线索，并通过电生理检查得到验证。慢径改良作为阵发性房室结折返心动过速的治疗方法，在该心动过速中同样有效。同时，大多数学者建议以不能诱发房室结非折返性心动过速作为手术终点，这一观点也得到印证。

（张飞龙　许　哲）

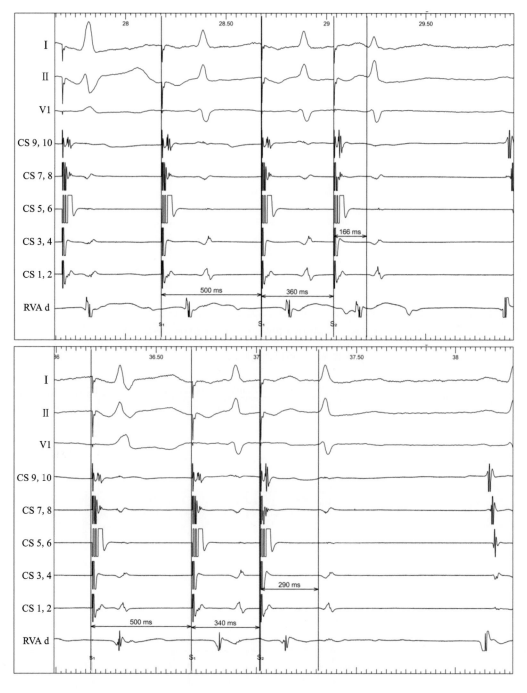

房室结跳跃传导，未诱发出房性回波。

图 5　经 CS 电极行心房 S1S2 刺激的腔内电图

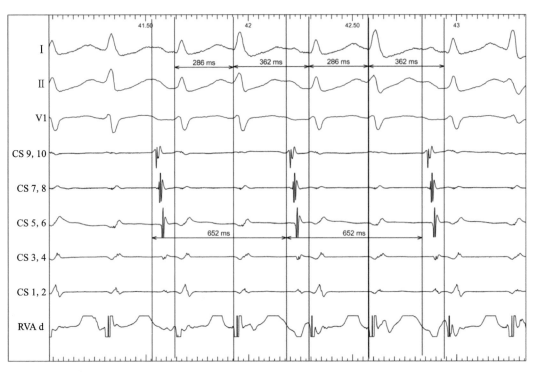

房室呈 1:2 关系，AA 间期基本固定，VV 间期呈 2 种周长交替出现。

图 6 心动过速时腔内电图

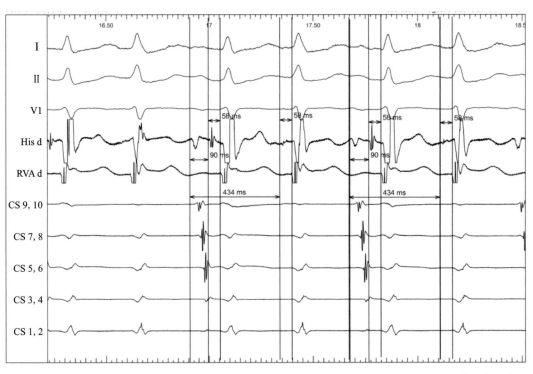

A 波后第 1 个 HV 间期（HV1）与第 2 个 HV 间期（HV2）均为 58 ms；心动过速时希氏束电极上 A 波至第 1 个 H 波的间期（AH1）均为 90 ms；心动过速时 A 波至第 2 个 H 波的间期（AH2）均为 434 ms。

图 7 心动过速时腔内电图

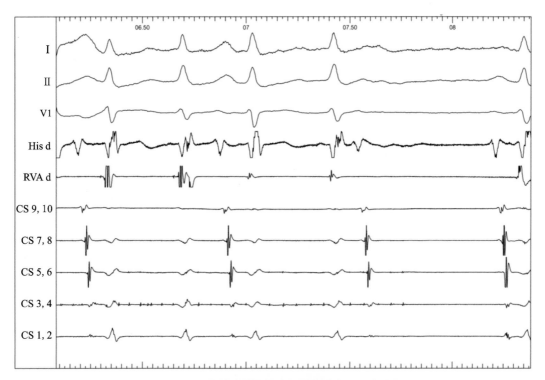

图 8　心动过速时静脉推注三磷酸腺苷后腔内电图

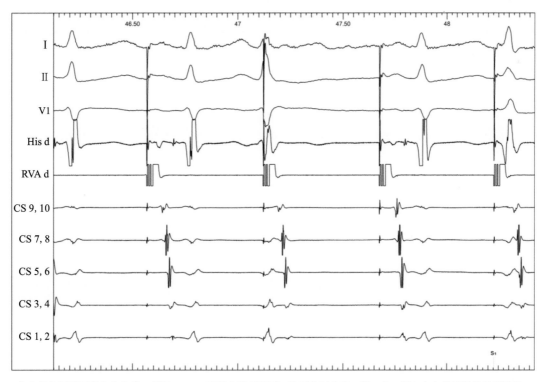

右心室电极置于高位右心房。周长 555 ms 时见心房刺激可 2 次下传至心室；第 1 个、第 3 个心房刺激均分别沿快、慢径路下传两次激动心室；CS 电极上可见 A 波位于 V 波之后，故第 2 个、第 4 个心房刺激均进入房室结有效不应期，未激动心室；由于节律不齐，造成希氏束电极偏离原位置，第 3 个、第 5 个 V 波前未记录到清晰的 His 束电位。

图 9　高位右心房 S1S1 刺激的腔内电图

参考文献

[1] Wu D, Denes P, Dhingra R, et al. New manifestations of dual A-V nodal pathways[J]. Eur J Cardiol, 1975, 2 (4): 459-466.

[2] Karnik A A, Hematpour K, Bhatt AG, et al. Dual AV Nodal Nonreentrant Tachycardia Resulting in Inappropriate ICD Therapy in a Patient with Cardiac Sarcoidosis[J]. Indian Pacing Electrophysiol J, 2014, 14(1): 44-48.

[3] Kim S S, Lal R, Ruffy R. Paroxysmal nonreentrant supraventricular tachycardia due to simultaneous fast and slow pathway conduction in dual atrioventricular node pathways[J]. J Am Coll Cardiol, 1987, 10 (2): 456-461.

[4] Clementy N, Casset-Senon D, Giraudeau C, et al. Tachycardiomyopathy secondary to nonreentrant atrioventricular nodal tachycardia: recovery after slow pathway ablation[J]. Pacing Clin Electrophysiol, 2007, 30(7): 925-928.

[5] Wang N C. Dual atrioventricular nodal nonreentrant tachycardia: a systematic review[J]. Pacing Clin Electrophysiol, 2011, 34(12): 1671-1681.

9. 导管消融希氏束旁旁道

病例简介

患者,男,17 岁,因"10 年前发现心电图预激综合征,反复发作性心悸 1 个月"入院。患者 10 年前心电图提示预激综合征,未治疗。1 个月前跑步后突发心悸,自测脉搏跳动 160 ~ 170 次/min,至当地医院急诊时症状缓解,心电图提示预激综合征。

电生理标测和消融过程

预激综合征心电图分析:V1 导联呈 QS 型,V2 导联 R 波移行,Ⅱ 导联直立,提示旁道位于前间隔希氏束附近;Ⅲ 导联 R 型提示旁道位于希氏束上方(图 1)。常规行电生理标测,心室逆传表现为右心室心尖部起搏无室房递减传导,且心动过速时于三尖瓣环可标测到逆传最早的心房激动(位于前间隔);窦性心律时心房起搏呈心室预激。采用三维标测系统(EnSite NavX,美国雅培公司)构建右心房模型。采用 4 mm 消融电极导管(Safire 消融电极,美国雅培公司)进行标测,标测到最大希氏束电位时将标测电极导管留影以标记希氏束。三维标测提示在右心房希氏束上方,窦性心律下可记录到 AV 波融合,局部 V 波最领先,提示为希氏束旁道(图 2)。导管于局部机械压迫可出现一过性旁道前传导阻滞,可见体表心电图呈现正常 P 波及 QRS 波,局部消融电极可记录到希氏束电位(图 3)。考虑到旁道毗邻希氏束,遂拟先至毗邻解剖部位进行标测和消融。穿刺右侧股动脉,经主动脉逆行送消融导管至主动脉根部无冠窦处,局部放电可终止旁道传导,停止放电旁道传导随即恢复

(图 4),再次回到右心房内膜面希氏束旁靶点处,以低功率(20 W、55 ℃)放电终止旁道传导(图 5),局部消融 30 s,停止放电,消融中未出现交界区心律,旁道传导未再恢复。术后随访 3 个月,患者未再出现心悸发作,复查心电图未见心室预激。

讨论

希氏束位于房室之间,横跨左右心室间隔,与希氏束解剖关系上最为密切,且导管易于到位的区域包括右冠窦、右冠窦/左冠窦交界部位及无冠窦。无冠窦由于毗邻右心系统希氏束,此处可记录到房波和室波,因此成为安全消融希氏束旁道的重要替代部位。

本例患者体表心电图的心室预激图形符合希氏束旁道的特点,包括 Ⅰ 导联、Ⅱ 导联及 aVF 导联均为 R 型,V1 导联呈 QS 型,Ⅲ 导联为 R 型。三维标测激动顺序图也证实了希氏束旁道。由于希氏束部位消融可能导致三度房室传导阻滞风险增加,笔者采用三维标测系统重建希氏束周围的毗邻解剖结构,包括三尖瓣环、希氏束和无冠窦区域,并采用三维激动顺序标测分析最早激动点,确定最佳部位。同时,三维标测可以记录到最大希氏束波处留影,该标记固定于心房模型上,较少受到干扰。因此在无冠窦区域尝试放电,消融终止后旁道前传随即恢复,遂回到右心房心内膜面,由于三维标测可以指导导管归位,并易于观察消融过程中导管的微小移动,因此在三维标测系统指导下,谨慎放电消融,终止旁道传导,并且避免了三度房室传导阻滞的风险。

(郑黎晖)

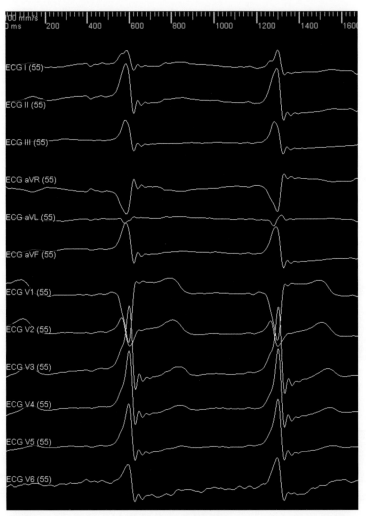

图 1　体表心电图

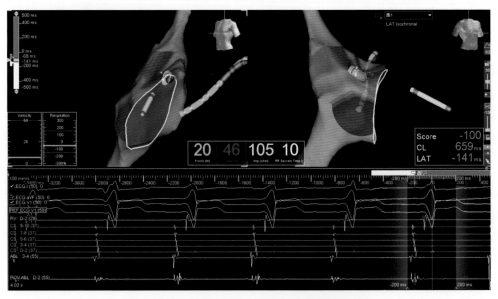

图 2　窦性心律下三尖瓣环附近三维激动标测图

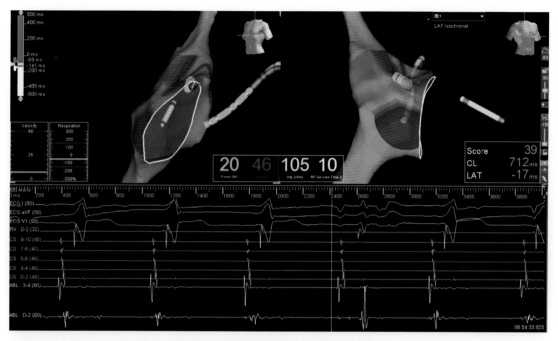

靶点处一过性终止旁道前传，可见希氏束电位。

图3　消融导管机械损伤旁道的腔内电图

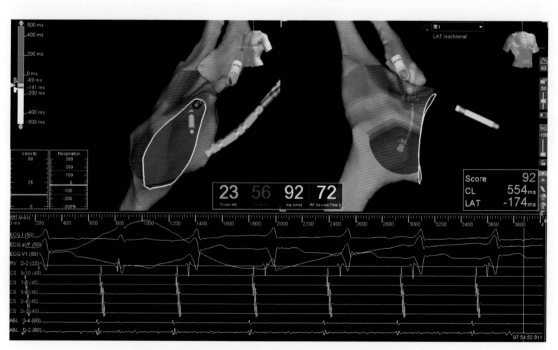

消融(红点)能终止旁道前传，但停止放电后旁道前传随即恢复。

图4　无冠窦消融三维解剖和腔内电图

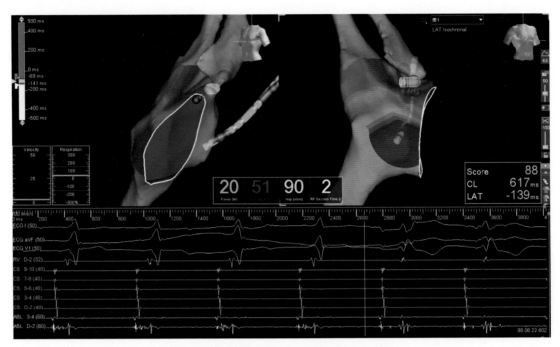

图5 最终消融靶点(右心房希氏束处)三维图

参考文献

[1] Ouyang F, Fotuhi P, Ho S Y, et al. Repetitive monomorphic ventricular tachycardia originating from the aortic sinus cusp: electrocardiographic characterization for guiding catheter ablation[J]. J Am Coll Cardiol, 2002, 39(3): 500−508.

[2] Sutton J R, Ho S Y, Anderson R H. The forgotten interleaflet triangles: a review of the surgical anatomy of the aortic valve[J]. Ann Thorac Surg, 1995, 59(2): 419−427.

[3] Stamm C, Anderson R H, Ho S Y. Clinical anatomy of the normal pulmonary root compared with that in isolated pulmonary valvular stenosis[J]. J Am Coll Cardiol, 1998, 31(6): 1420−1425.

10. 消融靶点不在前传和逆传最早
激动处的房室折返性心动过速

病例简介

患者，男，17 岁，因"持续性心悸伴气短和血压下降 2 天"从肿瘤科（因侧脑室生殖细胞瘤在肿瘤科进行放疗）转入本科。窦性心律心电图提示预激综合征（图 1），2 天来患者心悸持续发作，心电图提示窄 QRS 波心动过速（图 2），提示房室折返性心动过速可能。静脉给予普罗帕酮和胺碘酮未能终止心动过速。

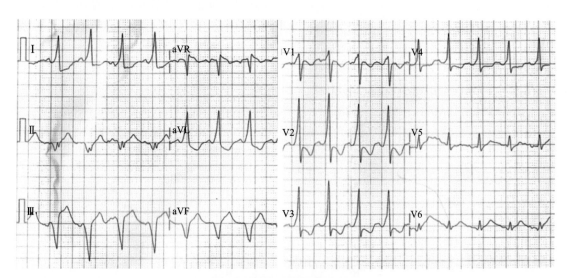

图 1   窦性心律的体表心电图

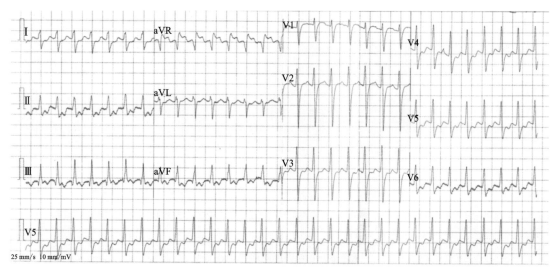

图 2   心动过速发作时体表心电图

电生理标测和消融过程

第一次标测和消融

患者在 1% 利多卡因局部麻醉后行右侧股静脉穿刺，置入 4 极标测电极入右心室（需要标测希氏束电位时回撤至希氏束位置），穿刺左侧锁骨下静脉置入 10 极标测电极至 CS 9, 10。心动过速持续状态，HV 间期 76 ms（右心室超速起搏一过性终止心动过速呈窦性心律，HV 间期 18 ms），心动过速时逆传 A 波最早激动位于 CS 5, 6 和 CS 7, 8，考虑左侧旁道可能。遂穿刺右侧股动脉，送入红把二维消融导管逆行至左心室，测得希氏束不应期左心室室性早搏（右心室电极电位不提前，而左心室消融导管上电位提前，图 3 蓝色和红色横线）提前激动了后续逆传 A 波并重整了心动过速（图 3），提示该心动过速为旁道参与的顺向型房室折返性心动过速。

为进一步观察旁道位置位于左后抑或右后间隔，将 CS 电极稍往右心房后撤，CS 9, 10 位于窦口稍外侧，而 CS 7, 8 位于窦口稍内侧，观察到心动过速时逆传 A 波激动 CS 远端早于近端，提示旁

道心房插入端位于左侧，同时观察到 CS 1, 2 电极上有一小波（图 4，红色箭头所示），为进一步明确此小波是否为更为提前的逆传 A 波，CS 近端起搏 S1S1 递减刺激，证实红色箭头小波非逆传 A 波（图 4，图 5）。超速起搏终止心动过速以观察窦性心律下旁道前传心室激动位置（CS 9, 10~CS 7, 8 增益放大，图 6），除心房电位外，于 CS 5, 6 电极上观察到 2 个电位（红色和蓝色箭头所示，图 6），引入室性早搏，可见红色箭头所示的电位非心室电位（图 7），证实窦性心律下旁道心室前传最早激动点位于 CS 3, 4 电极附近。采用逆行法（30 W、60 ℃），在二尖瓣环心室侧 CS 3, 4 至 CS 7, 8 处消融无效，再次穿刺右侧股静脉置入 SL1 长鞘，穿刺房间隔，送入蓝把二维消融导管至二尖瓣环心房侧，顺行法（40 W、60 ℃），于心动过速下最早心房激动处消融无效，周围延展消融亦不能阻断旁道。考虑不排除心外膜旁道可能，遂应用 SL1 鞘管入 CS 开口，逆行手推造影未发现冠状静脉窦口附近解剖学异常。将消融导管送入 CS 中部（阻抗不高于 160 Ω）处，设置放电功率为 20~25 W、温度 55 ℃，从中部消融至窦口（图 8，图 9），未获成功。

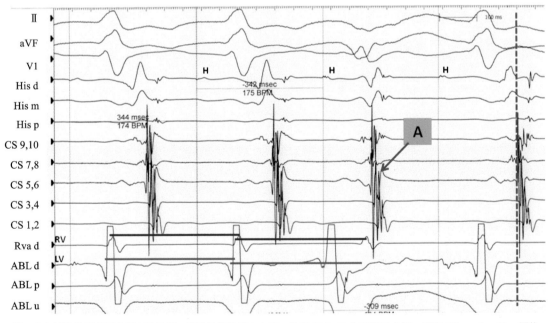

第 3 个心搏为希氏束不应期室性早搏，消融导管位于左心室，注意 CS 9, 10 位于窦口内侧。纸速 100 mm/s。CS：冠状静脉窦；RV：右心室；ABL：消融导管。

图 3　心动过速时腔内电图

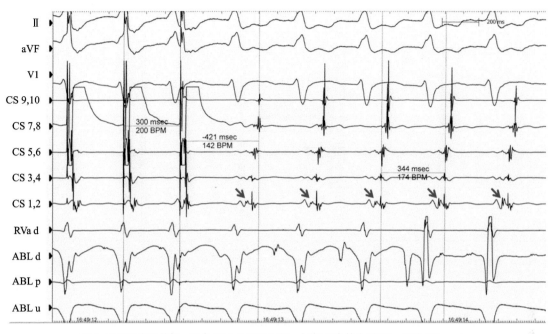

CS 9, 10 位于窦口外侧，注意 CS 1, 2 电极上有一小波（红色箭头所示）。纸速 100 mm/s。

图 4　心动过速时腔内电图

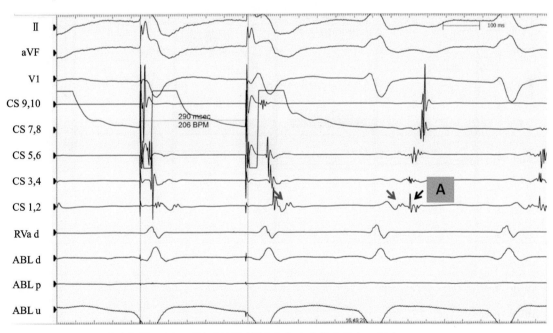

注意与图 4 对比，观察小波激动顺序变化（红色箭头所示）。纸速 200 mm/s。

图 5　冠状静脉窦近端心房 S1S1 递减刺激的腔内电图

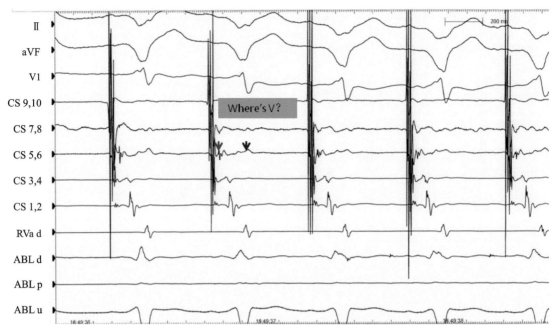

注意 CS 9,10 ~ CS 7,8 电极增益放大，CS 5,6 电极上观察到 2 个小电位(红色和蓝色箭头所示)。纸速 100 mm/s。

图 6　窦性心律下旁道前传的腔内电图

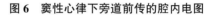
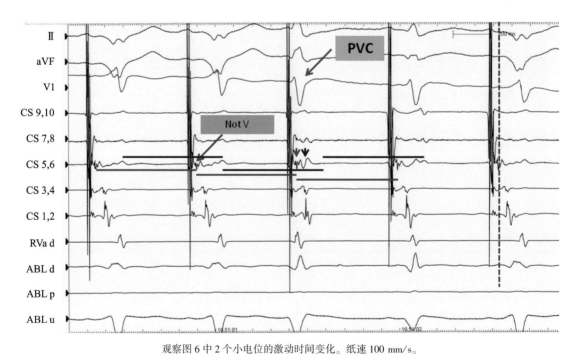

观察图 6 中 2 个小电位的激动时间变化。纸速 100 mm/s。

图 7　心动过速时引入室性早搏(第 3 个心搏)的腔内电图

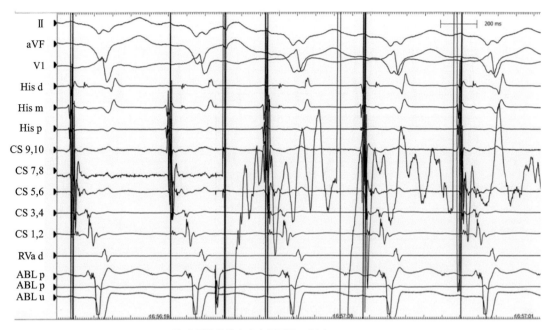

注意冠状静脉窦内电图干扰。纸速 100 mm/s。

图 8　冠状静脉窦内消融示意图

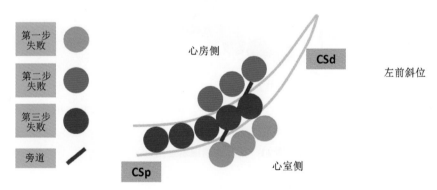

第一步，经主动脉逆行法消融二尖瓣环心室侧（绿色球）；第二步，经房间隔顺行法消融二尖瓣环心房侧（蓝色球）；第三步，消融冠状静脉窦内（红色球）。CSp 为冠状静脉窦近端，CSd 为冠状静脉窦远端。

图 9　不同部位序贯消融示意图

第二次标测和消融

　　第一次手术历时 4 小时以失败告终，第 3 天再次进行消融。穿刺置管同前，并穿刺房间隔，以盐水灌注消融导管进行标测和消融。电生理标测结果同第一次。采用顺行法对左心房二尖瓣环最早心房激动处及附近消融依然无效，将消融导管送入 CS 内，以 25 W、30 mL/min 从逆传 A 波最早激动处至窦口消融亦无效（图 10，图 11）。最后，于右后间隔（此处位于窦口外，窦性心律下前传 V 波和心动过速下逆传 A 波均不提前）消融成功（图 12，图 13，图 14）。术后分析有效靶点疑似存在特殊电位，窦性心律下消融成功后此特殊电位延迟到 V 波之后（图 15）。

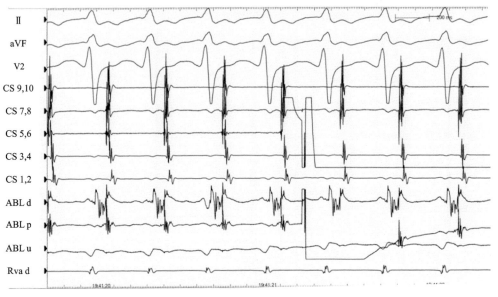

逆传 A 波最早激动位于 CS 5, 6 处。纸速 100 mm/s。

图 10 冠状静脉窦内消融示意图

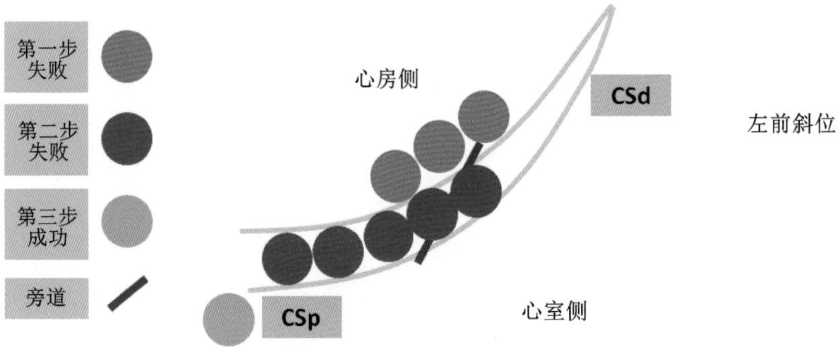

第一步，顺行法消融二尖瓣环心房侧(蓝色球)；第二步，消融冠状静脉窦内(红色球)；第三步，消融窦口外、右后间隔处。图例同图 9。

图 11 第二次消融示意图

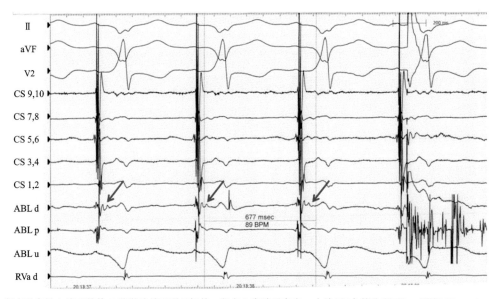

靶点处窦性心律下前传 V 波激动并不明显提前，靶点心房波后存在一小波(红色箭头所示)。纸速100 mm/s。

图 12 成功消融靶点的腔内电图

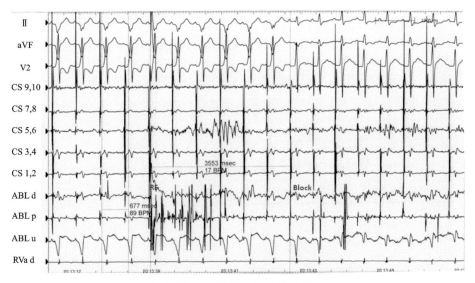

靶点放电消融3.5 s后旁道阻断。纸速 25 mm/s。

图 13　成功消融靶点的腔内电图

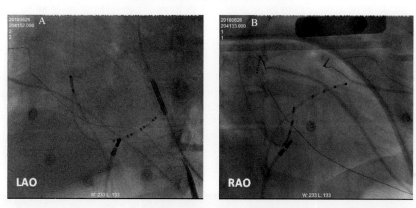

图 A：左前斜位(LAO)；图 B：右前斜位(RAO)。

图 14　成功消融靶点 X 线影像示意图

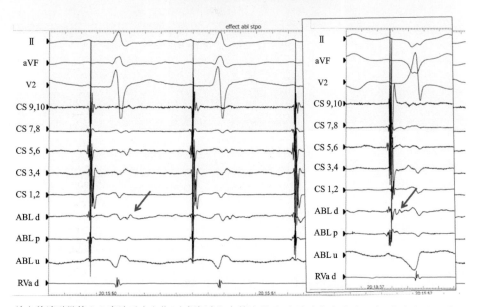

放电前消融导管上心房波后小电位(右侧框内红色箭头所示)在消融成功后延迟到心室波之后(左侧红色箭头所示)。纸速 100 mm/s。

图 15　靶点成功消融前后的腔内电图

讨论

本例电生理诊断并不困难,但消融过程曲折。尽管基础心电图提示 Ⅱ 导联 Δ 波负向,提示旁道位于心中静脉可能性大,并有一定的解剖学异常基础。但冠状静脉窦口造影未见明显解剖学异常,且无论是在窦性心律下还是在心动过速下标测,最早激动部位均提示左侧旁道,多种途径在最早激动的部位消融无效(包括冠状静脉窦内消融),最终消融成功靶点位于旁道前传和逆传均不提前的右后间隔。Ahmed 等 2018 年报道的 1 例左侧游离壁旁道,然而成功消融靶点却位于右后间隔的病例,与本例极为类似。但作者未尝试在左侧进行消融,推测旁道为文献报道中的斜形走行。

消融成功后回顾分析腔内电图,发现靶点存在一个特殊的小电位(图 15 红色箭头所示),该电位于消融前后顺序发生明显变化,这是本例值得回味之处。Asirvatham 教授在 *Mayo Clinic Electrophysiology Manual* 一书中有一个类似预激病例(图 16),该病例希氏束电极上 A 波后有一小电位,而后面较大的另一个电位激动较为延迟(图 16,上排左侧),作者通过心房递减刺激观察此小电位激动顺序变化

发现,随着心房刺激频率的递增,心房激动波后面的小电位出现阻滞(图 16,上排中间),从而证实此小电位非心房波,由此确定小电位不是旁道电位就是心室电位。因为希氏束电极上该小电位明显提前于其他标测电极的心室电位,提示此处为消融靶点(无论是提前的旁道电位或者是提前的心室电位,均有消融意义),并成功进行消融,消融后此小电位延迟到心室电位之后(图 16,上排右侧黄色箭头所示)。如果要进一步证实此小电位为心室电位,抑或旁道电位,可在持续起搏刺激心房的同时给予不同联律间期的室性早搏,观察此小电位激动顺序变化情况来做鉴别(图 16,下排)。

本例电生理标测过程中,还捕捉到一个有趣的电生理现象,见图 3。在送消融导管逆行至左心室时,导管刺激出一个左心室起源室性早搏(图 3 红色横线),然而该室性早搏却未激动右心室(表现为右心室电极电位未提前,图 3 蓝色横线),从而证实该室性早搏为希氏束不应期室性早搏(右心室为希氏束前传激动,希氏束此时肯定处于不应期),这为判断 RS2 刺激过程中的希氏束不应期室性早搏提供了另外一种方法,尤其在心动过速时希氏束电位显露不清时更有一定价值。

(孙育民　曹　宾)

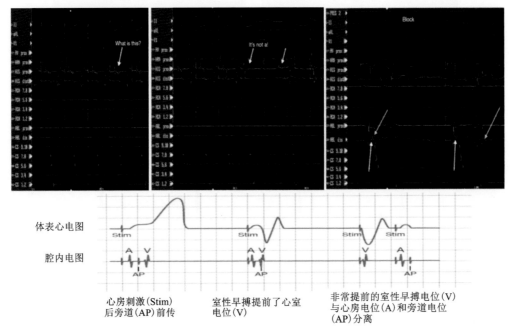

体表心电图

腔内电图

心房刺激(Stim)后旁道(AP)前传　　室性早搏提前了心室电位(V)　　非常提前的室性早搏电位(V)与心房电位(A)和旁道电位(AP)分离

图 16 *Mayo Clinic Electrophysiology Manual* 书中病例截图

参考文献

［1］居维竹，陈明龙，杨兵，等．与冠状静脉窦肌袖相关的左侧心外膜旁道的射频消融［J］．中华心血管病杂志，2013，41(5)：377-381.

［2］Arruda M S, McClelland J H, Wang X, et al. Development and validation of an ECG algorithm for identifying accessory pathway ablation site in Wolff-Parkinson - White syndrome ［J］．J Cardiovasc Electrophysiol, 1998, 9(1)：2-12.

［3］Sun Y, Arruda M, Otomo K, et al. Coronary sinus-ventricular accessory connections producing posteroseptal and left posterior accessory pathways：incidence and electrophysiological identification［J］. Circulation, 2002, 106(11)：1362-1367.

［4］Ahmed A, Padanilam B J, Prystowsky E N. Accessory pathway-mediated tachycardia：Where to ablate？［J］. J Cardiovasc Electrophysiol, 2018, 29(11)：1581-1583.

［5］Otomo K, Gonzalez M D, Beckman K J, et al. Reversing the direction of paced ventricular and atrial wavefronts reveals an oblique course in accessory AV pathways and improves localization for catheter ablation［J］. Circulation, 2001, 104(5)：550-556.

［6］Asirvatham S J, Cha Y M, Friedman P. Mayo Clinic Electrophysiology Manual［M］. New York：Oxford University Press, 2013.

11. 导管消融疑难右侧游离壁旁道

病例简介

患者，男，58岁。10年前开始出现阵发性心悸，发作时伴出汗，脸色发白，但血压不低，无黑矇、晕厥症状，突发突止，发作心电图提示为阵发性室上性心动过速，窦性心律时心电图为预激综合征(图1、图2)。曾在外院4次行射频消融未成功，盐酸胺碘酮和普罗帕酮亦不能控制发作。近2年多次晕厥发作，每次均发生于心动过速终止后(图3)。常规体格检查、仪器及实验室检查均未见异常。

电生理标测和消融过程

患者2010年8月30日在江苏省人民医院接受第5次三维导航下标测及消融右侧旁道。术中经程序刺激诱发窄QRS波心动过速，周长为380 ms，心室RS2刺激及拖带结果均提示旁道逆传参与的房室折返性心动过速(图4)。三维电解剖激动顺序标测提示逆传旁道位于右侧游离壁心房侧，局部反复消融后未能终止心动过速，手术结束(图5)。

患者术后4 h出现胸闷气急，床旁胸片提示患者左侧气胸，肺压缩约90%，行胸腔闭式引流术。术后第2天复查提示左肺已经复张。当天中午患者突然出现胸闷气喘，伴呼吸困难、大汗淋漓、烦躁不安，无胸痛，双肺呼吸音粗，无明显减弱，心电监护示血氧饱和度55%，血压155/85 mmHg，急查心电图示：aVF和Ⅱ导联R波减低。D-二聚体2.36 ng/mL，肌钙蛋白正常，考虑肺栓塞可能性大。给予尿激酶150万U静脉滴注溶栓，2 h内滴完，给予肝素抗凝治疗，症状逐渐好转，血氧饱和度逐渐增加至94%，血压140/95 mmHg，患者精神好转，四肢由湿冷转为温暖，后持续口服华法林抗凝治疗。

1个月后患者在江苏省人民医院第6次行心内膜联合心外膜标测及消融术。心内膜标测提示第5次消融部位呈现碎裂电位及缓慢传导，心房最早逆传激动点位于前次消融上方(图6)。再次于心内膜消融无果后，经皮穿刺心包行心外膜标测，提示靠近瓣环处局部VA融合。因冠脉造影发现导管位于右侧冠状动脉边缘，安全起见，未进行心外膜消融(图7)。

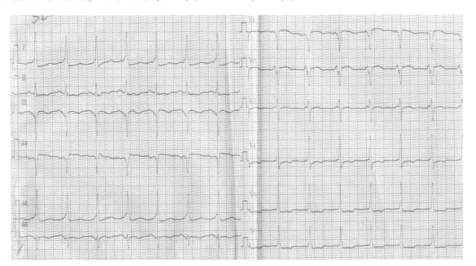

提示预激综合征，V1导联δ波负向，Ⅰ导联及aVL导联δ波正向，Ⅱ导联δ波正向，Ⅲ及aVF导联δ波负向，初步诊断为右侧游离壁旁道。

图1　窦性心律时体表心电图

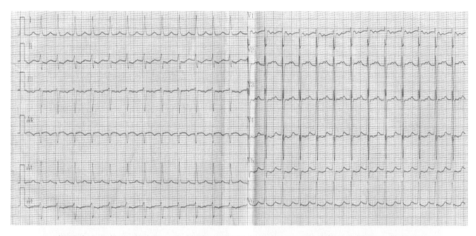

提示为室上性心动过速，V1 导联 RP′时间大于 70 ms，考虑旁道介导的心动过速。

图 2　心悸发作时体表心电图

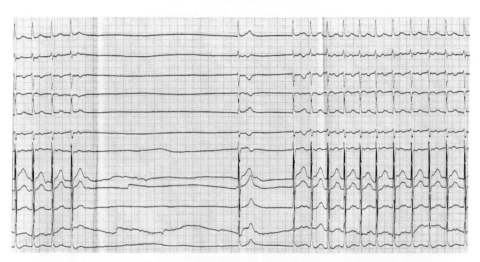

心动过速终止后出现窦性停搏，后出现交界性逸搏伴旁道逆传，再次诱发心动过速。

图 3　心动过速发作终止时心电图

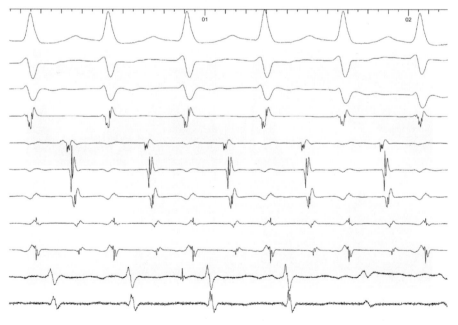

图 4　心动过速时腔内电图

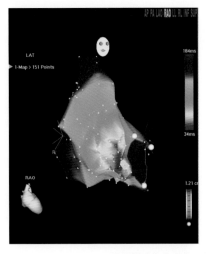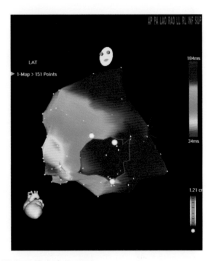

最早激动点位于右心房游离壁偏离房室环处。

图 5　心动过速时的三维激动顺序标测图

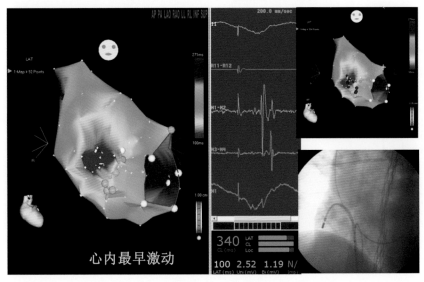

提示前次消融部位呈现碎裂电位及缓慢传导，此次心房最早逆传激动点位于前次消融上方。

图 6　第 6 次手术中心内膜三维激动顺序标测图

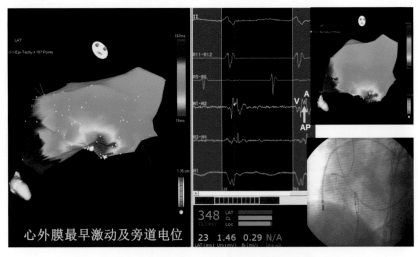

心外膜心房最早激动点靠近瓣环，造影显示消融导管紧邻右冠状动脉。

图 7　心外膜三维激动顺序标测图和冠脉造影图

在心内、外膜标测及消融失败后第 3 天行剖胸标测及消融手术。经胸部切口打开心包后，可见第 5 次消融部位为透壁性损伤形成的瘢痕（图 8）。直视下通过多极导管标测提示心动过速时右心耳基底部逆传 A 波最早（图 9），采用电刀以 10 W 功率从心耳基底部向下纵向电灼直至三尖瓣环 8 点钟水平（放电时间 120 s），旁道前传阻断（图 10）。停止放电后应用三磷酸腺苷（ATP）及异丙肾上腺素，旁道传导仍有间断恢复（图 11）。遂在直视下将心肌全层切开，并电灼，然后再做荷包缝合（图 12）。应用 ATP 及异丙肾上腺素，未见旁道前传及逆传恢复（图 13）。

患者在剖胸标测及消融术后 2 个月再发心悸，发作时心电图仍提示为室上速（图 14），但窦性心律时未见预激图形（图 15）。

患者入院后在局部麻醉下再次行射频消融术（第 8 次）。心室起搏时标测心房最早激动点位于右心耳基底部，在 A 波前可见顿挫的旁道电位。放电中先是旁道电位消失，随之旁道逆传阻断（图 16）。消融后应用异丙肾上腺素及 ATP，旁道传导未恢复（图 17）。患者随访至今无复发。

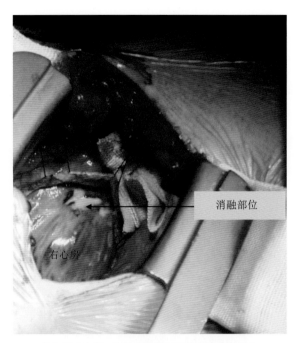

箭头所示为第 5 次消融时透壁性损伤形成的瘢痕。

图 8　打开心包后的实景照片

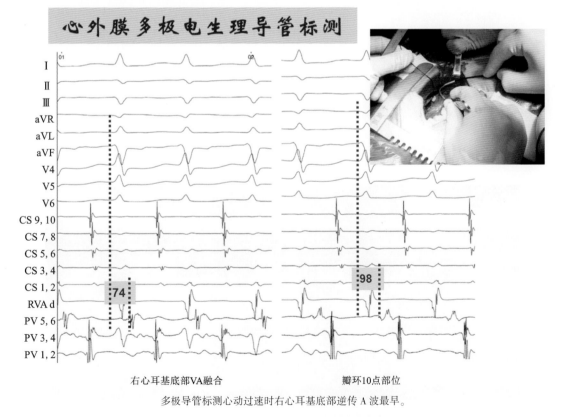

右心耳基底部VA融合　　　　瓣环10点部位

多极导管标测心动过速时右心耳基底部逆传 A 波最早。

图 9　直视下标测记录的腔内电图及实景照片

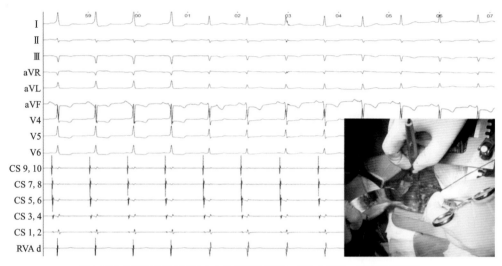

当电刀从心耳基底部向下纵向电灼至三尖瓣环 8 点钟水平时，旁道前传阻断。

图 10   直视下消融有效时的腔内电图及实景照片

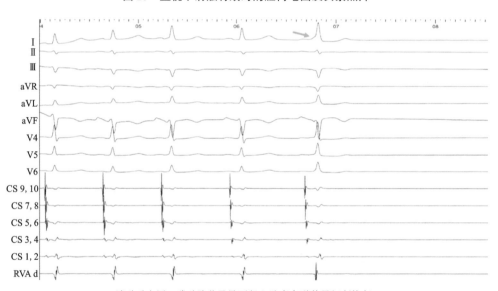

消融后应用三磷酸腺苷及异丙肾上腺素旁道传导间断恢复。

图 11   消融后应用药物检测旁道功能的腔内电图

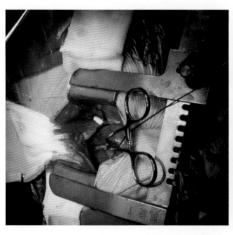

局部全层心肌切开、电灼后，再行荷包缝合。

图 12   直视下外科干预旁道照片

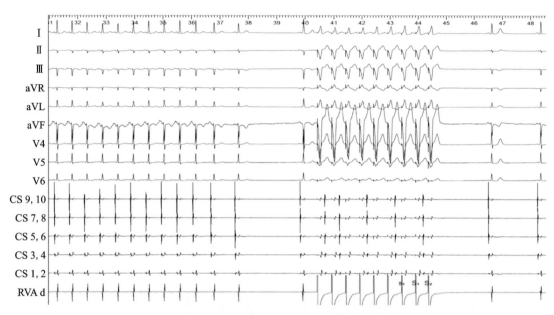

再次应用三磷酸腺苷及异丙肾上腺素后，旁道前传及逆传均未恢复。

图 13　再次应用药物检测旁道功能的腔内电图

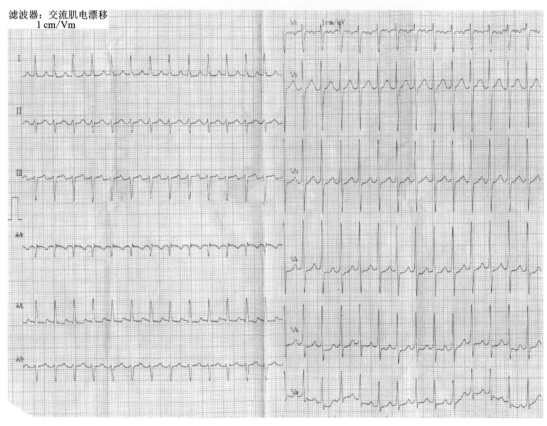

窄 QRS 波心动过速，V1 导联 RP′时间较前明显延长。

图 14　心动过速再次发作的心电图

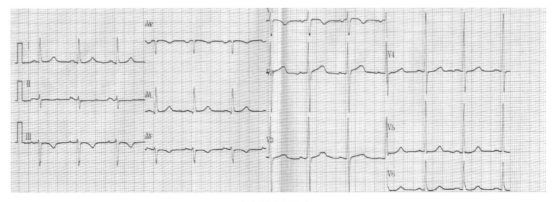

心电图无预激波。

图 15 窦性心律时心电图

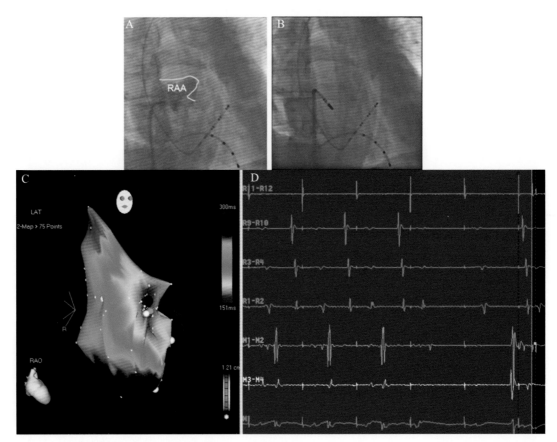

图 A、B：可见消融靶点位于右心耳基底部。图 C：心室起搏时标测心房最早激动点位于右心耳基底部。图 D：可见第一跳及第二跳心室起搏时逆传最早心房波前有一个顿挫的旁道电位，第三跳旁道电位消失，而后旁道逆传阻断。

图 16 右心耳造影（A）、消融靶点影像图（B）、心室起搏时三维标测图（C）及消融时记录腔内电图（D）

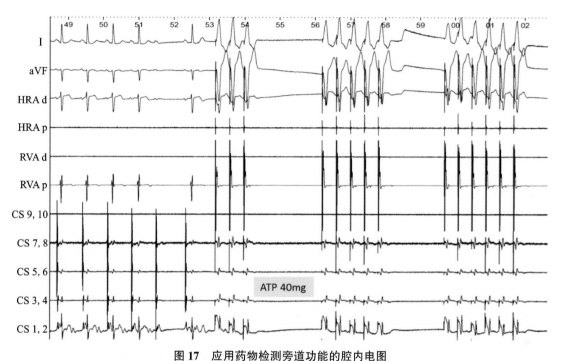

图 17　应用药物检测旁道功能的腔内电图

讨论

　　该患者为右侧显性旁道，是 1 例非常罕见需要多次消融的病例。绝大多数右侧游离壁旁道位于心内膜，少部分位于心外膜，心房插入端远离瓣环。笔者既往的研究提示，在三维系统指导下标测远离瓣环的最早心房激动能够成功阻断旁道。亦有研究报道心外膜旁道位于冠状静脉窦及左心房插入端。综合分析该病例，考虑该旁道可能为片状连接，第5 次消融靶点位于三尖瓣环 8～10 点钟位置，第 6次标测提示心房插入端仍呈现片状分布，这类患者可能需要外科直视下行旁道阻断术。

（陈红武）

参考文献

[1] Ju W Z, Chen M L, Yang B, et al. Catheter ablation of epicardial accessory pathway associated with coronary sinus musculature[J]. Zhonghua Xin Xue Guan Bing Za Zhi, 2013, 41(5): 377-381.

[2] Chen M L, Yang B, Ju W Z, et al. Right-sided free wall accessory pathway refractory to conventional catheter ablation: lessons from 3-dimensional electroanatomic mapping[J]. J Cardiovasc Electrophysiol, 2010, 21(12): 1317-1324.

[3] Long D Y, Dong J Z, Sang C H, et al. Ablation of left-sided accessory pathways with atrial insertion away from the mitral annulus using an electroanatomical mapping system [J]. J Cardiovasc Electrophysiol, 2013, 24(7): 788-792.

12. 导管消融心房插入端源于左心耳的隐匿性旁道

病例简介

患者，男，45岁，因"阵发性心悸2年余"入院。入院后体表心电图、超声心动图等检查无异常发现。

电生理标测和消融过程

患者在局部麻醉下行心脏电生理检查及导管消融。经左侧锁骨下静脉将10极电极导管送入冠状静脉窦（CS），经左侧股静脉将4极标测电极分别放置于希氏束及右心室心尖部（RVA）。放置电极导管过程中，心动过速发作，体表心电图QRS波形态与窦性心律时相同（图1）。给予右心室S1S2程序刺激，显示室房逆传为非递减性，CS 1,2记录A波激动最为领先。经CS电极行心房S1S2刺激，房室传导时间未见明显跳跃及房性回波，也未见预激图形。心房S1S1刺激至周长400 ms进入文氏传导，并可诱发窄QRS波心动过速。根据以上电生理检查结果，可以诊断为左侧隐匿性旁道介导的房室折返性心动过速（AVRT）。穿刺房间隔，送入冷盐水灌注导管进左心房，在三维电解剖标测系统（Carto 3）指导下进行标测和消融。首先在心室起搏下沿二尖瓣环偏心室侧进行心房激动顺序标测，在距CS开口4 cm处标测到最早心房激动，局部A波较CS 1,2提前35 ms，以功率30 W消融无效。将导管调整至瓣环心房侧标测，描记A波与V波比例近似1∶1，最早A波较CS 1,2提前33 ms，以35 W消融仍然无效（图2）。遂在RV起搏下进行左心房内广泛区域的激动顺序标测，在左心耳基底部标得最早逆传A波，较CS 1,2提前45 ms，局部A波与V波比例约为5∶1，提示该部位为旁道心房插入点，设置功率35 W，盐水灌注速度17 mL/min，心室起搏下放电，5 s旁道逆传阻断，持续放电60 s后，行右心室S1S1刺激，显示室房逆传已完全阻断（图3），反复刺激未再诱发心动过速。

讨论

1994年Arruda等首次报道了预激综合征患者心房插入点位于远离三尖瓣环的右心耳附近的旁道，此后的一些研究进一步证实了插入点远离房室环的特殊旁道存在。这种少见旁道在房室环附近的心内膜消融往往无效，而心外膜消融可能有效，因此有人认为此种旁道心房和心室的连接点在心外膜。本例旁道心房插入端位于左心耳基底部，因未作心外膜标测，故不能判定逆行传导的心外膜插入点是否较心内膜更早。根据文献报道此类旁道多位于右侧，心房插入点常在右心耳附近，位于左侧的比较少见，国内龙德勇等曾报道7例心房插入点远离二尖瓣环的左侧旁道，其中5例插入点位于左心耳基底部。

此种旁道因走行偏于心外膜，而心房或心室插入点距离房室环较远，故按常规方法在瓣环区域标测、消融往往会失败。对于此种旁道，需要在偏离房室环更远的心房或心室区域内进行标测，而借助于三维标测系统的指导，可以提高标测的精准性及消融的成功率。

（李世杰　杨　浩）

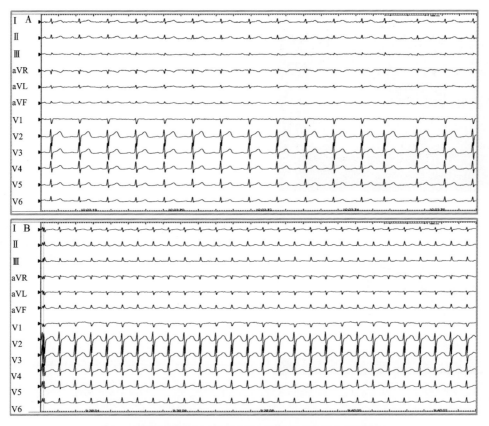

图1　窦性心律时(A)和心动过速发作时体表心电图(B)

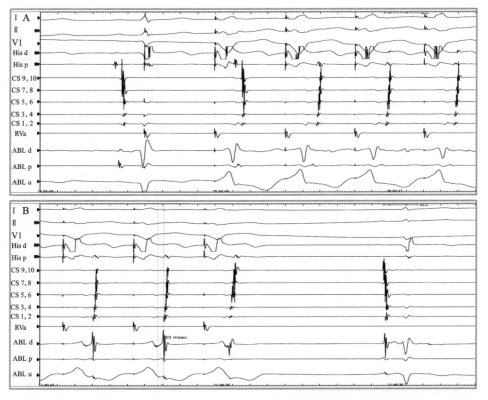

图A：消融导管沿二尖瓣环心室侧标测，在距 CS 开口 4 cm 处标测到最早心房激动，局部 A 波较 CS 1, 2 提前 35 ms；

图B：消融导管沿二尖瓣环心房侧标测，描记 A/V 波比例近似 1∶1，最早 A 波较 CS 1, 2 提前 33 ms。

图2　消融导管沿二尖瓣环心室侧(A)和心房侧(B)标测的腔内电图

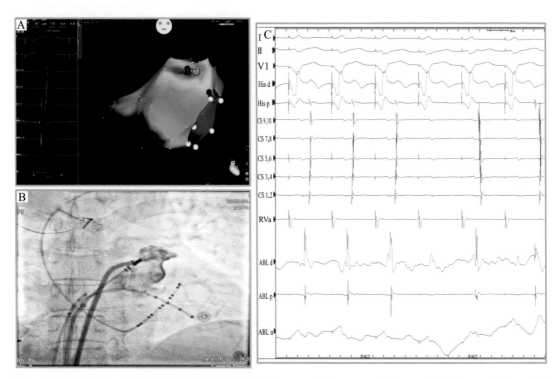

图 A：右心室起搏下在左心耳基底部标得最早逆传 A 波，较 CS 1，2 提前 45 ms，局部 A/V 比例约为 5：1。图 B：右前斜 30°左心耳造影可见消融导管位于左心耳基底部。图 C：在左心耳基底部消融，5 s 旁道逆传阻断。红球为消融点。

图 3　消融靶点的三维图（A）、X 线影像图（B）和腔内电图（C）

参考文献

［1］ Armda M, MeClelland J, Beckman K J, et al. Atrial appendage ventricular connections：a new variant of preexcitation［J］. Circulation, 1994, 90（Suppl）：1-1265.

［2］ Schweikert R A, Saliba W I, Tomassoni G, et al. Percutaneous pericardial instrumentation for endo－epicardial mapping of previously failed ablations［J］. Circulation, 2003, 108（11）：1329-1335.

［3］ Milstein S, Dunnigan A, Tang C, et al. Right atrial appendage to right ventricle accessory atrioventricular connection：a case report［J］. Pacing Clin Electrophysiol, 1997, 20（7）：1877-1880.

［4］ Goya M, Takahashi A, Nakagawa H, et al. A case of catheter ablation of accessory atrioventricular connection between the right atrial appendage and right ventricle guided by a three－dimensional electroanatomic mapping system［J］. J Cardiovasc Electrophysiol, 1999, 10（8）：1112-1118.

［5］ Lam C, Schweikert R, Kanagaratnam L, et al. Radiofrequency ablation of a right atrial appendage－ventricular accessory pathway by transcutaneous epicardial instrumentation［J］. J Cardiovasc Electrophysiol, 2000, 11（10）：1170-1173.

［6］ 黄鹏，马长生，宁曼，等. 远离三尖瓣环的右侧旁道体表心电图和腔内电生理特点［J］. 中国心脏起搏与心电生理杂志, 2011, 25（4）：319-322.

［7］ Long D Y, Dong J Z, Sang C H, et al. Ablation of left－sided accessory pathways with atrial insertion away from the mitral annulus using anelectroanatomical mapping system［J］. J Cardiovasc Electrophysiol, 2013, 24（7）：788-792.

13. 先天性下腔静脉肝段缺如经奇静脉途径消融右侧旁道

病例简介

患者，女，43岁，因"反复阵发性心悸5年"入院。心电图示B型预激综合征，食管调搏诱发室上性心动过速，超声心动图检查未见异常。

电生理标测和消融过程

患者在局部麻醉下行心脏电生理检查及导管消融。常规穿刺右颈内静脉和右股静脉，自颈内静脉顺利插入冠状静脉窦10极电极导管，经股静脉导入4极标测电极至右心室和肺动脉困难，但可进入上腔静脉；侧位显示标测导管在心房的后上方，不在心房内。考虑下腔静脉畸形，行上腔静脉与奇静脉造影，发现下腔静脉肝段缺如，下腔静脉经奇静脉汇入上腔静脉，引流入右心房，奇静脉代偿性扩张(图1)。体表和腔内电图均支持右后间隔显性旁道诊断(图2)。鉴于下腔静脉畸形，从颈内静脉插入消融导管，由于导管稳定性差，消融未能成功。尝试从股静脉插入消融导管，经下腔静脉腹腔段、扩张的奇静脉、右上腔静脉、右心房到达三尖瓣环，标测消融成功(图3)。

讨论

奇静脉是纵隔上部重要的结构，正常奇静脉位于气管与右主支气管交界外侧缘，呈卵圆形。成年男子和未妊娠妇女站立时，奇静脉直径3~7 mm，平均为5 mm，卧位时可达12 mm。下腔静脉肝段缺如后，下腔静脉腹腔段与奇静脉或半奇静脉异位连接，系下腔静脉胚胎发育异常所致。在胚胎发育期，下腔静脉上、中、下各段吻合受阻，导致下腔静脉部分或全部缺如。本病较少见，发生率占先天性心脏病的0.6%。本畸形下腔静脉肝段以下血流经由下腔静脉异位连接的奇静脉引流到右上腔静脉至心房，或经半奇静脉到永存左上腔静脉，门静脉血流经肝静脉直接进入右心房，常合并单心室、单心房、右心室双出口、法洛四联症、肺动脉狭窄或闭锁等复杂心血管畸形，约1/4病例伴心脏位置异常，亦可见内脏反位。Anderson按引流路径将其分为奇静脉及半奇静脉两大类，每类又可根据心脏及腹腔内脏位置分为6个亚型。单纯下腔静脉与奇静脉或半奇静脉异位连接本身可不引起血流动力学异常。右心导管、选择性心血管造影、CT或MRI检查可明确诊断，经股静脉途径插管时导管不能经正常的下腔静脉直接进入右心房，而经奇静脉或半奇静脉在右心房后方上行，经上腔静脉后方导管尖端折回右上腔静脉进入右心房；镜像右位心导管沿脊柱左侧上行，经左侧奇静脉引流到左上腔静脉，进入左侧形态学右心房。超声心动图检查有助于发现下腔静脉异位连接，剑突下四腔心切面显示，下腔静脉不直接汇入右心房，而为肝静脉进入右心房，常规探查下腔静脉位置有助于诊断。

因此，心导管术时股静脉插管以异常途径进入右心房，不易进入右心室及肺动脉时，应常规做下腔静脉或髂总静脉造影，了解下腔静脉异位引流途径。本例经右侧股静脉插管，导管始终不能到达右心室或肺动脉，下腔静脉腹腔段位于脊柱右侧，貌似正常，与患者系孤立性左旋心、腹腔内脏反位有关，这一现象容易误导操作者。同时，射频消融手术时应警惕合并先天性心脏病血管畸形，根据具体情况，采取相应措施，往往亦能达到治疗目的。

（刘启明　肖宜超）

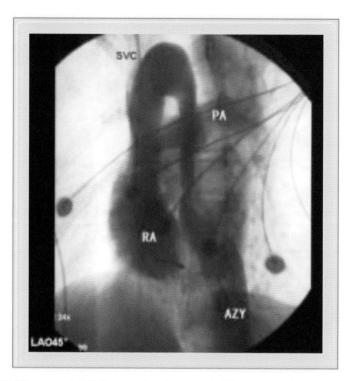

显示奇静脉扩张。SVC：上腔静脉；RA：右心房；PA：肺动脉；AZY：奇静脉；LAO：左前斜位。

图 1　左前斜位上腔静脉与奇静脉同时造影图

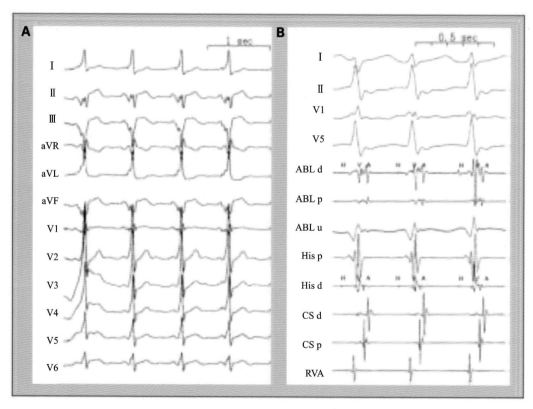

CS：冠状静脉窦；RVA：右心室；ABL：消融导管。

图 2　心动过速时体表心电图（A）及腔内电图（B）

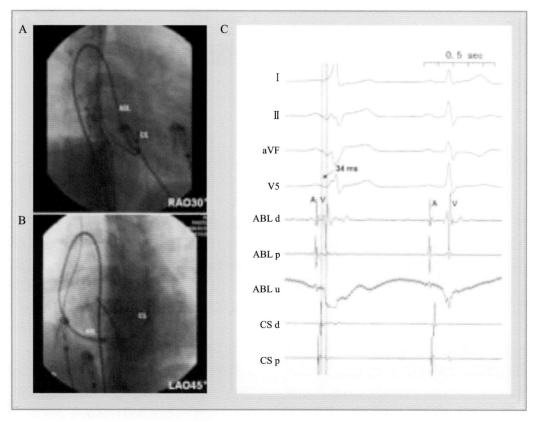

RAO 为右前斜位。

图 3　成功消融靶点 X 线影像图(A、B) 和腔内电图(C)

参考文献

[1] Chuang V P, Mena C E, Hoskins P A. Congenital anomalies of the inferior vena cava. Review of embryogenesis and presentation of a simplified classification[J]. Br J Radiol, 1974, 47(556): 206-213.

[2] Kler T S, Bhatia A, Saxena A, et al. Catheter ablation of left free wall accessory pathway in a patient with inferior vena cava interruption[J]. Indian Heart J, 2002, 54(6): 705-707.

[3] Liu Q M, Zhou S H, Ouyang F F. Successful radiofrequency ablation of a right posteroseptal accessory pathway through an anomalous inferior vena cava and azygos continuation in a patient with incomplete situs inversus[J]. Cardiol J, 2009, 16(2): 164-167.

14. 多途径导管消融镜像右位心双旁道

病例简介

患者，女，37岁，因"反复心悸5年"入院。自幼被诊断为"右位心"。超声心动图显示镜像右位心，余无特殊。腹部B超显示内脏反位。静息心电图（左右手反接）无明显异常。

电生理标测和消融过程

患者入院后局部麻醉下行心脏电生理检查及导管消融。经右侧锁骨下静脉将10极电极导管送入冠状静脉窦（CS），经左侧股静脉将4极标测电极放置于右心室心尖部（RVA）。RVA S1S1刺激450 ms提示室房（VA）偏心传导，但存在2种传导顺序，一种为CS 1,2逆传A波最提前（VA不融合）；另一种为CS 5,6逆传A波最提前，提示存在2条左侧隐匿性旁道（图1）。RVA S1S1程序刺激可诱发2种窄QRS波心动过速，一种为CS 1,2逆传A波最早；另一种为CS 5,6逆传A波最早。其中CS 1,2逆传A波最早心动过速的特点是发作时VA间期不固定（长短交替），但VV间期基本一致；另一种CS 5,6逆传A波最早的心动过速VA间期固定（图2）。左侧旁道的消融可以选择经股动脉逆行途径和经房间隔穿刺顺行途径。本例患者为右位心，解剖异常可能导致房间隔穿刺困难，故首先尝试经股动脉逆行途径。考虑到内脏反位，选择穿刺左股动脉，放置8F股动脉鞘，肝素化后送入4 mm橘把Navistar消融导管，选择左前斜位（LAO）30°投照体位跨主动脉瓣，至左心室二尖瓣环区域进行三维重建，并在RVA起搏下选择性标测偏前的旁道，提示最早逆传A波位于二尖瓣环12点钟方向，此处以温控30 W、60 ℃消融，8 s内成功阻断二尖瓣环前壁旁道，巩固放电120 s（图3）。之后RVA 380 ms刺激显示室房递减传导，CS 5,6逆传A波最早（图4）。反复调整消融导管使其头端贴靠于二尖瓣环后侧壁，多次尝试均无法阻断旁道。经CS内消融CS 5,6最早A波处（25 W，43 ℃，盐水灌注速度为30 mL/min）亦无法阻断旁道。最后选择经房间隔穿刺途径消融此旁道。笔者10年前曾介绍了镜像右位心行房间隔穿刺的方法。本例采用后前（PA）位和LAO 45°投照角度相结合，房间隔穿刺针角度指向8点钟方向，房间隔穿刺针和鞘自上腔静脉缓慢回撤至卵圆窝，一次出针即成功突破房间隔，注射造影剂证实穿刺针头位于左心房。送入消融导管标测二尖瓣环心房侧，最后在CS 6,7对应处以功率40 W，温度43 ℃，盐水灌注速度20 mL/min成功阻断旁道（图5），巩固放电180 s，观察30 min后再次进行RVA 500 ms刺激，提示V、A波完全分离，证实2条旁道均无传导恢复，消融成功（图6）。

讨论

右位心（dextrocardia）发生率为0.5/10000，又分为镜像右位心、右旋心和心脏右移，常合并内脏反位。镜像右位心是正常心脏位置的镜像，体表心电图需要左右手互换才能得到与正常心脏位置相当的心电图。同时，由于心脏位置改变，血管穿刺部位也选择"镜像"血管，比如右锁骨下静脉，左侧股动、静脉。同时，导管操作也需要做出相应调整，应注意因解剖异常、导管设计、个人操作等因素造成导管到位困难。如本例虽然经主动脉逆行能到位二尖瓣环12点钟方向，但是二尖瓣环4点钟方向到位难度较大，反复操作调节导管均不能标测到理想靶点，造成经主动脉逆行途径消融旁道失败。

本例诊断左侧隐匿性旁道并无疑问，但几个细节需要注意：首先，左侧旁道一般以侧壁、前侧壁、后侧壁最多见，前壁旁道（指向二尖瓣环12点钟）较少见，CS电极导管标测可见CS远端逆传A波最早，但VA波并不融合，此时需要将CS电极导管送至更深处以便可以记录到更提前的 A 波。其次，此例虽然在消融靶点部位记录到最早的逆传 A 波，但 VA 波并不融合，结合发作心动过速时 VA 间期长短交替特点，提示此前壁旁道具有慢传导特性。值得注意的是，虽然 VA 间期长短交替，但 VV 间期基本维持不变，提示旁道逆传速度和房室结前传速度存在一定的匹配性，最终折返周长基本维持不变。最后，左后侧壁旁道亦具有递减传导特性，此时需要仔细观察 RVA 刺激时的 CS 顺序，正确识别逆传是通过房室结抑或通过递减旁道，必要时巩固消融，以实现旁道的彻底阻断。

本例左后侧壁旁道消融成功的关键是房间隔穿刺途径的使用。正常心脏房间隔穿刺通常采用 PA 位和右前斜位（RAO）45°体位确定穿刺部位，是广为熟知的常规方法。然而，镜像右位心临床较为罕见，部分术者对此种房间隔穿刺可能缺乏经验。笔者既往的经验说明，经过简单的投射角度"镜像"（PA 位+LAO 45°），导管操作"镜像"（穿刺针指向 8 点钟方向）常规透视下即可安全高效地进行镜像右位心的房间隔穿刺。当然，如果术者对操作把握度不高，可以借助食管超声心动图，或者在腔内超声引导下进行，以策安全。

（王新华）

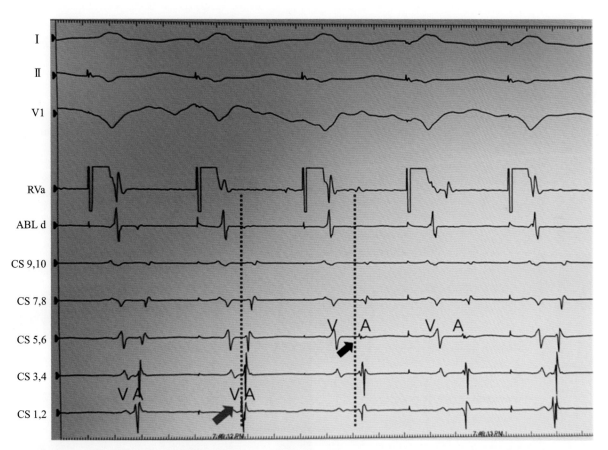

冠状静脉窦呈 2 种偏心传导顺序，分别为 CS 1, 2 逆传 A 波领先（蓝色箭头所示）和 CS 5, 6 逆传 A 波领先（黑色箭头所示）。ABL 为消融导管。

图 1　右心室心尖部 S1S1 刺激的腔内电图

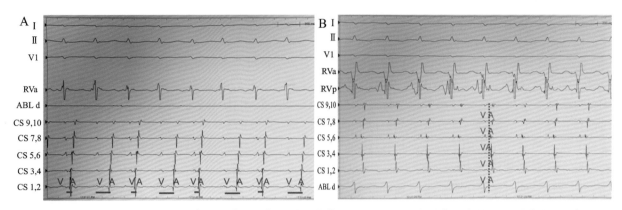

图 A：CS 1,2 电极逆传 A 波最早，但 VA 间期不固定，呈长短交替。图 B：CS 5,6 电极逆传 A 波最早，VA 间期相对固定。

图 2　2 种心动过速发作时的腔内电图

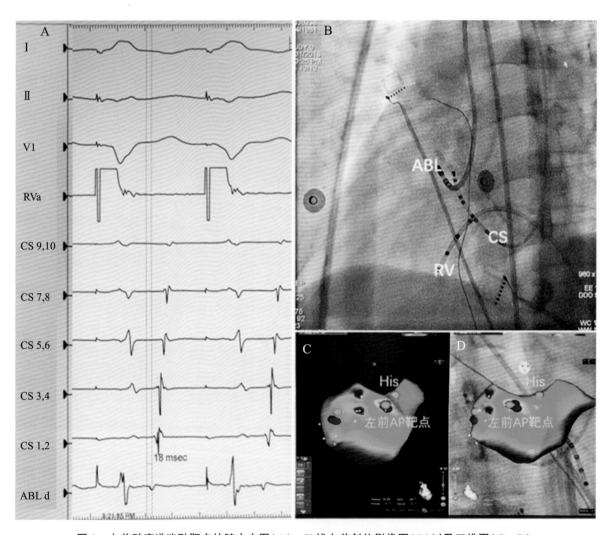

图 3　左前壁旁道消融靶点的腔内电图（A）、X 线左前斜位影像图（B）以及三维图（C、D）

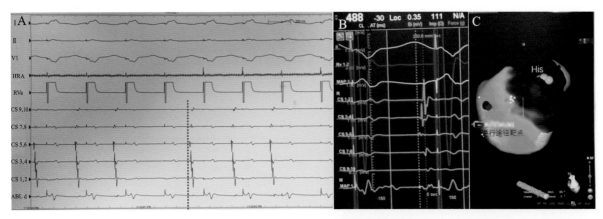

提示左后侧壁旁道经主动脉逆行途径未能消融成功。

图 4　左前壁旁道消融后再次心室刺激的腔内电图 (A、B)，以及主动脉逆行途径消融靶点的三维图 (C)

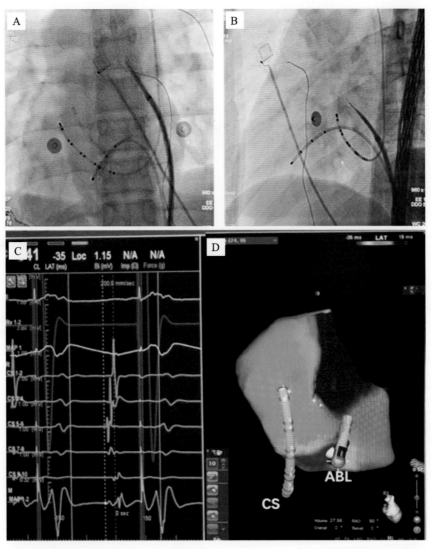

图 A 为后前位穿刺针–鞘管自上腔静脉逐步回撤。图 B 为左前斜 30°滑到卵圆窝后，出针穿刺通过房间隔到达左心房。图 C 为心室起搏下最早消融靶点逆传 A 波激动最早。图 D 为三维激动标测显示靶点部位(红色)。

图 5　经房间隔穿刺途径消融靶点的 X 线影像图 (A、B)、腔内电图 (C) 及三维图 (D)

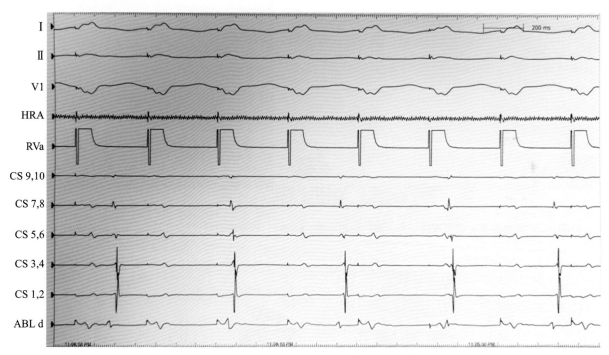

右心室 S1S1 400 ms 刺激室房分离，提示左后侧壁旁道消融成功。

图 6　经房间隔穿刺途径消融后心室刺激的腔内电图

参考文献

[1] Offen S, Jackson D, Canniffe C, et al. Dextrocardia in Adults with Congenital Heart Disease [J]. Heart Lung Circ, 2016, 25(4): 352−357.

[2] Ogunlade O, Ayoka A O, Akomolafe R O, et al. The role of electrocardiogram in the diagnosis of dextrocardia with mirror image atrial arrangement and ventricular position in a young adult Nigerian in Ile-Ife: a case report [J]. J Med Case Rep, 2015, 9(1): 222.

[3] Lesh M D, Van Hare G F, Schamp D J, et al. Curative percutaneous catheter ablation using radiofrequency energy for accessory pathways in all locations: results in 100 consecutive patients [J]. J Am Coll Cardiol, 1992, 19(6): 1303−1309.

[4] Hluchy J, Schickel S, Schlegelmilch P, et al. Decremental conduction properties in overt and concealed atrioventricular accessory pathways [J]. Europace, 2000, 2(1): 42−53.

[5] Xin-hua W, Hai-feng S, Bing H, et al. Catheter Ablation of Atrial Fibrillation in a Patient with Dextrocardia: What is the Challenge? [J]. Chinese Medical Journal, 2010, 123(17): 2478−2479.

15. 导管消融慢旁路参与的房室折返性心动过速

病例简介

患者，女，6岁，因"阵发性心悸1年"入院。超声心动图、体表心电图等检查无明显异常。

电生理标测和消融过程

患者入院后在局部麻醉下行心脏电生理检查及导管消融。经左侧锁骨下静脉将10极电极送入冠状静脉窦（CS），经左侧股静脉将8极可调弯电极放置于希氏束，远端一对电极进入右心室。右心室S1S1刺激显示室房逆传时V波、A波分离，CS近端A波最提前（图1）。经心室S1S1刺激诱发窄QRS波心动过速，周长为370 ms，CS近端A波最提前，与心室起搏时相同。心室刺激诱发心动过速时表现为V-A-H-V顺序（图2），同时，在心动过速给予心室刺激时，出现了夺获心室但未逆传至心房而终止心动过速的现象（图3），据此可排除房性心动过速。为了进一步鉴别房室折返性心动过速（AVRT）与房室结折返性心动过速（AVNRT），进行以下检查：①在心动过速时给予心室RS2刺激，当刺激落入His束不应期时，仍可逆传心房，并使心房激动提前（图4）；②分别将电极导管放置于右心室后间隔和前间隔刺激，测量刺激信号至心房波间期（StimA间期），可见后间隔刺激时StimA间期短于前间隔刺激时（图5）。以上表现支持后间隔旁路参与的AVRT诊断。在心动过速发作时给予三磷酸腺苷（ATP）10 mg静脉注射，心动过速终止，随之行心室刺激显示室房逆传阻滞，说明旁路对ATP敏感（图6）。

根据以上电生理检查结果，诊断为后间隔慢旁路参与的AVRT。经右侧股静脉送入消融导管至右侧房室环，在心动过速时标测到心房最早激动点位于右后间隔，此处V、A波间存在一定距离（图7）。以25 W功率放电，1 s内心动过速终止于室房逆传（图8）。放电停止后，心室刺激显示旁路传导阻断。

讨论

慢旁路又称递减性旁路，是指旁路的传导速度较慢，且呈递减性，判断标准为旁路的传导时间呈频率依赖性延长大于30 ms。据文献报道，在所有旁路中7%~9%表现为递减性慢传导。绝大多数慢旁路仅有逆向室房传导，少数病例可以既有逆传也有前传，还有少数病例旁路的传导只有在使用异丙肾上腺素时才表现出来。慢旁路所形成的房室折返性心动过速常表现为无休止发作，即无休止持续性交界区折返性心动过速（PJRT），在儿童中多见，多数PJRT发病年龄<10岁，女性多于男性。慢旁路所参与的心动过速也可以变为阵发性，尤其在成年人中多见。相对于阵发性发作者，无休止发作时心动过速频率较慢，室房传导时间较长。部分患者可能会因为长时间的心动过速甚至无休止发作而引起心动过速性心肌病及心功能不全，经过治疗后心功能通常都可恢复正常。有报道称少数病例发生了猝死。

慢旁路的发生机制有2种可能性：①此类旁路为类房室结组织所构成；②慢旁路的形成是源于走行迂曲。与普通旁路不同，慢旁路传导总是可以为腺苷或ATP所阻断，而维拉帕米仅能阻断部分慢旁路。对于药物的不同反应可能也与慢旁路形成的不同机制有关。慢旁路多位于后间隔，其中右后间隔发生率最高，少数也可位于左侧游离壁、前间隔及右后壁等，也有慢旁路位于心外膜，需要经心中静脉内消融的报道。

根据旁路表现为递减性缓慢传导，且能为腺苷或ATP所阻断的特点，可诊断为慢旁路。因此种旁路多位于后间隔区域，故特别需要与房室结逆传相鉴别。心动过速时给予心室刺激，如在His束不应期内可以逆传并重整心房周期（AA间期），则可说明存在旁路逆传。因旁路传导呈递减性，故心室刺激后的 A 波即可提前（AA 间期缩短），也可能推后（AA 间期延长），均说明了心房周期被重整（提前或推后）。也可以通过在窦性心律时，分别将电极放置于右心室后间隔及前间隔给予心室刺激，比较 StimA 间期来判断有无旁路传导。如后间隔刺激时，StimA 间期更短，则可说明存在旁路逆传。

对于普通旁路，可以通过在心动过速时于右心室心尖部起搏拖带，测量起搏后间期（PPI）与心动过速周长（TCL）的差值及起搏时 StimA 间期与心动过速时 VA 间期的差值来鉴别 AVRT 与 AVNRT，

如 PPI-TCL>115 ms，StimA-VA>85 ms，则可排除 AVRT。但对于慢旁路参与的 AVRT，由于旁路的传导速度较慢，也会出现 PPI-TCL>115 ms，StimA-VA>85 ms 的情况，需引起注意。

对于慢旁路消融，可通过在心室刺激或心动过速时标测心房激动时间来确定消融靶点。因慢旁路传导速度较慢，故在靶点处 V 波、A 波不会融合。据文献报道，慢旁路消融成功率与普通旁路无差异。

（韩　冰　董庆山）

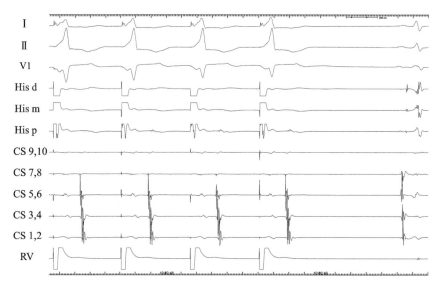

室房逆传时 V、A 波分离，CS 近端 A 波最提前。CS：冠状静脉窦；RV：右心室；d 代表远端，m 代表中端，p 代表近端。纸速 100 mm/s。

图 1　右心室 S1S1 刺激的腔内电图

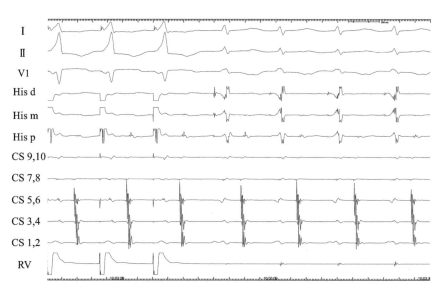

心室刺激诱发窄 QRS 波心动过速，周长为 370 ms，CS 近端 A 波最提前，与心室起搏时相同；心室刺激停止后表现为 V-A-H-V 顺序。

图 2　心室 S1S1 刺激诱发心动过速的腔内电图

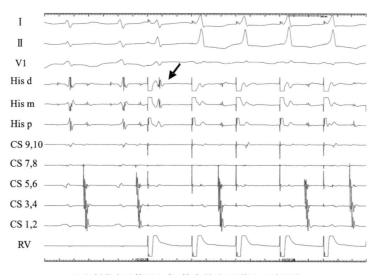

心室刺激未逆传至心房(箭头所示)而终止心动过速。

图 3　心动过速中心室刺激夺获心室的腔内电图

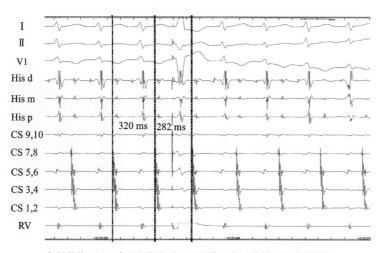

当刺激落入 His 束不应期内时,可逆传心房,并使心房激动提前。

图 4　心动过速时给予心室 RS2 刺激的腔内电图

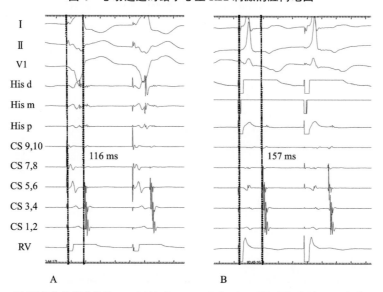

后间隔部位的刺激信号至心房波间期(StimA 间期)短于前间隔部位的 StimA 间期。

图 5　分别将电极导管放置于右心室后间隔(A)和前间隔(B)刺激的腔内电图

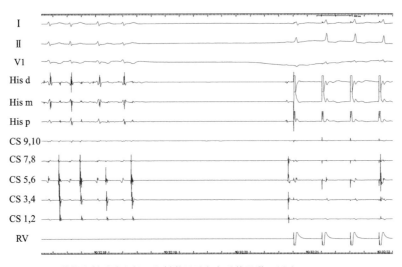

药物注射后随之行心室刺激显示室房逆传阻滞。纸速 50 mm/s。

图 6　心动过速发作时给予三磷酸腺苷注射的腔内电图

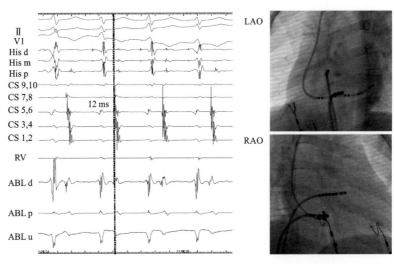

在心动过速时标测到心房最早激动点位于右后间隔，此处 V、A 波间存在一定距离。ABL：消融导管；u 代表单极；LAO：左前斜位；RAO：右前斜位。

图 7　消融靶点的腔内电图和 X 线影像图

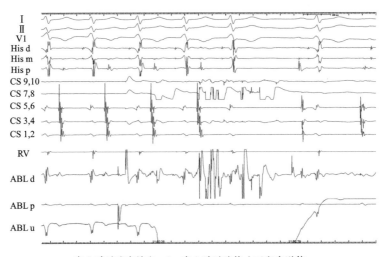

在心动过速中放电，1 s 内心动过速终止于室房逆传。

图 8　消融靶点的腔内电图

参考文献

［1］ Hill A C, Silka M J, Wee C P, et al. Characteristics of Decremental Accessory Pathways in Children［J］. Circ Arrhythm Electrophysiol, 2016, 9(11): e004190.

［2］ Chen S A, Tai C T, Chiang C E, et al. Electrophysiologic characteristics, electropharmacologic responses and radiofrequency ablation in patients with decremental accessory pathway［J］. J Am Coll Cardiol, 1996, 28(3): 732-737.

［3］ Hluchy J, Schickel S, Schlegelmilch P, et al. Decremental conduction properties in overt and concealed atrioventricular accessory pathways［J］. Europace, 2000, 2(1): 42-53.

［4］ Vaksmann G, D'Hoinne C, Lucet V, et al. Permanent junctional reciprocating tachycardia in children: a multicentre study on clinical profile and outcome［J］. Heart, 2006, 92(1): 101-104.

［5］ Meiltz A, Weber R, Halimi F, et al. Permanent form of junctional reciprocating tachycardia in adults: peculiar features and results of radiofrequency catheter ablation［J］. Europace, 2006, 8(1): 21-28.

［6］ Chien W W, Cohen T J, Lee M A, et al. Electrophysiological findings and long-term follow-up of patients with the permanent form of junctional reciprocating tachycardia treated by catheter ablation［J］. Circulation, 1992, 85(4): 1329-1336.

［7］ Lerman B B, Greenberg M, Overholt E D, et al. Differential electrophysiologic properties of decremental retrograde pathways in long RP′ tachycardia［J］. Circulation, 1987, 76(1): 21-31.

［8］ Frey B, Kreiner G, Berger R, et al. Unusual locations for adenosine-sensitive accessory atrioventricular pathways with decremental conduction［J］. J Cardiovasc Electrophysiol, 1998, 9(9): 909-915.

［9］ Amasyali B, Kose S, Aytemir K, et al. A permanent junctional reciprocating tachycardia with an atypically located accessory pathway successfully ablated from within the middle cardiac vein［J］. Heart Vessels, 2006, 21(3): 188-191.

［10］ Ho RT, Frisch D R, Pavri B B, et al. Electrophysiological features differentiating the atypical atrioventricular node-dependent long RP supraventricular tachycardias［J］. Circ Arrhythm Electrophysiol, 2013, 6(3): 597-605.

［11］ Bennett M T, Leong-Sit P, Gula LJ, et al. Entrainment for distinguishing atypical atrioventricular node reentrant tachycardia from atrioventricular reentrant tachycardia over septal accessory pathways with long-RP [corrected] tachycardia［J］. Circ Arrhythm Electrophysiol, 2011, 4(4): 506-509.

16. 高位右心房消融远离房室环慢旁路

病例简介

患者，男，49 岁，因"阵发性心悸 1 年"入院。体表心电图、超声心动图等检查无异常。发作时心电图显示为窄 QRS 波心动过速，Ⅱ 导联、Ⅲ 导联、aVF 导联 P 波为正向，aVR 导联 P 波为负向（图 1）。根据发作时心电图 P 波形态判断心房激动起源于右心房较高位置，据此特点，诊断为房性心动过速。

电生理标测和消融过程

患者入院后在局部麻醉下行心脏电生理检查及导管消融。经左侧锁骨下静脉将 10 极电极导管送入冠状静脉窦（CS），经左侧股静脉将 4 极电极导管分别放置于希氏束及右心室心尖部。手术开始后自行发作周长 300 ms 的窄 QRS 波心动过速，腔内电图显示心动过时 V 波、A 波分开，A：V 为 1：1，His 束电极 A 波最为提前（图 2）。根据体表心电图和腔内心电图特点，提示为房性心动过速可能，拟行心动过速时激动顺序标测及消融。标测中，发现心动过速可以多次自行终止于一个 A 波（图 3），此现象不符合房性心动过速特点。为进一步明确诊断，进行了系统的电生理检查。

首先给予心室 S1S2 刺激，可见室房逆传为递减性，心房激动顺序同心动过速时。心室刺激可以诱发心动过速，呈现为 V–A–H–V 序列（图 4）。多次静脉注射三磷酸腺苷（ATP）后，心动过速均终止于 A 波（图 5、图 6）。这两个现象均不支持房性心动过速诊断。至此，可排除房性心动过速，但需与房室结折返性心动过速（AVNRT）与房室折返性心动过速（AVRT）相鉴别。

在心动过速时进行了 RS2 刺激，可见 His 束不应期内发放的心室刺激可使 A 波提前（图 7）。另外，心动过速时进行右心室拖带，起搏后间期

（PPI）与心动过速周长（TCL）之差为 51 ms（图 8）。以上表现均支持旁道参与的 AVRT 诊断。鉴于心室 S1S2 刺激时室房逆传表现为明显的递减性，推注 ATP 后室房逆传可阻断（图 6），故考虑为慢旁道。

诊断明确后，在三维电解剖标测系统引导下行心动过速时的激动顺序标测，显示心房最早激动点位于右心房侧壁高位（图 9 左）。考虑到可能邻近窦房结，又在窦性心律时进行激动顺序标测，显示窦房结位于心动过速时最早激动点上方约 1 cm 处（图 9 右）。在心动过速时以 30 W 功率消融，放电过程中心动过速终止（图 10）。窦性心律时消融靶点图显示为大 A 波，也说明远离瓣环（图 11）。消融后心室刺激显示靶点处 A 波落后，提示旁道传导已阻断（图 12）。反复心房、心室刺激未再诱发心动过速。

讨论

该例患者发作时体表心电图显示 Ⅱ 导联、Ⅲ 导联、aVF 导联 P 波均为正向，据此判断心房激动起于右心房较高位置，提示房性心动过速可能，后经系统电生理检查证实是旁道参与的 AVRT。在右心房侧壁高位消融阻断旁道传导，证实为心房插入点远离房室环的心外膜旁道。因旁道传导可以被 ATP 阻断，且传导呈递减性，说明该旁道具备与房室结相类似的电生理特征，应该属于慢旁路。龙德勇教授团队曾报道心外膜旁路，心房插入点距离三尖瓣环的平均距离为（20.2±2.7）mm，而本例为心房插入点距离房室瓣环更远的旁道。既往文献报道，递减旁道多位于后间隔，而本例为心外膜递减旁道，目前还未见报道。旁道的形成原因及具体走行，还有待进一步探讨。该病例因其特殊性，容易导致误诊，如仅简单地根据心电图特点及心内激动顺序标测，很容易判断为房性心动过速。同时提示，标准、规范电生理检查的重要性。

（李先进　杜　为）

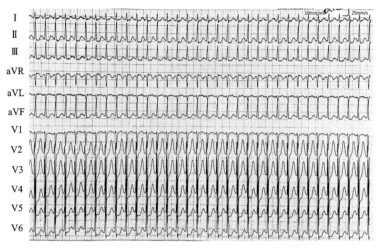

窄 QRS 波心动过速，Ⅱ、Ⅲ、aVF 导联 P 波为正向，aVR 导联 P 波为负向。

图 1　心动过速时体表心电图

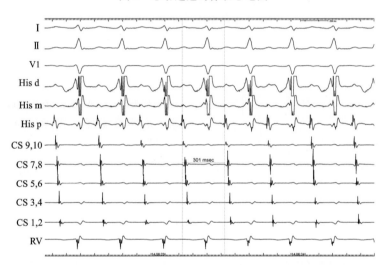

心动过速周长为 300 ms，V 波、A 波分离，A：V 为 1：1，His 束 A 波最提前。CS：冠状静脉窦；RV：右心室；d 代表远端；m 代表中端；p 代表近端。纸速 100 mm/s。

图 2　心动过速时腔内电图

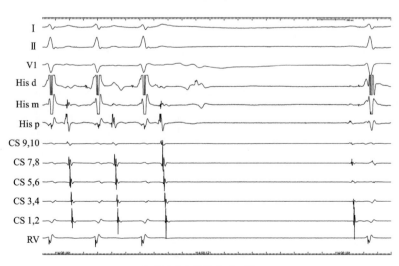

心动过速自行终止于 A 波。

图 3　心动过速终止时腔内电图

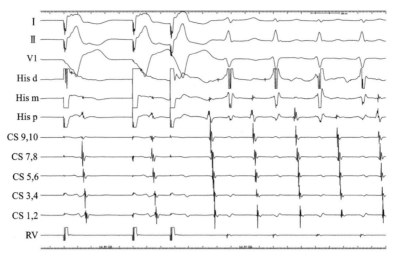

心室 S1S2 刺激可见室房逆传为递减性，并诱发心动过速，呈现为 V－A－H－V
序列。

图 4　心室 S1S2 刺激的腔内电图

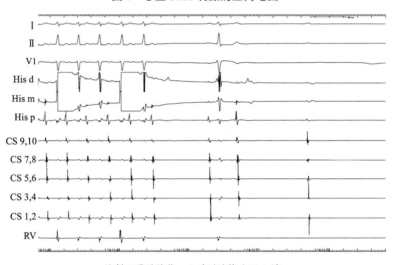

注射三磷酸腺苷，心动过速终止于 A 波。

图 5　静脉注射三磷酸腺苷时腔内电图

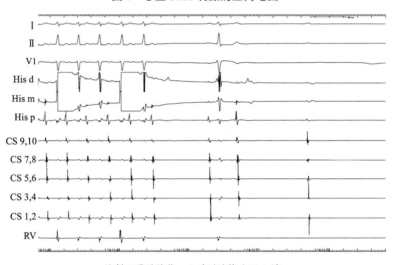

心动过速终止后心室刺激显示室房传导阻滞。

图 6　静脉注射三磷酸腺苷后心室 S1S1 刺激的腔内电图

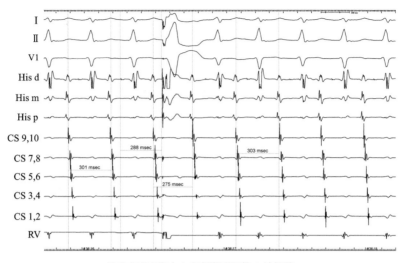

希氏束不应期内心室刺激可以使 A 波提前。

图 7　心动过速时 RS2 刺激的腔内电图

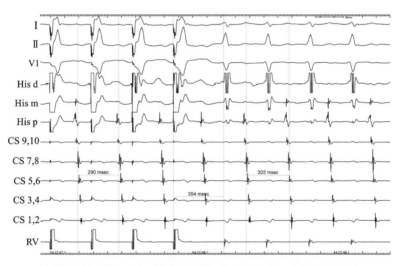

起搏后间期(PPI)与心动过速周长(TCL)之差为 51 ms，支持 AVRT 诊断。

图 8　心动过速时行右心室拖带的腔内电图

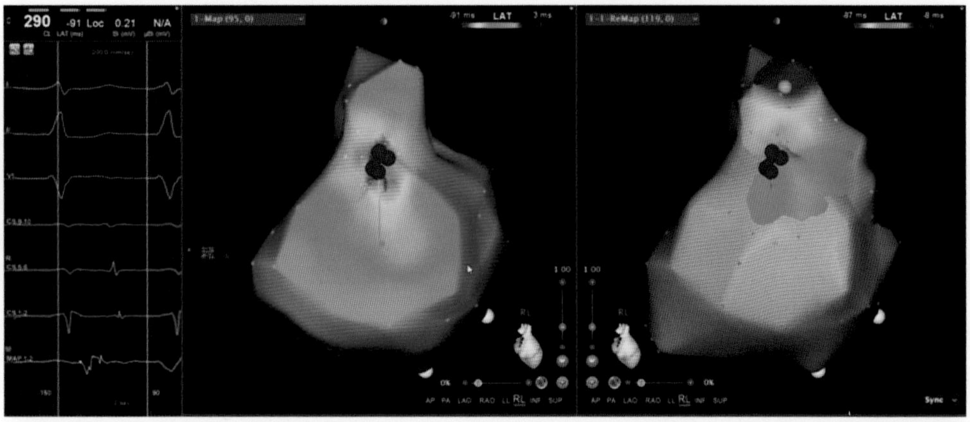

心动过速时的心房最早激动点在右心房侧壁高位(左图)，窦性心律时标测窦房结位于上方约 1 cm 处(右图中黄色球所示)。

图 9　心动过速时(左)和窦性心律时的三维标测图(右)

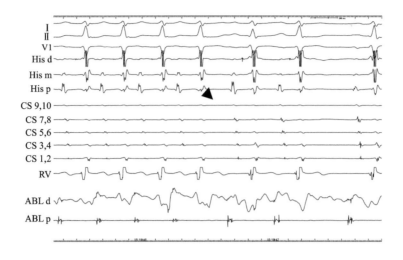

放电消融过程中，心动过速终止于逆传（箭头所示）。ABL：消融导管。

图 10　消融过程的腔内电图

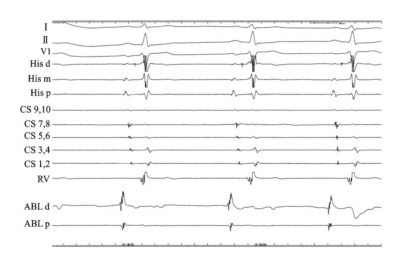

注意消融导管显示为大 A 波。

图 11　消融靶点腔内电图

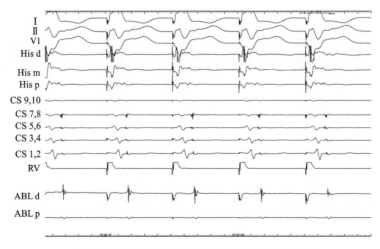

心室刺激显示靶点处 A 波落后，提示旁道传导已阻断。

图 12　消融后心室起搏腔内电图

参考文献

[1] Long D Y, Dong J Z, Liu X P, et al. Ablation of right-sided accessory pathways with atrial insertion far from the tricuspid annulus using an electroanatomical mapping system[J]. J Cardiovasc Electrophysiol, 2011, 22 (5): 499-505.

[2] Chen S A, Tai C T, Chiang C E, et al. Electrophysiologic characteristics, electropharmacologic responses and radiofrequency ablation in patients with decremental accessory pathway[J]. J Am Coll Cardiol, 1996, 28 (3): 732-737.

17. 误诊的 Mahaim 旁道

病例简介

患者，男，14 岁，因"心悸 2 天"入院。既往体健，发作时体表心电图示宽 QRS 波心动过速(图 1)。心动过速终止后窦性心律心电图未见异常(图 2)。超声心动图未见异常。

电生理标测和消融过程

患者入院后在局部麻醉下行心脏电生理检查。经右颈内静脉将 10 极电极导管送入冠状静脉窦(CS)，经左侧股静脉将 2 根 4 极标测电极分别放置于右侧希氏束和右心室心尖部(RVA)。测量窦性心律时 HV 间期 40 ms。S1S2 程序刺激 RVA，见逆传 A 波在 His 束处最早，室房传导为递减性(图 3)。S1S2 程序刺激 CS 9,10 见房室递减传导及房性回波(A 波、V 波融合)，未见 QRS 波增宽(图 4)。

S1S1 程序刺激 CS 9,10 诱发出宽 QRS 波心动过速(图 5)，V∶A 比例为 1∶1。起搏 RVA 拖带心动过速，停止起搏后表现为 V-A-V 序列(图 6)。排除房性心动过速，考虑为慢-快型房室结折返性心动过速(AVNRT)伴差异性传导。在三维电解剖标测系统导航下标测出 His 束位置后，在常规慢径路区域以 30 W 功率进行消融，放电过程中出现慢交界心律。消融 30 s 后，见 PR 间期显著延长，QRS 波呈左束支阻滞图形，与心动过速发作时 QRS 波形态一致(图 7)。起搏 RVA 见室房逆传完全阻滞。当时考虑到房室结快径损伤可能。回顾查看发作时腔内电图发现 HV 间期为-13 ms，即 H 波位于 V 波后，据此否定之前所做出的室上速伴差异性传导诊断。房室结快径路损伤后出现与心动过速形态一致的宽 QRS 波，提示存在右侧显性旁道。因 RVA 起搏拖带心动过速时刺激信号至心房间期(SA)-室房间期(VA)<85 mm，起搏后间期(PPI)-心动过速周长(TCL)<115 ms，诊断考虑为逆向型房室折

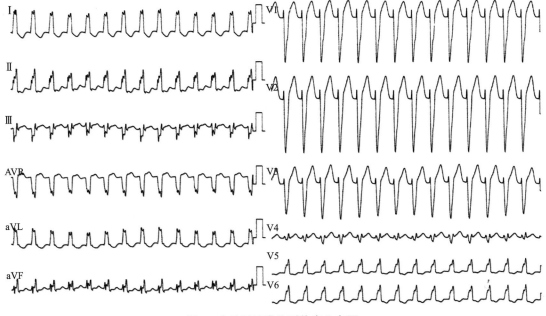

图 1　心动过速发作时体表心电图

返性心动过速。窦性心律下行心室激动顺序标测显示旁道心室插入点位于 RVA(图8)。在三尖瓣环 8 点半钟处标测出典型的旁道电位，位于 AV 之间，类似于 His 束电位(图9)，根据这些表现判断为 Mahaim 旁道。因 CS 9, 10 离房室结近旁道远，加之旁道有递减特性，且房室结快径传导速度较快，所以在最初 CS 9, 10 程序起搏时未能暴露旁道前向传导。

此时房室结快径已损伤，慢径是否存在及功能如何未知，在这种情况下消融旁道很可能会出现房室传导阻滞，经慎重考虑后，在标测靶点处以 35 W 功率试放电 5 s 后 QRS 波变窄，随之出现二度 I 型房室传导阻滞(图10)，巩固消融 120 s。静滴异丙肾上腺素后表现为 1 : 1 房室传导。48 h 后在基础状态下，恢复 1 : 1 房室传导。患者术后随访未再复发，也无房室传导阻滞。

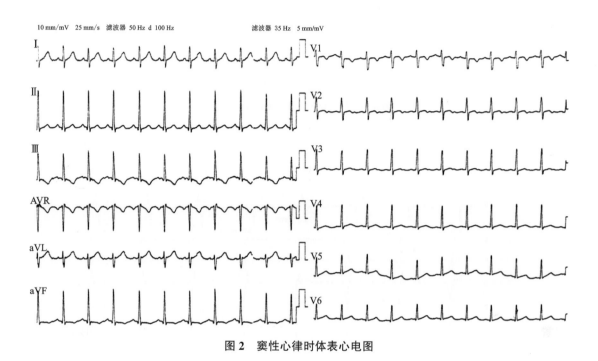

图 2　窦性心律时体表心电图

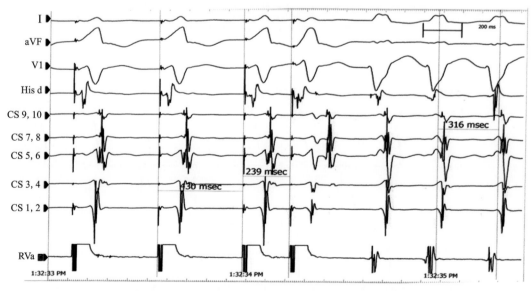

右心室程序刺激见室房传导递减明显，His 束逆传 A 波最早，并诱发心动过速。

图 3　右心室程序刺激的腔内电图

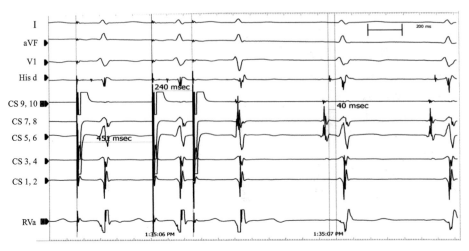

经 CS 电极给予 S1S2 刺激见 AV 间期逐渐延长，A、V 波融合，未见预激波及 QRS 波增宽。

图 4　心房 S1S2 程序刺激的腔内电图

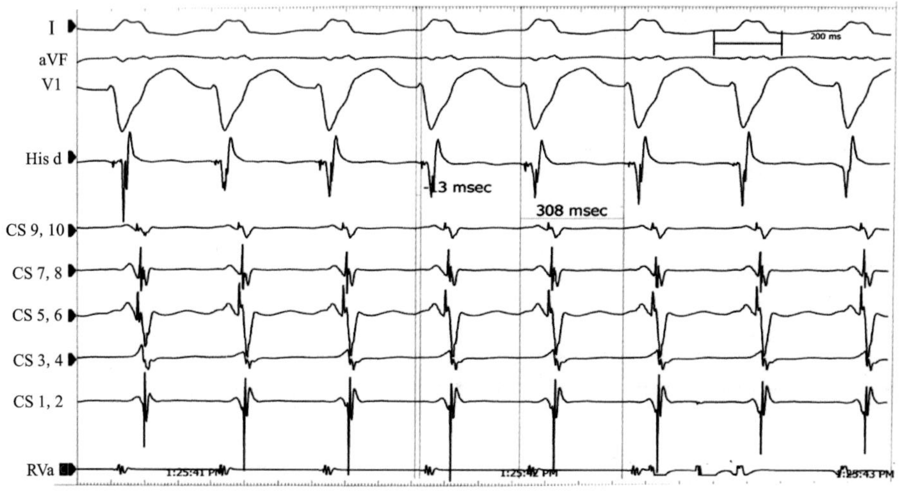

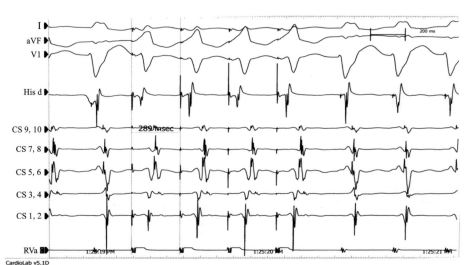

发作时腔内电图，CS 电极 V、A 波融合，周长 308 ms，VH 间期 13 ms。

图 5　心动过速发作时的腔内电图

以周长 290 ms 右心室起搏拖带心动过速，停止起搏后表现为 V-A-V 顺序。

图 6　心动过速时右心室拖带的腔内电图

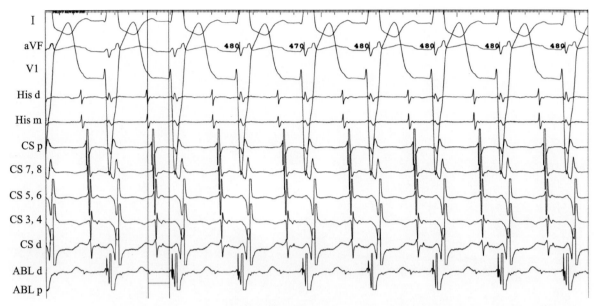

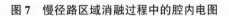

消融过程中出现 AV 间期延长，QRS 波增宽，形态与心动过速发作时 QRS 波形一致。

图 7　慢径路区域消融过程中的腔内电图

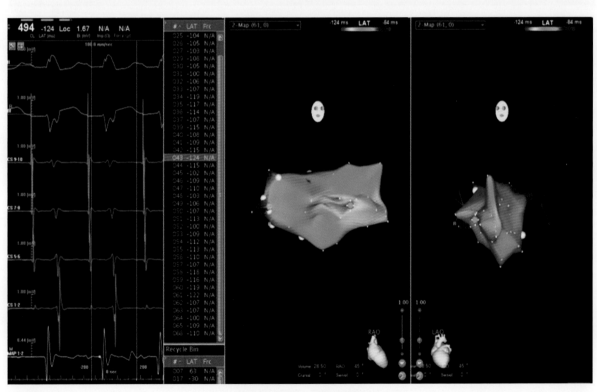

最早 V 波位于右心室心尖部。

图 8　完全预激情况下标测心室前传最早激动的三维图

93

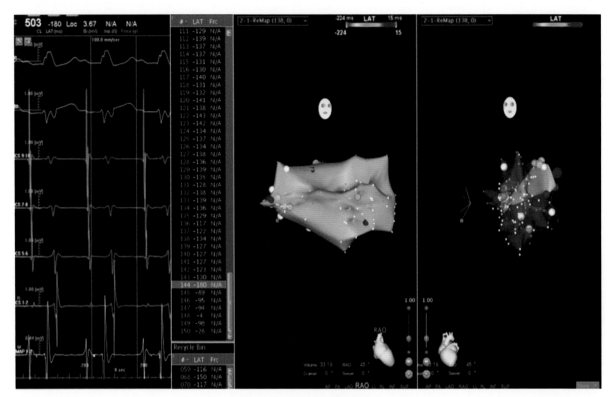

在三尖瓣环 8 点半左右位置标测到 Mahaim 电位。

图 9　有效消融靶点图

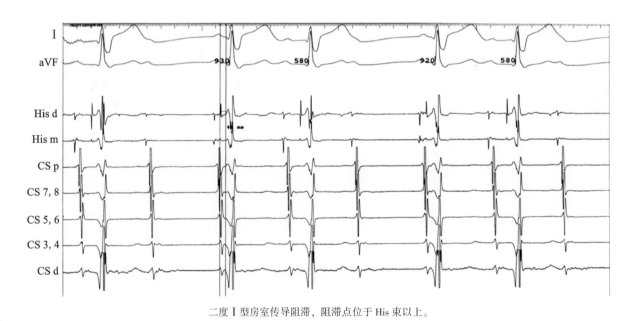

二度 I 型房室传导阻滞，阻滞点位于 His 束以上。

图 10　旁道消融成功后的腔内电图

讨论

Mahaim 旁道最初由 Mahaim 及其同事发现并命名。目前电生理学上将 Mahaim 旁道定义为一类具有前传递减特性、无逆传功能的少见的非典型旁道，根据解剖走行分为房束纤维、房室纤维、结室纤维和束室纤维，其中以房束纤维最常见，约占80%。这类纤维的心房插入点位于右心房游离壁，跨过三尖瓣环，远端心室插入点位于右心室心尖部调节束连接的游离壁区域或右束支远端，抑或右束支远端附近的心室肌。发作时心电图为完全性左束支阻滞形态，窦性心律下 QRS 形态可表现为完全正常或轻度预激。

Mahaim 旁道介导的逆向型房室折返性心动过速需要与室性心动过速特别是束支折返性室速、室上速伴差异性传导、典型右侧旁道介导的逆向型房室折返性心动过速等鉴别。室房比一直保持 1∶1，以及在房室结不应期的房性早搏能让室波提前并重整心动过速能排除室速。束支折返性室速的 HV 间期往往长于窦性心律时的 HV 间期，且 His 束激动早于右束支激动。室上速伴差异性传导记录到前传的 H 波，且 HV 间期往往等于或略长于窦性心律下 HV 间期。AVNRT 合并旁观 Mahaim 旁道并不罕见，表现为持续的心动过速中看到融合的 QRS 波或旁道阻滞时产生窄 QRS 波交替，HA 间期在心动过速短于右心室起搏时，心动过速时 HA 间期少于70 ms。心动过速时的 VH 间期短于右心室起搏时的 VH 间期，也短于窦性心律下的 HV 间期。典型右侧旁道无前传递减特性，心房心室插入点均在三尖瓣环附近，较易鉴别。此外，房束纤维还需与结室纤维及结束纤维鉴别。结室纤维与结束纤维为房室结与心室肌或右束支的纤维连接，心动过速可为宽 QRS(旁道为前传支)或窄 QRS(旁道为逆传支)，可出现室房分离现象。结束纤维介导的逆向性房室折返性心动过速 VH 间期较短(<50 ms)，而结室纤维介导的逆向性房室折返性心动过速 VH 间期为50~80 ms。房室结不应期内的房早刺激不能提前V 波，只有能使间隔面 A 波提前的房早刺激才有可能提前 V 波。

本例心室插入点位于右心室心尖部，VH 间期很短(小于 30 ms)，靶点位于三尖瓣环 8 点半位置，考虑为房束纤维。本例误诊考虑以下原因：①对 Mahaim 旁道不熟悉，看到完全性左束支阻滞形态的宽 QRS 波心动过速，V∶A=1∶1，VA 波融合，心室起搏能拖带心动过速，就首先考虑AVNRT，而没注意到心动过速时的 HV 间期；②CS 离房室结近而与右侧游离壁 Mahaim 旁道远，加之 Mahaim 旁道为递减传导，通过 CS 电极刺激心房时预激未能显现，也是误诊的重要原因。

(肖方毅)

参考文献

[1] Mahaim I. Kent's fibers and the A－V paraspecific conduction through the upper connections of the bundle of His-Tawara[J]. Am Heart J, 1947, 33(5)：651-653.

[2] Bohora S, Dora S K, Namboodiri N, et al. Electrophysiologystudy and radiofrequency catheter ablation of atriofascicular tracts with decremental properties (Mahaim fibre) at the tricuspid annulus[J]. Europace, 2008, 10(12)：1428-1433.

[3] Mounsey J P, Griffith M J, McComb J M. Radiofrequency ablation of a Mahaim fiber following localization of Mahaim pathway potentials [J]. J Cardiovasc Electrophysiol, 1994, 5(5)：432-437.

18. 假裂隙现象揭示束室旁道

病例简介

患者，女，28 岁，因"阵发性心悸 1 年余"入院。患者无结构性心脏病史和家族性心脏病史。超声心动图未见结构和功能异常，心电图显示显性预激（图 1A）。

电生理标测和消融过程

患者入院后在局部麻醉下行心脏电生理检查及导管消融。经右侧颈内静脉将 10 极电极导管送入冠状静脉窦（CS），经右侧股静脉将 4 极标测电极分别放置于希氏束及右心室心尖部（RVA）。窦性心律下，预激波间歇性出现：当有 Δ 波时，HV 间期为 14 ms，His 束电极记录的心室电位早于 CS 及 RVA；无 Δ 波时 HV 间期为 33 ms（图 1B）。在 RVA 予 600 ms 的 S1S1 刺激时，未见室房传导。将 RVA 电极导管移至高右心房（HRA）进行 S1S2 刺激。当 S1S2>350 ms 时，AH 和 HV 间期不变。当 S1S2≤350 ms 时，Δ 波突然消失，HV 间期转为正常，表明此时进入旁道不应期而不能下传（图 2）。逐渐缩短 S1S2 后，AH 间期仍恒定，直到 S1S2 小于 330 ms 后 AH 间期随 S1S2 的缩短逐渐延长，表明房室结已进入其相对不应期，此时仍无 Δ 波出现。当 A1A2 缩短至 280 ms 时，AH 间期从 173 ms 跳跃至 390 ms，与此同时，Δ 波再次出现，其 HV 间期与窦性心律相同（图 3）。

由于旁道在被阻断前和再次恢复后 HV 间期固定（图 4），诊断该患者的预激波符合束室旁路（FVBT）特点。该患者的旁路不应期较长，仅当房室结出现跳跃现象时，心房至希氏束传导时间的显著延长为旁路恢复争取了时间，从而获得了再次传导的机会。继续发放刺激至 S1S2 小于 270 ms 时，心房电活动不能下传至心室。电生理检查过程中，未诱发房性或室性的病理性心律失常。根据上述

FVBT 诊断，未对该患者进行消融。心电监测显示窦性心动过速，可能与该患者的症状有关。

讨论

FVBT 的心房侧插入点为希氏束，为预激综合征中一种较为罕见的形式，其电生理特征是在房室结递减传导（AH 间期延长）的过程中，HV 间期保持不变。由于 FVBT 与室上性心动过速或心房颤动的发生无明确相关性，且与心脏传导系统具有较为接近的解剖位置关系，故临床上一般不建议进行消融。因此，鉴别 FVBT 和房室旁路对是否消融存在指导价值。

本例的特殊性在于其旁道不应期长于房室结相对不应期，故 HV 间期不随 AH 间期改变而改变这一特征无法显现（除非使用药物阻滞房室结）。在房性早搏刺激时，由于快径路阻断，房室传导通过慢径路，使激动到达希氏束时，旁路得以脱离不应期而再次传导。再次出现的 Δ 波成为诊断 FVBT 的唯一证据。

在心电生理概念中，如房性早搏刺激时在某个 S1S2 区间存在房室传导受阻，而比这一区间更早和更晚的刺激都可以传导，则称为裂隙现象。这是由于房室交界区组织在不同区域存在不应期差异，当远段不应期较长时，长联律间期的房性早搏即可被阻滞于远段组织，而随着早搏联律间期缩短，近段组织可能出现递减传导，传导时间延长可能使远段组织脱离不应期，恢复传导，形成了裂隙。此处的"远段"和"近段"组织可以是广义的房室传导系统中的任意组织，只要满足从近到远依次激动的关系即可。根据扮演远段初始阻滞和近段缓慢传导角色的组织不同，前传裂隙现象既往被分为 6 种不同的类型。本病例并不包含在这 6 种类型之中，初始阻滞发生于束室旁路，缓慢传导出现在房室结。笔者将其定义为假裂隙现象（pseudo - gap phenomenon），有助于了解本例旁路传导的机制。

FVBT 发生旁路相关心律失常可能性很低，考虑旁路与传导系统距离近，消融风险大而获益小，因此未实施导管消融。但文献报道部分束室旁路患者存在房室传导阻滞和房性心律失常风险，长期随访可能是必要的。

（熊楠青　李　剑）

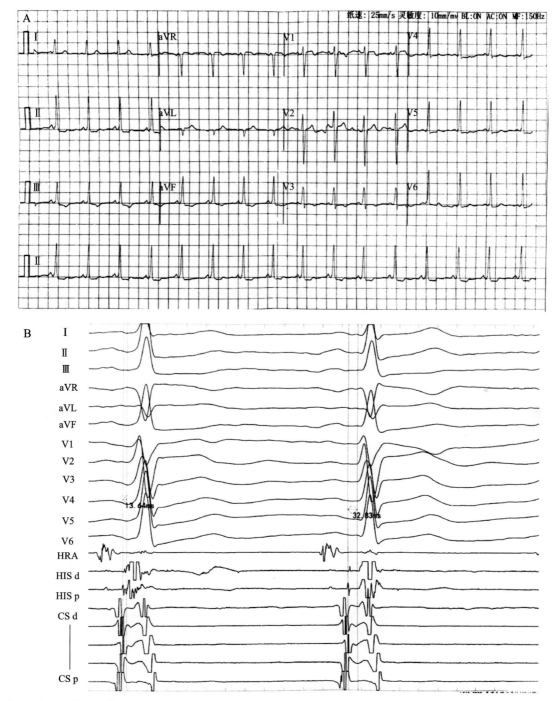

图 A：十二导联心电图提示窦性心律下的显性预激，Δ 波电轴指向左下，V1～V3 导联接近等电位线。纸速 25 mm/s。

图 B：腔内电图显示窦性心律下间歇性预激出现时的两种 QRS 波形态和 HV 间期。纸速 100 mm/s。

图 1　基础心电图(A)和腔内电图(B)

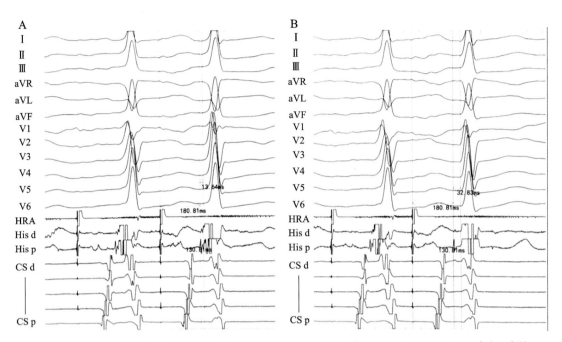

图 A：高右心房早搏刺激 S1S1 550 ms，S1S2 360 ms，AH、HV 间期分别是 131 ms 和 14 ms；图 B：高右心房早搏刺激 S1S1 550 ms，S1S2 350 ms，AH 仍是 131 ms，HV 间期 33 ms，Δ 波消失。纸速 100 mm/s。

图 2　高右心房程序刺激的腔内电图

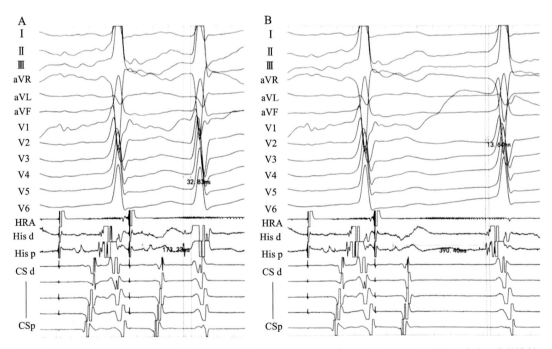

图 A：高右心房早搏刺激 S1S1 550 ms，S1S2 290 ms，AH、HV 间期分别是 173 ms 和 33 ms；图 B：高右心房早搏刺激 S1S1 550 ms，S1S2 280 ms，AH 发生跳跃，延长至 390 ms，HV 间期回到 14 ms，Δ 波再次出现。纸速 100 mm/s。

图 3　高右心房程序刺激腔内电图

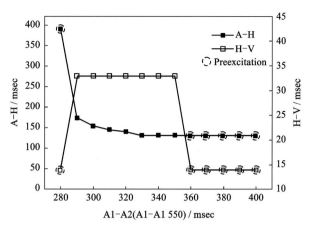

AH 和 HV 期间随心房 S1S2（A1A2）间期变化的趋势。虚线圈为出现预激的联律间期。预激仅在 S1S2 为 280 ms 和 >350 ms 时发生，符合裂隙现象的特征。（图片来源：Liu W，Li J，Xiong N. Fasciculoventricular accessory pathway unmasked by a pseudo gap phenomenon［J］. J Electrocardiol，2019，55：41-44. ）

图 4　心房刺激时 A1A2 和 AH 变化的点线图

参考文献

［1］ Liu W, Li J, Xiong N. Fasciculoventricular accessory pathway unmasked by a pseudo gap phenomenon［J］. J Electrocardiol, 2019, 55：41-44.

［2］ Gallagher J J, Smith W M, Kasell J H, et al. Role of Mahaim fibers in cardiac arrhythmias in man ［J］. Circulation, 1981, 64(1)：176-189.

［3］ Sternick E B, Gerken L M, Vrandecic M O, et al. Fasciculoventricular pathways：clinical and electrophysiologic characteristics of a variant of preexcitation［J］. J Cardiovasc Electrophysiol, 2003, 14(10)：1057-1063.

［4］ Moe G K, Mendez C, HAN J. Aberrant A－V impulse propagation in the dog heart：a study of functional bundle branch block［J］. Circ Res, 1965, 16：261-286.

［5］ Sternick E B, Oliva A, Gerken L M, et al. Clinical, electrocardiographic, and electrophysiologic characteristics of patients with a fasciculoventricular pathway：the role of PRKAG2 mutation［J］. Heart Rhythm, 2011, 8(1)：58-64.

19. 间隔附近起源心动过速鉴别诊断

病例简介

患者，女，35岁，因"阵发性心悸1年"入院。心电图示窄QRS波心动过速（图1），提示阵发性室上性心动过速（室上速），超声心动图未见异常。

电生理标测和消融过程

患者入院后行常规电生理检查，窦性心律希氏束-心室（HV）间期53 ms，心室起搏S1S1增频刺激280~500 ms，未见室房（VA）递减传导，冠状静脉窦近段心房S1S2程序刺激未见房室结跳跃现象。诱发出宽、窄两种心动过速，宽QRS波心动过速呈典型右束支传导阻滞图形（图2），宽、窄QRS波心动过速周长（TCL）均为286 ms，HV间期为53 ms，心动过速逆传A波最早激动位于后间隔冠状静脉窦近段 CS 7,8（图2）。心动过速易自行终止

于AH间，拖带亦易致终止。宽QRS波心动过速时，在右心室心尖部予270 ms周长行短阵超速起搏（图2中的4跳），起搏终止后转为窄QRS波心动过速（图2）。心室起搏后间期（PPI）为411 ms，PPI与TCL之差为125 ms（图2），此心动过速的机制是什么？

讨论

宽、窄QRS波心动过速HV间期与窦性心律时HV间期相同，宽QRS波心动过速为典型右束支阻滞图形，且患者无器质性心脏病，因此，宽窄QRS波心动过速为室上性可能性大。心动过速逆传A波激动最早位于后间隔，提示该心动过速可能为：间隔附近顺向型房室折返性心动过速（AVRT）、房性心动过速及房室结折返性心动过速（AVNRT）。图2所示起搏拖带后腔内电图呈 V-A-H-V顺序，可基本排除房性心动过速。

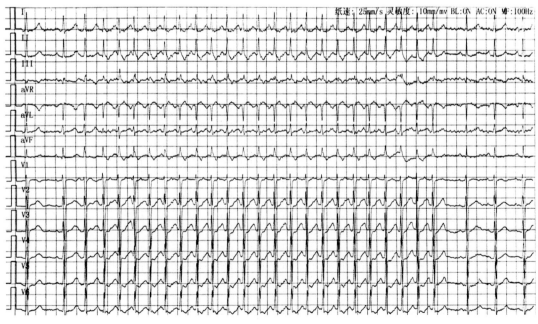

图1 常规体表心电图

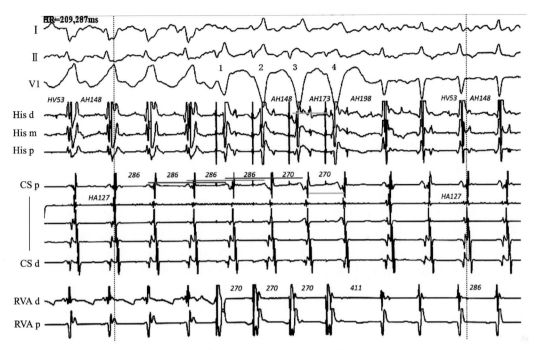

CS 为冠状静脉窦，RVA 为右心室心尖部。纸速 100 mm/s。

图 2　心动过速时心室起搏拖带腔内电图

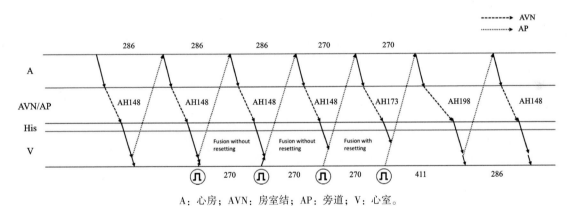

A：心房；AVN：房室结；AP：旁道；V：心室。

图 3　心动过速时心室拖带示意图

　　患者 PPI 与 TCL 之差为 125 ms，大于 115 ms，提示 AVNRT 可能。然而，基础电生理刺激未见房室结双径路现象，且心室递减起搏刺激呈室房固定现象，提示存在房室旁道。仔细分析图 2，心室拖带后第 1 个心搏心房－希氏束（AH）间期为 198 ms，明显长于心动过速时的 AH 间期（148 ms），计算校正 PPI 与 TCL 差值为 75 ms，低于文献中的切值 110 ms，提示为 AVRT。在心室拖带的 4 个波中寻找有鉴别诊断价值的心室融合波，可见第 3 个心室起搏将心房最早激动部位（冠状静脉窦口）的局部 V 波夺获（图 2 中 3 根红线间期相等）。因此，取此

第 3 个心室起搏波为有效融合波（相当于希氏束不应期 RS2 刺激），分析发现其提前了后续 A 波（间期 270 ms），进一步提示存在房室旁道，第 4 个心室起搏波更是重整了心动过速，证明旁道参与心动过速。

　　心室拖带时，当逆向和顺向两个波峰碰撞在希氏束下方，则希氏束为前传激动；当碰撞在希氏束上方，则希氏束为逆传激动。当存在快速传导的房室旁道时，心室起搏通过旁道快速逆传心房，心房再快速通过房室结前传希氏束。因此，AVRT 时心室拖带，希氏束通常为前传夺获，具体可表现在心

101

室拖带时，AA 驱动 HH；反之，如果 HH 驱动 AA，则说明希氏束为逆传夺获。仔细分析图 2，结果发现，由于心室拖带仅仅应用 4 个心搏，造成第 4 个心室起搏仍处于希氏束不应期，从第 3、4 个心搏来看，由于 AA 间期变化时（缩短为 270 ms），前面的 HH 间期为 286 ms（绿线间期相等）。因此，一定不会存在 HH 驱动 AA 可能。由此猜想，如应用更多个刺激进行起搏拖带而没有进入房室结绝对不应期，在第 5 个或第 6 个心搏大概率会出现 AA 驱动 HH 现象。进而说明该心动过速进行心室拖带时希氏束为前传夺获，进一步提示该心动过速为 AVRT 可能性最大。图 2 心室拖带后第 1 个心搏希氏束貌似非前传夺获（实为前传夺获），这可能与心房激动通过房室结出现递减传导有关（图 3）。该患者确诊为顺向型 AVRT 后，于左后间隔消融成功，随访未出现心动过速发作。

（李 剑 顾文韬）

参考文献

[1] Bennett M T, Leong-Sit P, Gula L J, et al. Entrainment for distinguishing atypical atrioventricular node reentrant tachycardia from atrioventricular reentrant tachycardia over septal accessory pathways with long-RP tachycardia[J]. Circ Arrhythm Electrophysiol, 2011, 4(4): 506-509.

[2] Ho R T, Frisch D R, Pavri B B, et al. Electrophysiological features differentiating the atypical atrioventricular node-dependent long RP supraventricular tachycardias[J]. Circ Arrhythm Electrophysiol, 2013, 6 (3): 597-605.

[3] Matsushita T, Ishida S, Oketani N, et al. A technique for diagnosis of accessory pathway using the H-H and A-A intervals of the first entrained cycle during ventricular overdrive pacing[J]. Am J Cardiol, 2008, 102(2): 197-202.

[4] Mohanan Nair K K, Namboodiri N, Abhilash S P, et al. Interesting response to ventricular overdrive pacing during regular narrow QRS tachycardia. What is the mechanism? [J] Indian Pacing Electrophysiol J, 2020, 20(1): 39-40.

[5] Nagashima K, Kumar S, Stevenson W G, et al. Anterograde conduction to the His bundle during right ventricular overdrive pacing distinguishes septal pathway atrioventricular reentry from atypical atrioventricular nodal reentrant tachycardia[J]. Heart Rhythm, 2015, 12(4): 735-743.

20. 窄 QRS 波心动过速鉴别诊断及靶点选择

病例简介

患者，男，45 岁，因"阵发性心悸 10 余年"入院。患者在无明显诱因下出现突发突止的心动过速，每次持续时间数分钟至 1 h，未能捕获发作时的心电图。超声心动图等检查无异常发现。

电生理标测和消融过程

患者入院后在局部麻醉下行心脏电生理检查及导管消融。经左、右侧股静脉分别将 10 极电极导管送入冠状静脉窦（CS），4 极标测电极放置于希氏束及右心室心尖部（RVA）。窦性心律下测得 AH 间期 60 ms，HV 间期 50 ms（图 1B）。导管放置过

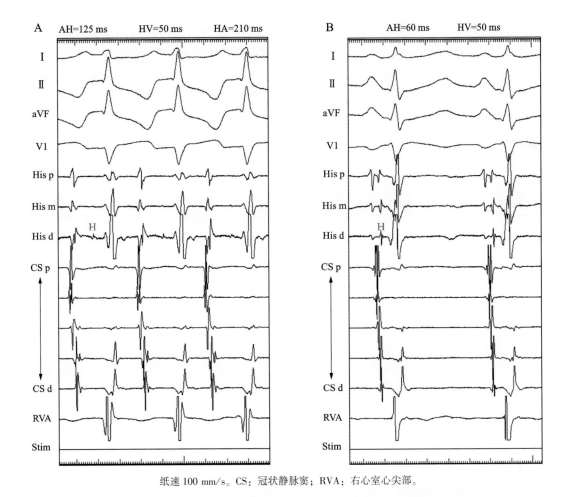

纸速 100 mm/s。CS：冠状静脉窦；RVA：右心室心尖部。

图 1　心动过速发作时（A）和基线窦性心律（B）的体表心电图及腔内电图

103

程中机械性刺激诱发心动过速(图1A),呈窄QRS波,但QRS波形态与窦性心律下不同,表现为下壁导联S波消失,Ⅰ导联S波明显,V1导联R波振幅降低。心动过速发作时P波在下壁导联呈负向,在V1导联直立。心腔内标测提示V/A波呈1:1关系,心动过速周长335 ms,冠状窦近端A波较希氏束电极A波略提前;AH间期125 ms,HV间期50 ms,HA间期210 ms。因为发作时HV间期与窦性心律相同,且发作时H激动顺序为近端向远端(His-m早于His-d)传导,故室性心动过速(室速)和逆向型房室折返性心动过速可以排除。QRS形态的改变考虑为发作时由左后分支部分阻滞引起。对该窄QRS波心动过速的鉴别诊断主要考虑:①冠状静脉窦近端附近起源的房性心动过速,该心动过速A、V波比例固定,心动过速时HV间期等于窦性心律HV间期;②慢-慢型房室结折返性心动过速,心动过速时A波在冠状静脉窦近端略早于希氏束附近,且HA大于70 ms,故慢-慢型房室结折返性心动过速需要考虑;③间隔部隐匿性旁路引起的顺向型房室折返性心动过速,心动过速时A波在冠状静脉窦近端早于His束附近,故间隔部(中、后间隔)的隐匿性旁路参与的顺向型房室折返性心动过速需要考虑。因冠状静脉窦近端VA间期160 ms,若为间隔部旁路,则其可能为慢传导旁路。

心动过速继续发作,心室电极机械性诱发早搏终止心动过速(图2)。该室性早搏(室早)恰好位于His束不应期内,因此可以排除以下几种情况:①房性心动过速,没有提前激动的A波则心动过速终止,表明该心动过速非房性心动过速;②房室结折返性心动过速,His束不应期室早终止心动速,不支持。

上述His束不应期室早终止心动过速的现象在术中可以重复,故可以排除心动过速自行终止与早搏同时出现的巧合。所以诊断应为间隔部隐匿性旁路(慢旁路)参与的顺向型房室折返性心动过速。

将消融导管置于右后间隔位置(图3B),行心室S1S2 340~500 ms刺激(图3A),比较S1和S2刺激时A波可见激动顺序不同。S1刺激时,希氏束电极上的A波明显早于冠状静脉窦电极A波,其SA间期为115 ms;而S2刺激时,希氏束电极A波出现延迟,SA间期变为130 ms。冠状静脉窦近

端消融导管记录到的A波,在S1和S2刺激时,SA间期不发生变化,均为140 ms。

心室起搏位置位于心尖部,起搏时可见下壁导联QRS波呈负向,此时刺激至His束的传导时间短。S1刺激时,可见刺激信号后V波起始部分有H波(箭头所示),因为希氏束的较早夺获,激动经由房室结快径路激动His束附近的A波,故His束电极上A波最提前,SA间期短;而冠状静脉窦近端的心房经由旁路逆传,故心房激动的A波呈旁路和房室结快径二者同时逆传的融合状态。当S2刺激时,因刺激逆传至右束支延缓或右束支逆传阻滞,H波的激动出现延缓,可见希氏束电极上H波位于局部V波之后,SH间期较S1刺激时延长。所以S2刺激时,心房的激动仅由旁路逆传产生,希氏束电极上的HA间期(假性HA间期)小于S1刺激时的HA间期(真性HA间期)。

S1刺激时心房激动为旁路和房室结快径逆传的融合波,而S2刺激时仅由旁路逆传产生,所以S2刺激是标测旁路靶点的最佳选择。同时,S2刺激时希氏束电极的A波略领先于冠状静脉窦近端(与图1、图2中不同,可能是冠状静脉窦电极移位所致),所以预测旁路的位置在冠状静脉窦口与His束之间(右侧中间隔)。

移动消融导管至右中间隔位置时(图4B),窦性心律下局部A波呈双电位。S2刺激时可见局部A波(图4A,双电位中第1个电位,箭头所示)最为提前,领先冠状静脉窦口30 ms。消融后重复心室S1S2刺激(图5),可见S1刺激时心房激动经由房室结快径逆传(此激动关系可经希氏束旁起搏进一步明确),S2刺激时VA阻滞,未出现旁路逆传。

讨论

心室RS2刺激是窄QRS波心动过速鉴别诊断中的重要方法,电生理检查过程中心室机械性或自发的早搏也可以起到鉴别诊断的作用。对于间隔部隐匿性旁路,尤其是近His束旁路,逆传标测时区分快径逆传还是旁路逆传非常重要,可以用心室S1S2刺激,观察激动顺序和传导关系的变化,选择仅为旁路逆传的A波激动进行标测。

(刘　强)

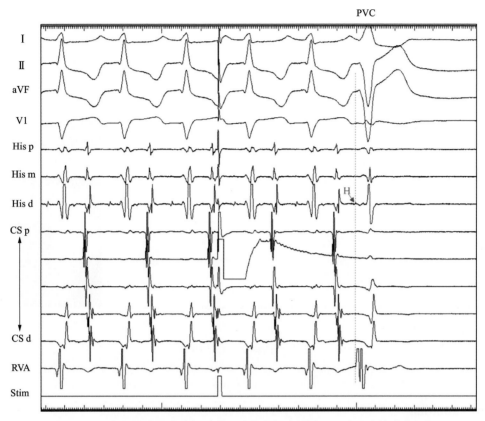

图 2 心室电极机械性诱发希氏束不应期室性早搏终止心动过速的腔内电图

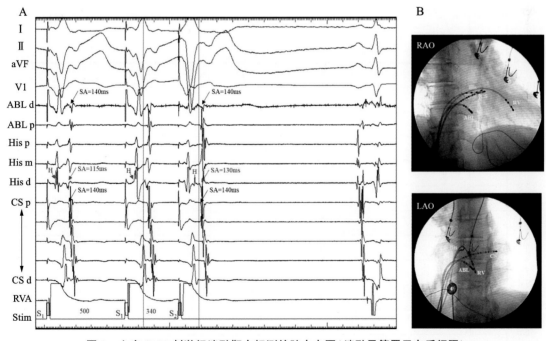

图 3 心室 S1S2 刺激行消融靶点标测的腔内电图 (消融导管置于右后间隔)

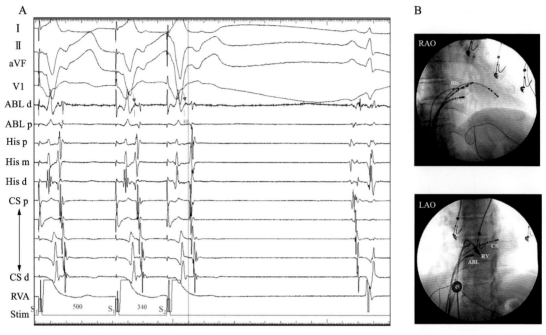

消融导管在右后中间隔标得消融靶点，局部心房呈双电位（箭头所示），最早提前冠状静脉窦口 30 ms。

图 4　消融靶点的腔内电图

Post- ablation

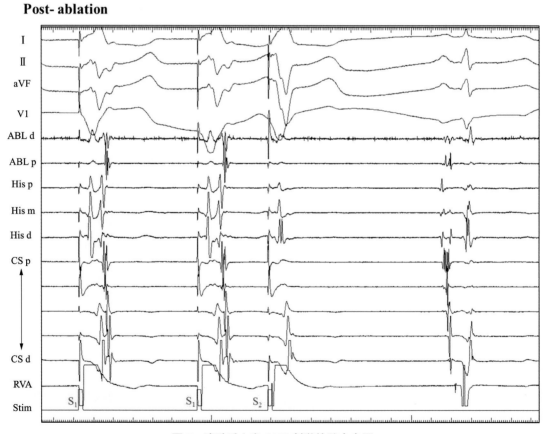

图 5　消融后心室 S1S2 刺激的腔内电图

参考文献

[1] Hirao K, Otomo K, Wang X, et al. Para-hisian pacing: a new method for differentiating retrograde conduction over an accessory AV pathway from conduction over the AV node[J]. Circulation, 1996, 94(5): 1027-1035.

[2] Knight B P, Ebinger M, Oral H, et al. Diagnostic value of tachycardia features and pacing maneuvers during paroxysmal supraventricular tachycardia[J]. J Am Coll Cardiol, 2000, 36: 574-582.

第 2 篇

房性心律失常
消融病例

21. Ebstein 畸形合并宽/窄 QRS 波心动过速

病例简介

患者，女，36 岁，因"阵发性心悸 20 年，加重半个月"入院。院外心动过速发作心电图为宽 QRS 波心动过速(图 1)。超声心动图提示三尖瓣下移畸形，右心房、右心室明显扩大，后叶下移 23 mm，隔叶下移 20 mm，部分右心室房化(30 mm×39 mm)；三尖瓣瓣叶关闭不良；三尖瓣中大量反流，右心功能减低。入院诊断为宽 QRS 波心动过速，Ebstein 畸形。

电生理标测及冷冻消融过程

患者入院后在局部麻醉下行心脏电生理检查及导管消融。经右侧颈内静脉将 10 极电极导管送入冠状静脉窦(CS)，经右侧股静脉将 4 极标测电极导管分别放置于希氏束及右心室心尖部。窦性心律

时的腔内电图显示 AH 间期为 138 ms，HV 间期 44 ms(图 2)。右心室程序刺激室房分离(图 3)。窦性心律下可见心室预激(图 4)，CS 起搏未诱发心动过速，后高位右心房起搏可见前传递减传导，并可诱发心动过速，但不持续，无法用电生理检查鉴别诊断。心动过速时可见窄 QRS 波心动过速向宽 QRS 波心动过速转化(图 5、图 6)。患者室房逆传分离，并具有前传递减特性，初步考虑为 Mahaim 旁道。基础状态下经各种刺激可诱发短阵心动过速，但不持续，诱发心动过速第一跳 VA 间期不等(图 7A、B、C)。Mahaim 消融成功后，给予异丙肾上腺素静脉注射后可诱发出窄 QRS 波心动过速，心室起搏拖带证实室房分离(图 7D)，诊断为房性心动过速。

根据以上电生理检查结果，可以诊断为房性心动过速伴 Mahaim 旁道。首先消融 Mahaim 旁道，术中高位右心房起搏找到 Mahaim 电位为消融靶点(图 8)，消融靶点位于三尖瓣环游离壁 9 点钟处，

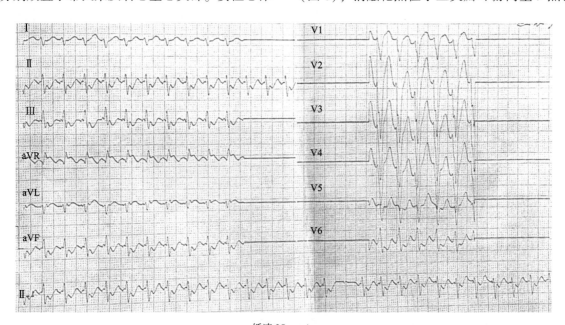

纸速 25 mm/s。

图 1　宽 QRS 波心动过速发作十二导联心电图

放电过程中可见 Mahaim 自律性(图9)。消融过程中可见多次自发房性心动过速。后在三尖瓣环5点钟附近标测到较早位置,但是放电无效,后至三尖瓣环7点钟标测到最早 A 波,放电消融终止房性心动过速(图10),术后未再诱发房性心动过速。复查心电图为完全右束支传导阻滞(图11)。

讨论

Ebstein 畸形是一种罕见的先天性心脏病,发病率为 1/200 000,其占先天性心脏病患者比例为 1%。右心房室交界处周围的结构和组织学异常导致右侧旁道的高发病率,超过 50% 的 Ebstein 畸形患者伴有多条旁道。大多数旁道多为典型的旁道特征,少部分患者为 Mahaim 纤维。Ebstein 畸形患者的旁道具有顺行、逆行、快速传导特性,常易发生阵发性快速心律失常。同时还可发生间隔旁道房室传导的宽 QRS 波心动过速、室性心动过速(室速)或扑动,以及异位性房性心动过速、心房扑动和心房颤动。心房颤动和心房扑动可能是由既往心脏手术后引起的右心房心肌的继发性改变或切口性房性

心动过速引起。

宽 QRS 波心动过速分析机制可能有:室上性心动过速(室上速)伴差异性传导、逆向型房室折返性心动过速、室速。本例高位右心房起搏诱发心动过速,由窄 QRS 波心动过速向宽 QRS 波心动过速转化(图6),HV 间期逐渐缩短,可排除 SVT 伴差异性传导。患者窦性心律下可见预激,高位右心房起搏可见前传递减,排除室性心动过速(VT)见图4和图5。综上所述,诊断为预激伴旁道前传递减型房室折返性心动过速(房束型)。

本例患者很难诱发心动过速,心动过速发作亦难持续,难用常规方法进行电生理鉴别诊断,故本例采用不同频率心室起搏下测量 VA 间期及心动过速下心室起搏鉴别诊断。患者基础疾病为三尖瓣下移畸形,右心房扩大伴有房化右心室,通过起搏高位右心房在常规瓣膜位置标测 Mahaim 电位后消融前传旁道成功。Mahaim 纤维介导的逆向型房室折返性心动过速同时伴有房性心动过速,临床比较少见,经过系统电生理鉴别诊断,本例最后在三维标测及影像学指导下消融成功。

(罗 斌)

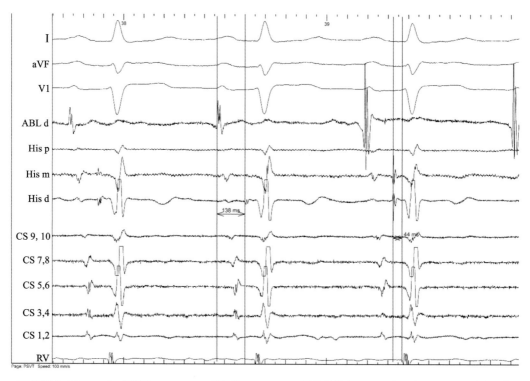

PR 间期为 180 ms,AH 间期为 138 ms,HV 间期为 44 ms。CS:冠状静脉窦;RV:右心室;ABL d:消融导管位于高位右心房,下同。纸速 100 mm/s。

图2 基线窦性心律时的体表心电图及腔内电图

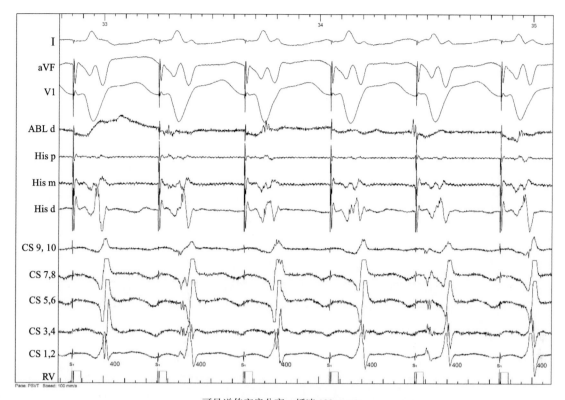

可见逆传室房分离。纸速 100 mm/s。

图 3　右心室 S1S1 400 ms 刺激时的体表心电图及腔内电图

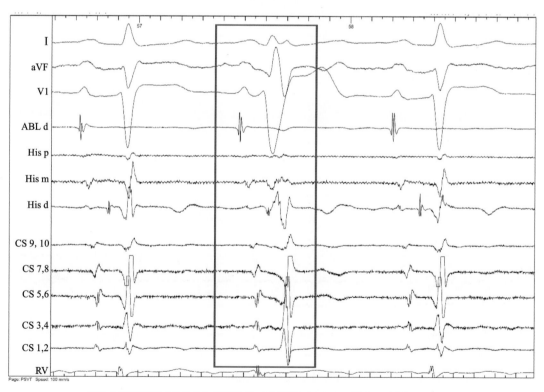

窦性心律下间歇可见前传心室预激(红色框可见 His 束在 V 波上)。纸速 100 mm/s。

图 4　间歇性预激的腔内电图

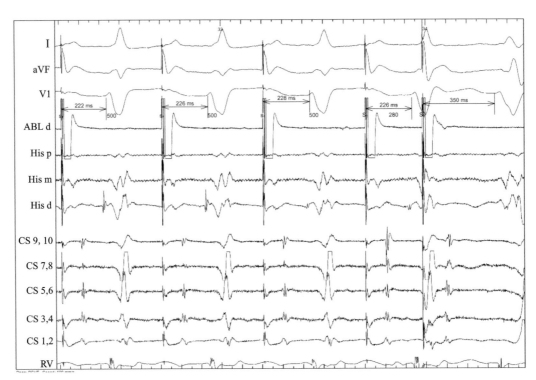

可见前传递减传导现象。纸速 100 mm/s。

图 5　高位右心房起搏的腔内电图

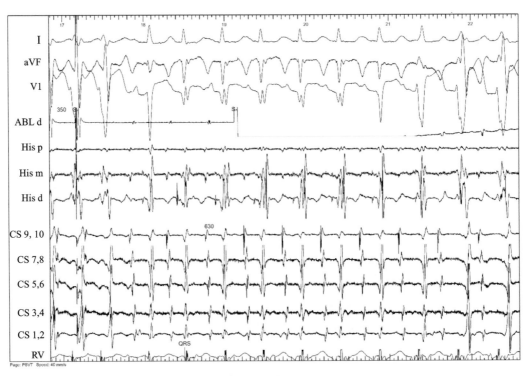

由窄 QRS 波心动过速向宽 QRS 波心动过速转化。纸速 40 mm/s。

图 6　高位右心房起搏诱发心动过速的腔内电图

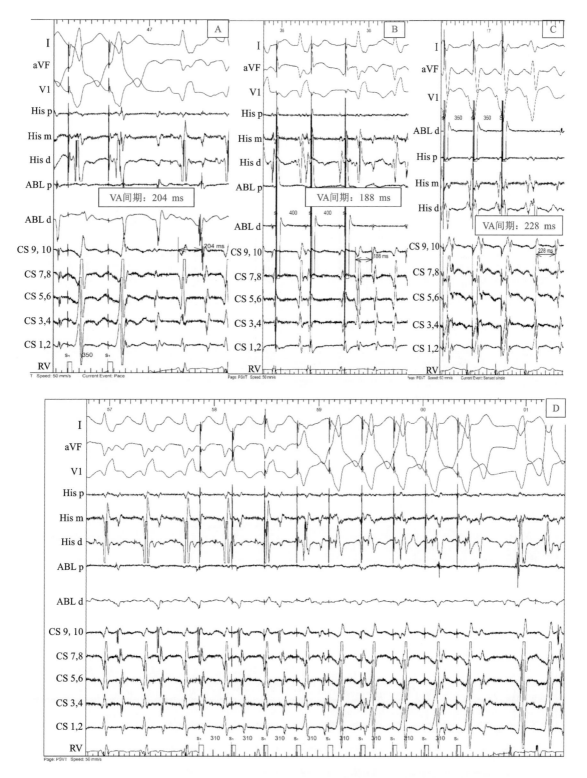

心动过速第一跳 VA 间期不等（图 A、B、C），心动过速时心室起搏拖带为室房分离（图 D）。纸速 50 mm/s。

图 7　右心室起搏 S1S1 350 ms、400 ms 诱发心动过速和心室拖带腔内电图

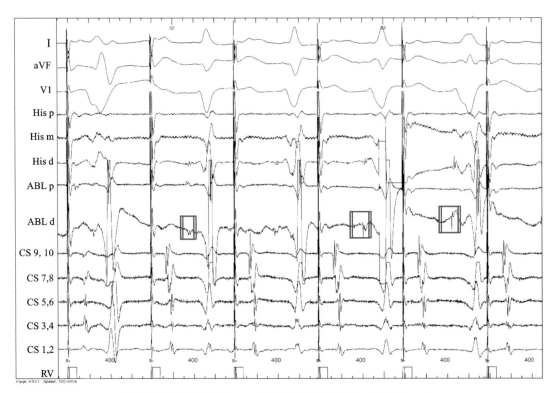

消融导管起搏时可见 Mahaim 电位(见红色框内电位)。纸速 100 mm/s。

图 8 有效消融靶点图

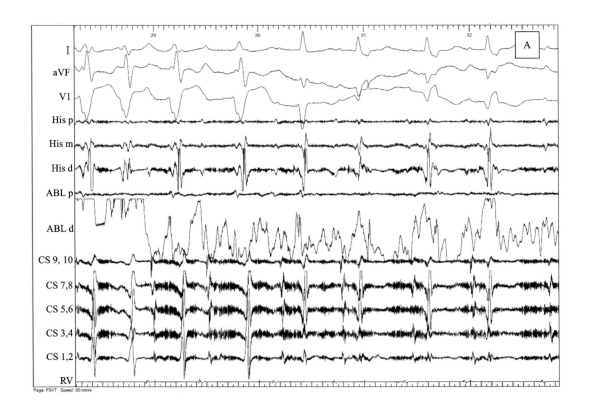

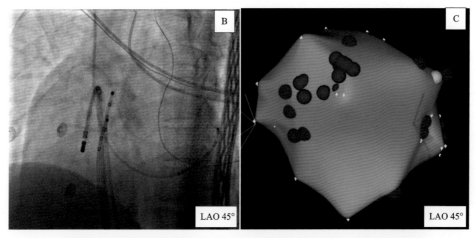

三尖瓣游离壁放电可见 Mahaim 自律性节律。纸速 50 mm/s。LAO 45° 为左前斜 45°。

图 9　靶点消融的腔内电图(A)、X 线影像图(B)和三维图(C)

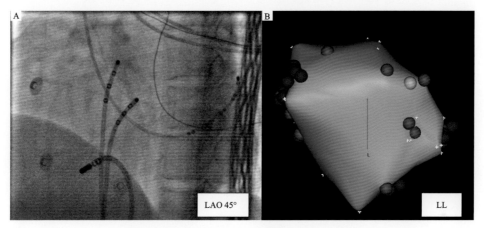

消融导管位于三尖瓣游离壁 7 点钟位置，LL 为左侧位。

图 10　房性心动过速消融靶点 X 线影像(A)和三维标测图(B)

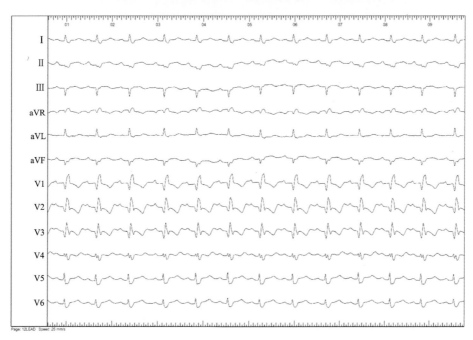

纸速 25 mm/s。

图 11　术后十二导联心电图

参考文献

［1］ Attenhofer J C, Connolly H M, Dearani J A, et al. Ebstein's anomaly［J］. Circulation, 2007, 115(2): 277-285.

［2］ Sherwin E D, Abrams D J. Ebstein anomaly［J］. Card Electrophysiol Clin, 2017, 9(2): 245-254.

［3］ Cappato R, Schluter M, Weiss C, et al. Radiofrequency current catheter ablation of accessory atrioventricular pathways in Ebstein's anomaly［J］. Circulation, 1996, 94 (3): 376-383.

［4］ Hebe J. Ebstein's anomaly in adults. Arrhythmias: diagnosis and therapeutic approach ［J］. Thorac Cardiovasc Surg, 2000, 48(4): 214-219.

［5］ Smith W M, Gallagher J J, Kerr C R, et al. The electrophysiologic basis and management of symptomatic recurrent tachycardia in patients with Ebstein's anomaly of the tricuspid valve［J］. Am J Cardiol, 1982, 49(5): 1223-1234.

［6］ Elbatran A I, Zarif J K, Tawfik M. Anterograde His bundle activation during right ventricular overdrive pacing in supraventricular tachycardia ［J］. Pacing Clin Electrophysiol, 2019, 42(10): 1374-1382.

22. 宽/窄 QRS 波心动过速并存

病例简介

患者，男，63 岁，因"阵发性心悸伴头晕 2 h"入外院急诊。心电图提示宽 QRS 波心动过速（图 1），给予胺碘酮静脉注射治疗转复窦性心律（图 2）后入院。既往有高血压病史。超声心动图检查未见明显异常。

电生理标测和消融过程

患者在 1% 利多卡因局部麻醉后行右侧股静脉穿刺，置入 2 根 4 极标测电极分别入右心室和希氏束，置入 10 极标测电极至冠状静脉窦（CS 9, 10 位于窦口稍内侧）。基线 HV 间期 84 ms，心房 S1S2 程序刺激未见房室结跳跃现象，右心室 S1S1 和 S1S2 刺激未提示旁道逆传现象。心房 S1S1 或者 S1S2 程序刺激非常容易诱发心动过速，但心动过

速为窄 QRS 波形态（图 3、图 4），与临床发作的宽 QRS 波心动过速（图 1）形态不同。窄 QRS 波心动过速 HV 间期也为 84 ms（图 3），多导电生理记录仪上心房最早激动部位位于希氏束。心动过速时多次行右心室起搏刺激，在夺获希氏束的基础上，均不能夺获心房，且因基础程序刺激未见明显房室结或者旁道征象，提示房性心动过速可能性大。

因患者临床存在宽 QRS 波心动过速，遂静脉滴注异丙肾上腺素后再次进行程序刺激，仍非常容易诱发窄 QRS 波心动过速。但窄 QRS 波心动过速可自行转变为与临床一致的宽 QRS 波心动过速（图 5，箭头所示）。该宽 QRS 波心动过速也可自发转复为窄 QRS 波心动过速（图 6），从图 6 可以看出心房激动（红色星号）与心室激动（绿色星号）无明显关系，提示心房激动为房性心动过速。图 7 心房激动周长存在不规则波动现象，提示 AA 导致 VV 周长变化，进一步支持房性心动过速的诊断。

测量宽 QRS 波心动过速发作时，希氏束电位

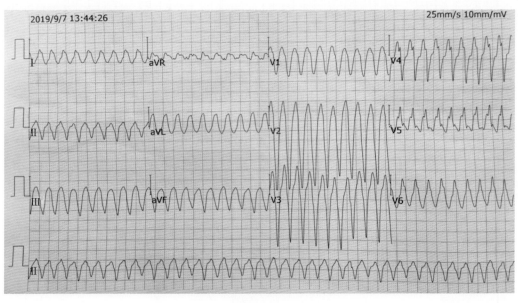

纸速 25 mm/s。

图 1 心悸时十二导联心电图

和心室电位之间的关系(为更好地观察希氏束电位,将希氏束电极增益放大)提示 HV 间期等同于窦性心律时 HV 间期(图8),且部分室房传导比例大于1(图9、图10、图11),排除宽 QRS 波心动过速为普通类型的室性心动过速(室速),以及逆向型房室折返性心动过速可能。

为排除束支折返性室性心动过速的可能,遂尝试于心动过速下行右心室起搏拖带,因患者心动过速频率过快(240 次/min,希氏束电极有所移位),为安全起见,仅以230 ms 周长进行拖带,多次尝试未能成功夺获心室(图12)。来自右心室的室性早搏可终止宽 QRS 波心动过速(图13),此时再次心房刺激诱发出窄 QRS 波心动过速,房室2∶1传导(图14),再次证实患者窄 QRS 波心动过速为房性心动过速。

根据电生理检查结果,患者窄 QRS 波心动过

速为房性心动过速,宽 QRS 波心动过速为束支折返性室性心动过速(BBRT)可能性大(可能同时并存房性心动过速)。遂进行房性心动过速标测和消融,于右心房后侧壁标测到最早激动点,并在电解剖标测系统指引下成功进行消融(图15)。房性心动过速消融成功,滴注异丙肾上腺素后进行心房程序刺激,诱发出另一种形态窄 QRS 波心动过速。再次进行电生理检查提示为三尖瓣环依赖型心房扑动,成功进行三尖瓣峡部消融,并获得双向阻滞。静脉滴注异丙肾上腺素后反复进行心房和心室增频刺激,不能诱发任何心动过速,包括宽 QRS 波心动过速。与患者亲属沟通,顾虑消融束支致房室传导阻滞而植入起搏器,且目前房性心动过速和心房扑动消融成功后宽 QRS 波心动过速不能诱发,遂未继续进行 BBRT 束支的消融。

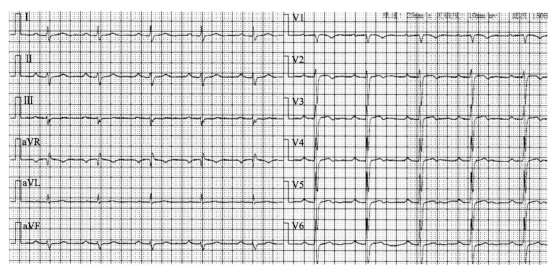

提示一度房室传导阻滞。纸速 25 mm/s。

图 2　心悸终止后十二导联心电图

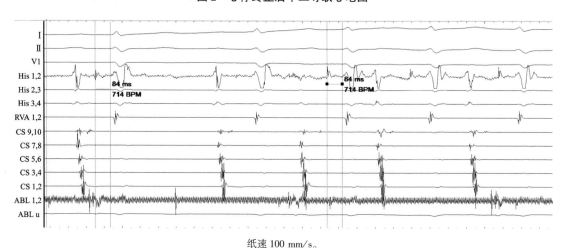

纸速 100 mm/s。

图 3　基线和窄 QRS 波心动过速的腔内电图

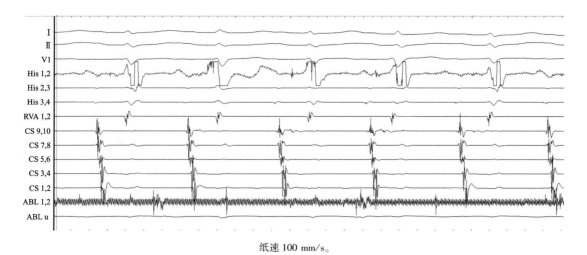

纸速 100 mm/s。

图 4　窄 QRS 波心动过速的腔内电图

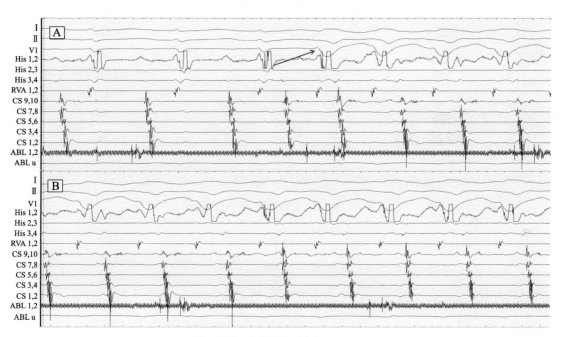

图 A 和图 B 为连续图。纸速 100 mm/s。

图 5　窄 QRS 波心动过速转为与临床一致的宽 QRS 波心动过速的腔内电图

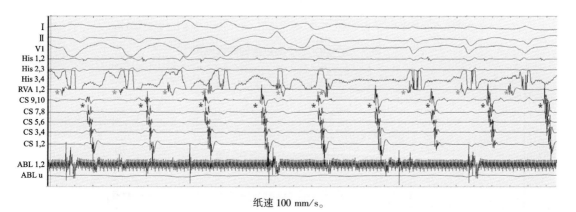

纸速 100 mm/s。

图 6　宽 QRS 波心动过速转为窄 QRS 波心动过速的腔内电图

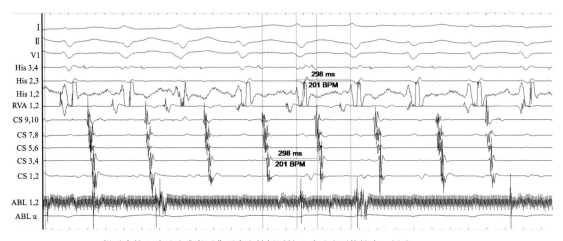

提示房性心动过速或者不典型房室结折返性心动过速可能性大。纸速 100 mm/s。

图 7　窄 QRS 波心动过速心房周长波动现象的腔内电图

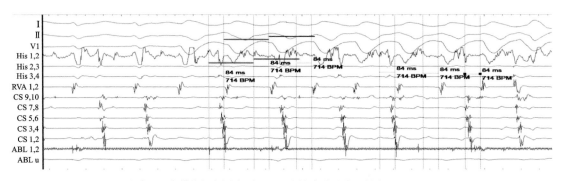

红色和蓝色横线长度相同，提示 HH 周长轻度改变。纸速 100 mm/s。

图 8　宽 QRS 波心动过速的腔内电图

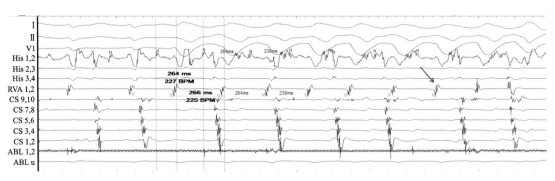

HH 周长变化导致 VV 周长变化，且部分室房比例大于 1（箭头所示）。纸速 100 mm/s。

图 9　宽 QRS 波心动过速的腔内电图

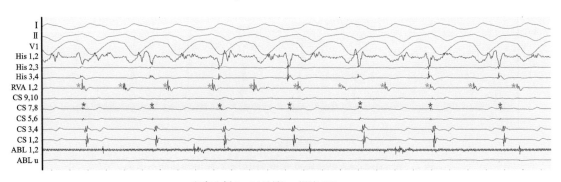

室房比例 2：1（星号）。纸速 100 mm/s。

图 10　宽 QRS 波心动过速的腔内电图

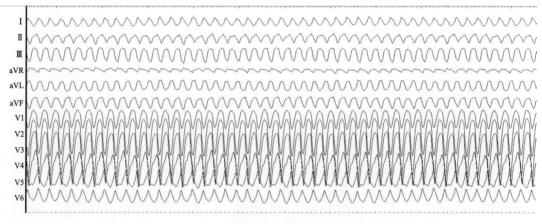

纸速 25 mm/s。

图 11 宽 QRS 波心动过速的体表心电图

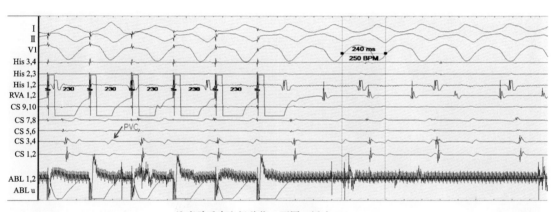

注意希氏束电极移位，下同。纸速 100 mm/s。

图 12 尝试右心室起搏拖带宽 QRS 波心动过速的腔内电图

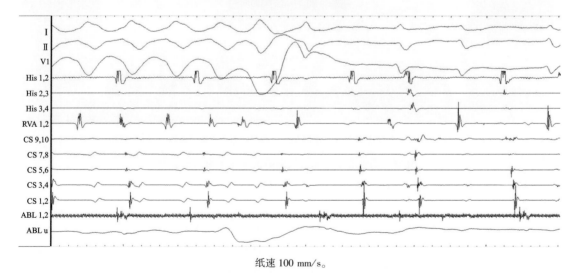

纸速 100 mm/s。

图 13 右心室室性早搏终止宽 QRS 波心动过速的腔内电图

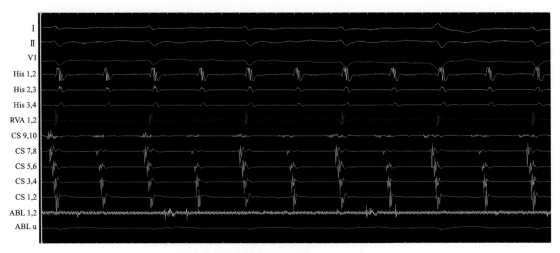

房室传导比例为 2 : 1。纸速 100 mm/s。

图 14 窄 QRS 波心动过速的腔内电图

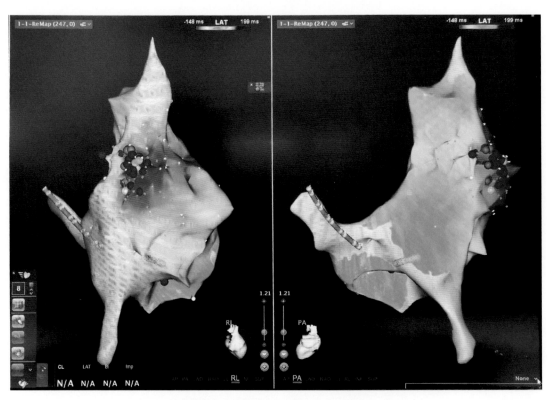

注意蓝色点为最早激动点，暗红色点为消融点。

图 15 房性心动过速三维电解剖标测和消融示意图

讨论

本例 2 种窄 QRS 波心动过速诊断并不困难，通过基础电生理检查和三维激动标测均可明确诊断。特殊之处在于宽 QRS 波心动过速可与窄 QRS 波心动过速自动转换，以及宽 QRS 波心动过速的

鉴别诊断。宽 QRS 波心动过速的机制有：室速（包括束支折返性室速）、逆向型房室折返性心动过速（AVRT）、房性心动过速（AT）/房室结折返性心动过速（AVNRT）伴旁道前传、AT/AVNRT/顺向型 AVRT 伴差传或束支传导阻滞。本例宽 QRS 波心动过速发作时 HV 间期等于窦性心律时 HV 间期（图 8），可排除 BBRT 外的室速、逆向型 AVRT。

由于之前基础电生理检查未获得存在典型房室结双径路和旁道（包括房束/房室/结束等特殊旁道）的征象。因此，AT/AVNRT 伴旁道前传以及典型 AVNRT/顺向型 AVRT 伴差传或束支传导阻滞的可能性较小。基于此，需鉴别 BBRT、AT 或不典型 AVNRT 伴差传或束支传导阻滞。图 9 中宽 QRS 波心动过速的腔内电图提示室房比例非 1∶1，此可排除 AT 伴差传或束支传导阻滞。至此，需重点鉴别 BBRT 和不典型 AVNRT 伴差传或束支传导阻滞。另外，还不能排除 BBRT 和房性心动过速共存，甚至不典型 AVNRT 伴差传或束支传导阻滞和房性心动过速共存的情况。图 8 中 HH 周长改变导致 VV 周长变化，这种现象在 BBRT 和不典型 AVNRT 中均可存在。尽管 BBRT 时 HV 间期等于窦性心律时 HV 间期较罕见，但理论上仍有可能。因此，右心室拖带有极高的鉴别诊断价值，患者宽 QRS 波心动过速频率极快（250 次/min），为避免起搏诱发心室颤动，仅以 230 ms 周长进行拖带，遗憾的是，拖带未获得成功（图 12）。但从术前基础电生理检查结果以及之后的消融结果来看，并不支持不典型 AVNRT（未进行常规慢径和窦口部位消融）的诊断。因此，结合基线窦性心律时 HV 间期延长，宽 QRS 波心动过速为 BBRT 可能性最大（图 9、图 10 同时与房性心动过速并存）。宽 QRS 波心动过速 HV 间期和窦性心律时相同（均为 84 ms），可能为巧合。

因消融房性心动过速和三尖瓣峡部依赖型心房扑动后，反复程序刺激（包括静脉滴注异丙肾上腺素后）未能诱发出宽 QRS 波心动过速，考虑 BBRT 和作为诱发因素的房性心动过速有关。加之家属有消融束支致房室传导阻滞而植入起搏器的顾虑，后续未进行 BBRT 束支的消融，目前患者随访 1 年余，未服用抗心律失常药物，亦无任何心动过速发作。

（孙育民 宗小娟）

参考文献

[1] Crawford T C, Mukerji S, Good E, et al. Utility of atrial and ventricular cycle length variability in determining the mechanism of paroxysmal supraventricular tachycardia[J]. J Cardiovasc Electrophysiol, 2007, 18(7)：698-703.

[2] Chen H, Shi L, Yang B, et al. Electrophysiological Characteristics of Bundle Branch Reentry Ventricular Tachycardia in Patients Without Structural Heart Disease[J]. Circ Arrhythm Electrophysiol, 2018, 11(7)：6049.

[3] Merino JL, Peinado R, Fernandez-Lozano I, et al. Bundle-branch reentry and the postpacing interval after entrainment by right ventricular apex stimulation：a new approach to elucidate the mechanism of wide-QRS-complex tachycardia with atrioventricular dissociation[J]. Circulation, 2001, 103(8)：1102-1108.

23. 经无冠窦途径导管消融房性心动过速

病例简介

患者，女，66 岁，因"阵发性心悸 3 年，加重 1 周"入院急诊，心电图提示阵发性室上性心动过速（图 1）。既往有高血压病史，血压控制理想。入院后心电图提示正常，超声心动图未见异常。

电生理检查及消融过程

患者入院后局部麻醉下行心脏电生理检查及导管消融。经右侧颈内静脉将 10 极电极导管送入冠状静脉窦（CS），经右侧股静脉将 4 极标测电极分别放置于希氏束及右心室心尖部。窦性心律时的腔内电图显示 AH 间期及 HV 间期均正常（图 2）。右心室 S1S1 程序刺激，500 ms 时室房逆传呈向心性传导，His 束处最为领先，提示 A 波经房室结逆传（图 3）；右心室 S1S1 程序刺激 280 ms 时，逆传室

房分离（图 4）；通过右心室刺激，可以基本排除隐匿性房室旁道。患者心房、心室程序刺激（350~400 ms）均可诱发窄 QRS 波心动过速。心动过速周长 360 ms，RP′>P′R，为长 RP 心动过速（图 5）。心动过速时 A 波 His 束部位最为领先，AH 间期 99 ms，HV 间期 37 ms（与窦性心律下 HV 相等），可以排除高位间隔室速。因此，该窄 QRS 波心动过速可能的机制有：不典型房室结折返性心动过速（AVNRT）、His 束附近起源房性心动过速（房性心动过速）、交界性心动过速，以前两者可能性最大。心动过速发作时，行右心室超速起搏（VOP），起搏可以夺获心室并拖带心房，起搏终止后呈 V-A-A-H-V 反应（图 6），支持房速，不支持不典型 AVNRT。

综合患者心动过速心电图特点（Ⅰ、aVL 导联 P 波正向，Ⅱ 导联、Ⅲ 导联、aVF 导联 P 波负正双向，V1 导联 P 波负正双向）、发作时 His 束部位 A 波领先，诊断 His 束附近起源可能性大。遂在心动

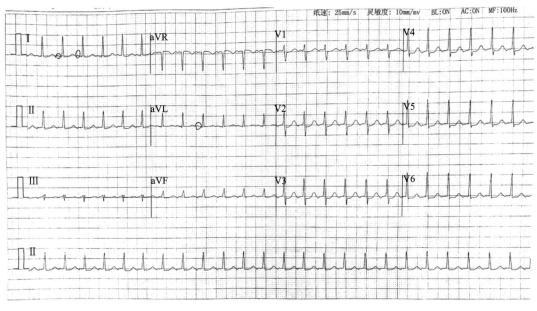

提示为窄 QRS 波心动过速，Ⅰ、aVL 导联 P 波正向，V1 导联 P 波负正双向，Ⅱ、Ⅲ、aVF 导联 P 波负正双向。

图 1   心动过速发作时心电图

过速发作下行右心房三维激动标测，结果显示右心房间隔中下、His 束及其后上部激动最为领先，提前约 54 ms，但在此部位可以记录到清晰的 His 束电位(图7)，遂考虑先经无冠窦(NCC)途径消融。穿刺右侧股动脉，在心动过速下行主动脉根部激动标测。结果显示 NCC 底部偏前偏右冠窦(RCC)方向激动最为领先，提前约 60 ms，且局部双极电位碎裂(图8)。在此处终止心动过速后，窦性心律下行房速消融，设置为温控模式，温度为 55 ℃，功率从 5 W 开始，逐渐增加至 35 W，累计消融 90 s。消融后反复心房、心室程序刺激，未能诱发任何心动过速。予以异丙肾上腺素后重复上述刺激，亦未能诱发心动过速。观察 30 min 后重复上述刺激，仍未能诱发心动过速，考虑消融成功。

讨论

经 NCC 导管消融房速由 Tada 等于 2004 年最先报道。其消融成功的房速发病率为 4%～8%，但其实际发病率可能更高。从解剖上来看，主动脉根部位于心脏的中心部位，与 4 个心腔均毗邻。NCC 在房室交界区上方，紧邻房间隔。此房速心电图的主要特征：P 波在 I 导联、aVL 导联多为正向；II 导联、III 导联、aVF 导联负向或负正双向；V1 导联负正双向。电生理检查及消融术中激动标测右心房显示 His 束附近领先，但 His 束附近较大区域激动较为接近；左心房间隔部领先；右心房及左心房领先部位(与 His 束有安全距离)消融无效；标测 NCC 激动更为领先，消融导管局部记录双极电位 A/V>1，且双极电位部分可见碎裂电位(如本例患者)。

对于 His 束旁房速，右心房侧消融无效或右心房侧起源点距 His 束很近，消融风险高的患者，推荐先行 NCC 标测，甚至同时标测左心房激动。虽然 NCC 临近 His 束，但 His 束位于 NCC 与 RCC 交界区。因此，如果消融导管在 NCC 内走行偏左，就可以避开 His 束。目前，几乎所有心脏电生理中心均在三维标测系统指导下行房速标测及消融。因此，建议激动标测后，对心动过速下最早激动点加以标记，在窦性心律下消融。消融过程中严密观察是否出现交界心律和(或)PR 间期延长等情况。在消融过程中可以采取逐渐升高消融功率的方法，如先从 5 W 开始，如无交界心率出现及 PR 延长等，每 5 s 左右升高功率 3～5 W，直至最终功率达到 30～35 W。

(谭红伟)

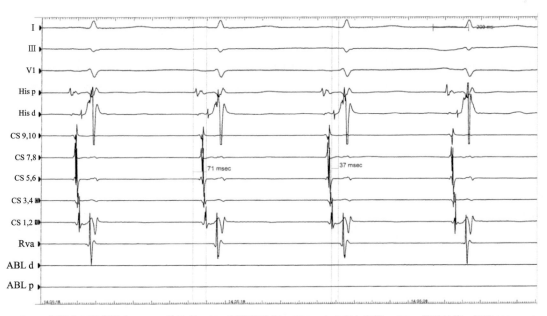

AH 和 HV 间期在正常范围内。His：希氏束；CS：冠状静脉窦；RVA：右心室心尖部；ABL：消融导管。纸速 100 mm/s。

图 2　窦性心律时的腔内电图

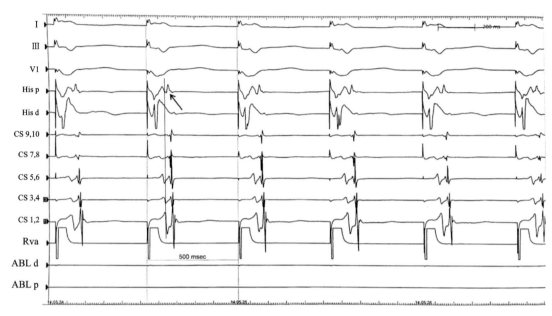

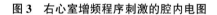

右心室心尖部 S1S1 500 ms 刺激显示室房逆传 A 波 His 束处最早(箭头所示)。

图 3　右心室增频程序刺激的腔内电图

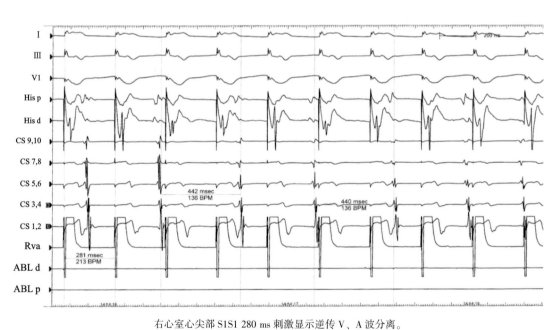

右心室心尖部 S1S1 280 ms 刺激显示逆传 V、A 波分离。

图 4　右心室增频程序刺激的腔内电图

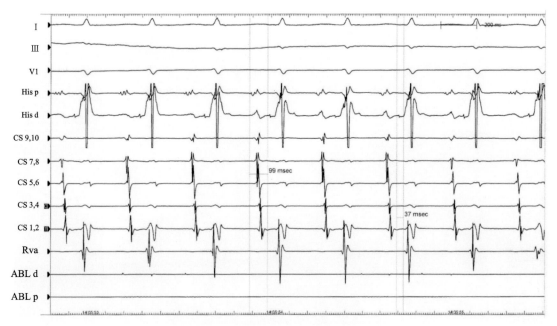

RP′>P′R，HV 间期 37 ms，His 束部位 A 波领先。

图 5　心动过速发作时腔内电图

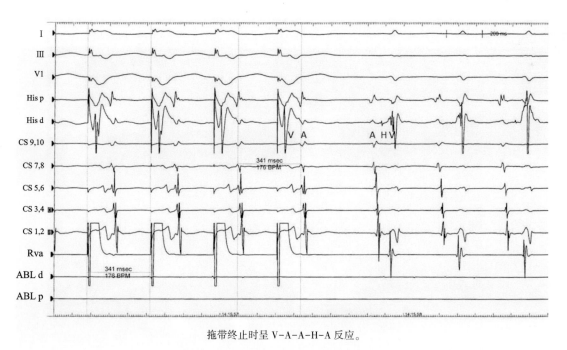

拖带终止时呈 V-A-A-H-A 反应。

图 6　心动过速下右心室拖带的腔内电图

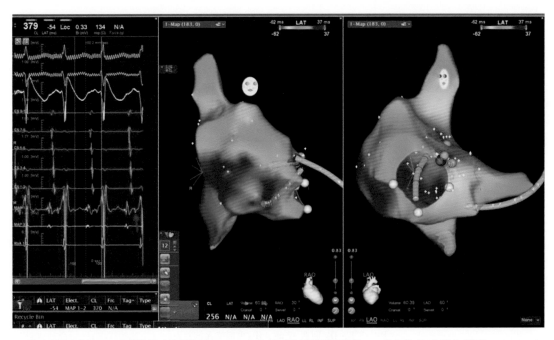

心动过速时右心房 His 束部位激动最领先约 54 ms，在此处可以记录到清晰的 His 束电位(红色箭头所示)。RAO：右前斜位；LAO：左前斜位。

图 7　右心房三维激动标测图

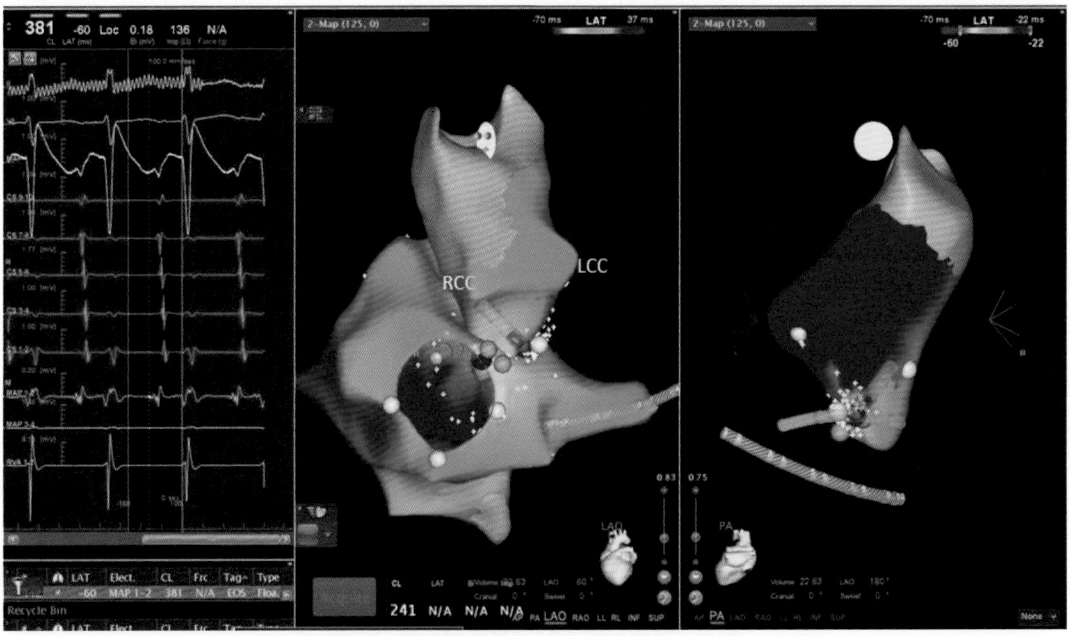

NCC 底部偏 RCC 方向领先约 60 ms。RCC：右冠窦；LCC：左冠窦。

图 8　右心房及主动脉根部的三维标测图

参考文献

[1] Tada H, Naito S, Miyazaki A, et al. Successful catheter ablation of atrial tachycardia originating near the atrioventricular node from the noncoronary sinus of Valsalva [J]. Pacing Clin Electrophysiol, 2004, 27 (10): 1440-1443.

[2] Beukema R J, Smit J J, Adiyaman A, et al. Ablation of focal atrial tachycardia from the non-coronary aortic cusp: case series and review of the literature [J]. Europace, 2015, 17(6): 953-961.

[3] Ho R T. Diagnosis and Ablation of Long RP Supraventricular Tachycardias [J]. Curr Treat Options Cardiovasc Med, 2015, 17(4): 370.

[4] Lyan E, Toniolo M, Tsyganov A, et al. Comparison of strategies for catheter ablation of focal atrial tachycardia originating near the His bundle region [J]. Heart Rhythm, 2017, 14(7): 998-1005.

24. 冷冻球囊消融无休止发作
右心耳局灶性房性心动过速

病例简介

患者，男，59岁，因"反复心悸半年"入院。发作时心电图提示阵发性房性心动过速，服用美托洛尔、普罗帕酮、胺碘酮等药物无效。于当地医院行心腔内电生理检查确诊为右心耳起源局灶性房性心动过速，行导管射频消融术失败。后心动过速持续无休止发作，逐渐出现活动后气促，运动耐量下降症状，伴双下肢浮肿症状，考虑慢性心力衰竭，予利尿、强心治疗。既往有冠状动脉粥样硬化性心脏病病史。入院后胸片、超声心动图未见异常。

发作时体表心电图呈节律规整窄 QRS 波心动过速波形，心率 126 次/min，Ⅰ、Ⅱ、Ⅲ、aVF、V6 导联 P 波正向，振幅低于窦性心律，aVR 导联 P 波负向，深度低于窦性心律，aVL、V3、V4 导联 P 波低幅负正双向，V1、V2 导联为低幅负向 P 波(图 1)。

患者无休止发作房性心动过速，抗心律失常药物治疗无效，伴心功能不全，表现出早期心动过速心肌病倾向。既往外院心腔内电生理标测提示右心耳局灶性房性心动过速，射频消融失败。备选方案包括外科剖胸或经胸腔镜右心耳切除术或钳夹术，为有创性手术，且需全身麻醉支持。临床上可经剑突下穿刺途径行心外膜右心耳标测、消融，但存在导管损伤心外膜结构、靶点表面脂肪组织覆盖导致消融失败等可能。

冷冻球囊消融属于新型导管消融术，针对肺静脉前庭触发性心房颤动、房性心动过速具有安全、快速、消融稳固等优势。非肺静脉起源触发灶冷冻球囊消融是该项技术的扩展，包括上腔静脉、左心房顶部、左心房后壁、左右心耳，甚至三尖瓣、二尖瓣等部位。结合该病例临床特征、心电图表现既往腔内标测及导管射频消融失败病史，并综合考虑患者意愿，决定尝试冷冻球囊消融术。

电生理标测和消融过程

患者在书面知情同意后，在局部麻醉下行左侧锁骨下静脉穿刺，放置冠状静脉窦电极，穿刺左侧股动脉送入可调消融电极放置于主动脉无冠窦底，记录大 A 波小 V 波，作为三维模型及激动顺序标测参考。穿刺右侧股静脉，送入环状标测电极

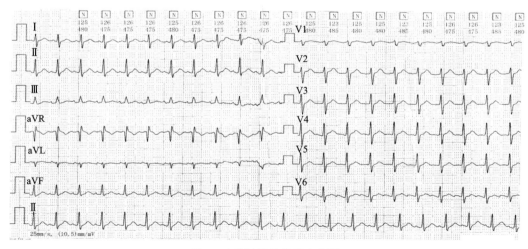

图 1　心动过速的体表心电图

Afocus Ⅱ，在三维电生理解剖标测系统 Ensite NavX（Abbott，USA）导引下，构建右心房模型及心动过速激动顺序，标测结果提示为右心耳体部起源局灶性房性心动过速。行右心耳口部造影显示右心耳结构、走形及深度。沿导引钢丝送入冷冻消融球囊，将 achieve 环状标测导管送入右心耳深部作为导引及支撑，球囊定位于右心耳开口，将球囊充气推进后，经右心耳造影证实完全贴靠，无造影剂侧漏，后充盈液氮行冷冻消融（图2）。最低冷冻温度

为-50 ℃，维持冷冻 180 s，冷冻过程中心动过速终止。再行-50 ℃，180 s 巩固消融 1 次。冷冻消融后行右心房、右心耳高密度电压标测，提示右心耳基底部、间隔侧片状均质性损伤区（图3B），右心房侧壁近窦房结区域电压正常（图3）。冷冻后行异丙肾上腺素静滴下心房 S1S2 刺激及 burst 刺激至 200 ms，未诱发房性心动过速，窦房结、房室结功能正常，心房 burst 刺激时心耳内为 2∶1 传入阻滞，未形成完全电隔离。随访 3 年未复发。

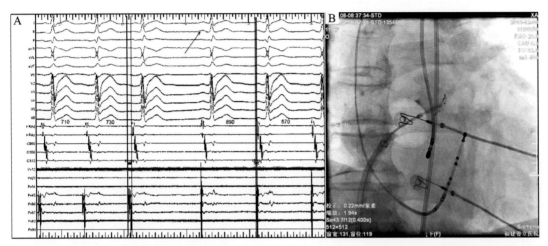

右心耳冷冻过程中心动过速终止，环状电极（achieve）右心耳内标测。HRA 为可调标测电极，放置于主动脉无冠窦底，PV1~PV8 为远端到近端排列的 achieve 电极。

图2　右心耳冷冻过程的腔内电图（A）和 X 线影像图（B）

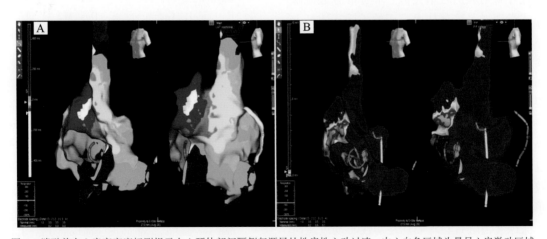

图 A：消融前右心房高密度标测提示右心耳体部间隔侧起源局灶性房性心动过速，中心白色区域为最早心房激动区域。
图 B：消融后右心房电压基质标测提示右心耳基底部、间隔侧体部片状均质性损伤区，灰色区域为绝对低电压瘢痕区（双极电压<0.1 mV）。

图3　三维激动标测（A）和电压标测图（B）

讨论

局灶性房性心动过速好发部位为右心房界嵴、左心房肺静脉前庭以及腔静脉系统如上腔静脉、冠状静脉窦口肌袖，少见部位如二尖瓣、三尖瓣环、左右心房间隔（卵圆窝、主动脉无冠窦）及左右心耳。心耳起源局灶性房性心动过速临床上少见，其可能机制为自律性增加、触发活动或微折返，多表现为无休止发作，可导致心动过速心肌病，药物治疗常无效。体表心电图表现为 P 波在 V1 导联为负向，V2～V6 导联逐渐移行为正向，下壁导联 P 波正向，Ⅰ 导联为正向或等电位线，aVL 导联负向较多，亦可能直立或等电位线。

电生理标测可记录到局部最早激动点，呈各个方向放射状传导，导管射频消融成功率低于其他部位房性心动过速。右心耳体部分布多量梳状肌，导管头端嵌入可因局部血流、灌注流量不足，消融输出功率受限，使得损伤深度及范围不足，且可造成局部组织汽化形成气体爆破，导致心耳穿孔、心包填塞等。局部片状消融可造成心耳内皮结构破坏，增加血栓形成、栓塞等风险。

冷冻球囊专为肺静脉电隔离设计，后者为目前各类型房颤基础术式，既往研究证实其有效性和安全性与传统导管射频消融术类似。非肺静脉起源触发灶冷冻球囊消融是该项技术应用的扩展，包括上腔静脉、左心房顶部、左心房后壁、左右心耳，甚至三尖瓣、二尖瓣等部位。冷冻球囊具有接触面积大、损伤均匀、导管贴靠稳定等优势，但也存在解剖结构限制、邻近重要结构损伤等缺点。

本病例消融后电压基质标测提示右心耳基底部、间隔侧体部形成均质化损伤区，并未出现右心耳整体电隔离，且冷冻球囊消融多为内膜均质化损伤面，较之导管射频消融更能保持内膜完整性，局部血栓形成风险较小。国外学者 Chun 等在应用 23 mm 冷冻球囊消融右心耳局灶性房性心动过速研究中，发现患者心耳电隔离需要长期抗凝治疗，可能与其临床特征、多次激进性导管射频消融、右心耳结构、冷冻球囊型号选择及术中封堵情况有关。Amasyali 等应用冷冻球囊消融右心耳基底部局灶性房性心动过速，Yorgun 等将其应用于右心耳前侧部局灶性房性心动过速病例研究中，均成功消融房性心动过速且未出现右心耳电隔离。长程持续性房颤左心耳干预临床研究中，亦提示冷冻球囊技术具有较高的左心耳永久隔离率，但需结合左心耳封堵术预防血栓形成。故通过高密度电生理标测，确定局灶性房性心动过速不同起源点，如基底部、体部、尖部，采用不同直径冷冻球囊，施行个体化封堵、消融策略，可减少并发症发生率，尽可能保留右心耳电传导功能，减少血栓、栓塞等风险，避免长期抗凝治疗。

（林亚洲　杨志平）

参考文献

[1] Kistler P M, Roberts-Thomson K C, Haqqani H M, et al. P-wave morphology in focal atrial tachycardia: development of an algorithm to predict the anatomic site of origin [J]. J Am Coll Cardiol, 2006, 48 (5): 1010-1017.

[2] Roberts-Thomson K C, Kistler P M, Haqqani H M, et al. Focal atrial tachycardias arising from the right atrial appendage: electrocardiographic and electrophysiologic characteristics and radiofrequency ablation [J]. J Cardiovasc Electrophysiol, 2007, 18(4): 367-372.

[3] Guo X G, Zhang J L, Ma J, et al. Management of focal atrial tachycardias originating from the atrial appendage with the combination of radiofrequency catheter ablation and minimally invasive atrial appendectomy[J]. Heart Rhythm, 2014, 11(1): 17-25.

[4] Roshan J, Gizurarson S, Das M, et al. Successful cryoablation of an incessant atrial tachycardia arising from the right atrial appendage [J]. Indian Pacing Electrophysiol J, 2015, 15(3): 168-171.

[5] Aryana A, Baker J H, Espinosa G M, et al. Posterior wall isolation using the cryoballoon in conjunction with pulmonary vein ablation is superior to pulmonary vein isolation alone in patients with persistent atrial fibrillation: A multicenter experience[J]. Heart Rhythm, 2018, 15 (8): 1121-1129.

[6] Chun K J, Ouyang F, Schmidt B, et al. Focal atrial tachycardia originating from the right atrial appendage: first successful cryoballoon isolation[J]. J Cardiovasc Electrophysiol, 2009, 20(3): 338-341.

[7] Amasyali B, Kilic A. Possible role for cryoballoon ablation of right atrial appendage tachycardia when conventional ablation fails[J]. Tex Heart Inst J, 2015, 42(3): 289-292.

［8］ Yorgun H，Sunman H，Canpolat U，et al. Cryoballoon ablation of focal atrial tachycardia originating from right atrial appendage：Case report and review of the literature ［J］. Indian Pacing Electrophysiol J，2019，19（4）：164-166.

［9］ Bordignon S，Chen S，Perrotta L，et al. Durability of cryoballoon left atrial appendage isolation：Acute and invasive remapping electrophysiological findings ［J］. Pacing Clin Electrophysiol，2019，42（6）：646-654.

［10］ Bordignon S，Perrotta L，Furnkranz A，et al. Durable single shot cryoballoon isolation of the left atrial appendage followed by percutaneous left atrial appendage closure［J］. Circ Arrhythm Electrophysiol，2015，8（3）：751-752.

25. 导管消融矫正型大动脉转位肺动脉窦起源房性心动过速

病例简介 1

患者，女，53 岁，因"反复心悸 6 年余"入院。超声心动图、心脏 CTA 提示内脏反位、右位心、矫正型大动脉转位（IDD 型）。发作体表心电图显示窄 QRS 波心动过速（图1）。

电生理标测和消融过程

患者入院后在局部麻醉下行心脏电生理检查及导管消融。经左侧锁骨下静脉将 10 极电极导管送入冠状静脉窦（CS），经左侧股静脉将 4 极标测电极放置于右心室心尖部。心房程序刺激 S1S2 500/380 ms，未发生房室结跳跃现象，即诱发了心动过速，心动过速周长（TCL）为 366 ms。在心动过速下，分别用 350 ms、340 ms、260 ms 周长行心室超速刺激（图2），均呈室房分离的状态，考虑房性心动过速可能性大。

穿刺右侧股静脉，采用多电极标测导管 Pentaray 进行右心房（图3A）和肺动脉根部（图3B）标测，右心房最早激动点位于右心房前间隔面（领先体表房性 P 波 74 ms），但在肺动脉窦（与右心房最早点相对应区域）标测到了更为提前的点，领先体表房性 P 波 78 ms。消融导管尝试放电，不到 1 s 心动过速终止（图4）。继续巩固消融后，行心房递增刺激 S1S1 和心房程序刺激 S1S2，均未能诱发出心动过速（包括静脉滴注异丙肾上腺素后）。将电解剖模型与患者的 CTA 三维重建模型进行融合后，可见消融成功的靶点确实是位于肺动脉瓣上窦底（图3C、D）。

病例简介 2

患者，男，34 岁，因"反复心悸 9 年余"入院。超声心动图、心脏 CTA 提示内脏反位、左位心、矫正型大动脉转位（IDD 型）、右位主动脉弓。发作时体表心电图显示窄 QRS 波心动过速（图5）。

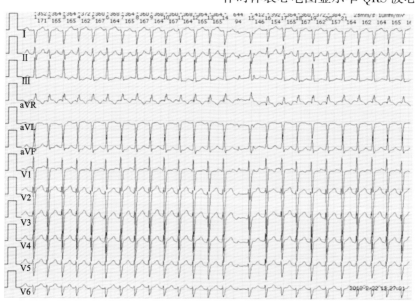

纸速 25 mm/s。

图1　心动过速十二导联体表心电图

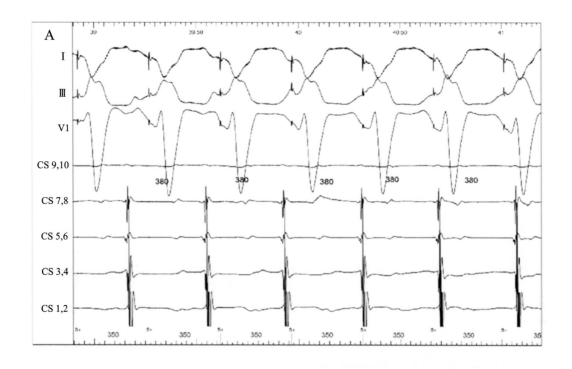

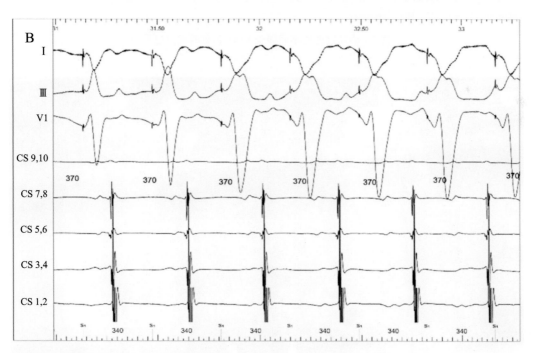

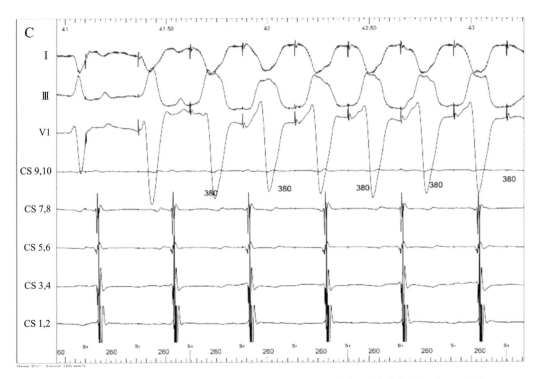

图 A：心室 S1S1 350 ms 刺激呈室房分离现象；图 B：心室 S1S1 340 ms 刺激呈室房分离现象；图 C：心室 260 ms 刺激呈室房分离现象。纸速 100 mm/s。

图 2　心动过速时不同周长 S1S1 刺激的腔内电图

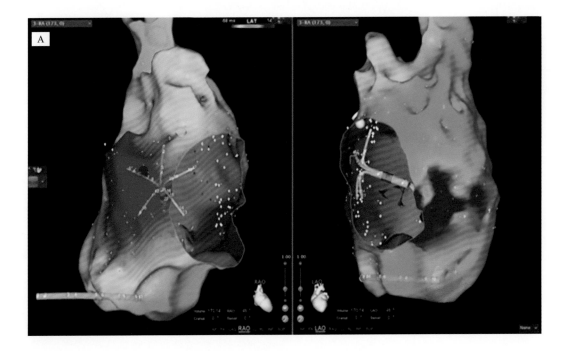

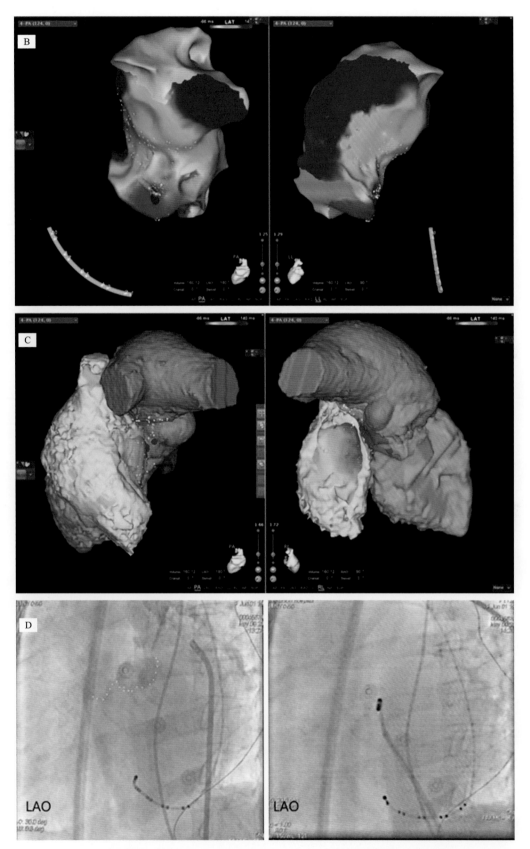

图 A：右心房电解剖标测图；图 B：肺动脉电解剖标测图；图 C：电解剖标测图与 CT 三维重建融合；图 D：左侧虚线为右心房室造影肺动脉瓣的位置，右侧为消融导管在靶点处的影像。

图 3　电解剖标测（A、B）、三维 CT（C）和 X 线影像图（D）

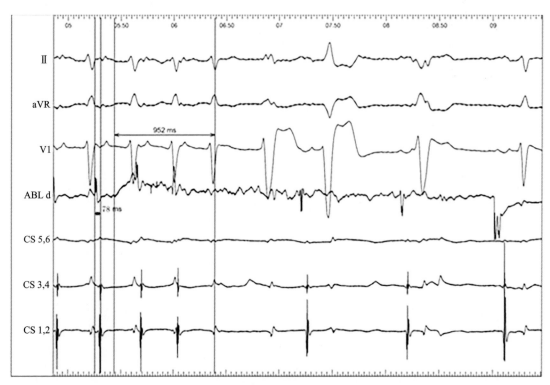

纸速 50 mm/s。

图 4 消融成功靶点的腔内电图

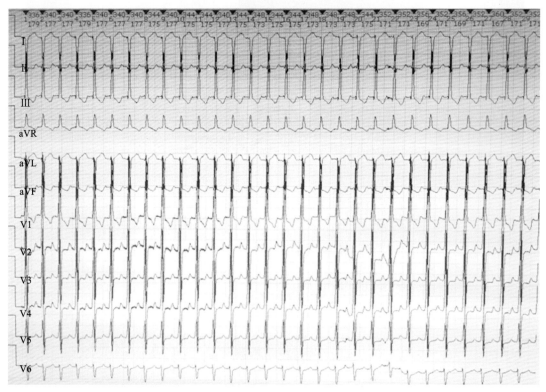

纸速 25 mm/s。

图 5 心动过速发作时十二导联体表心电图

电生理标测和消融过程

患者入院后在局部麻醉下行心脏电生理检查及导管消融。经左侧锁骨下静脉将 10 极电极导管送入冠状静脉窦，经左侧股静脉将 4 极标测电极放置于右心室心尖部。心房程序刺激 S1S1 260 ms 即诱发了心动过速，心动过速周长为 360 ms。在心动过速下，分别用 330 ms 周长行心室超速刺激，呈 V-A-A-V 反应，考虑房性心动过速。

穿刺右侧股静脉，置入压力感应消融导管进行右心房(图 6A)和肺动脉根部(图 6B)标测，右心

房最早激动点位于右心房前间隔面，领先体表房性 P 波 54 ms。但在肺动脉窦(与右心房最早点相对应区域)标测到了更为提前的点，领先体表房性 P 波 85 ms。心动过速下，肺动脉窦局部电位呈双电位现象(A1A2)，其中 A1 为局部近场心房电位，A2 为稍远场心房电位。在最早激动点处放电消融，3 s 内转复窦性心律。可见放电终止时，心动过速终止于 A1 电位。窦性心律下可见局部 A2 电位和 A1 电位顺序反转，A2 在前 A1 在后(图 7)。继续巩固消融后，行心房递增刺激 S1S1 和心房程序刺激 S1S2，均未能诱发出心动过速(包括静脉滴注异丙肾上腺素后)。

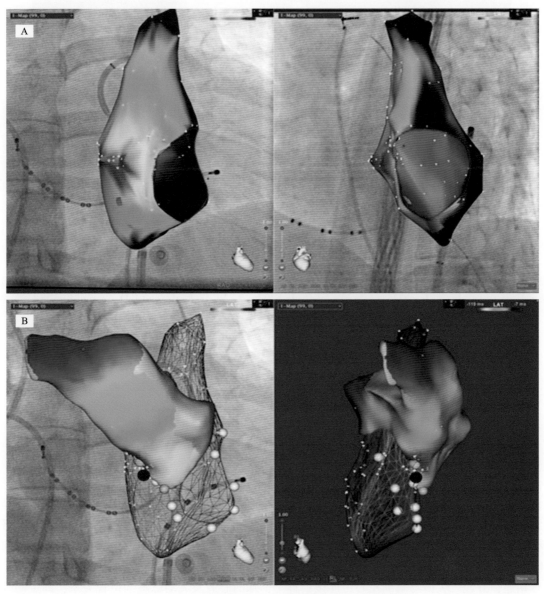

图 A：右心房电解剖标测；B 图：肺动脉与右心房标测融合。

图 6　三维电解剖标测图

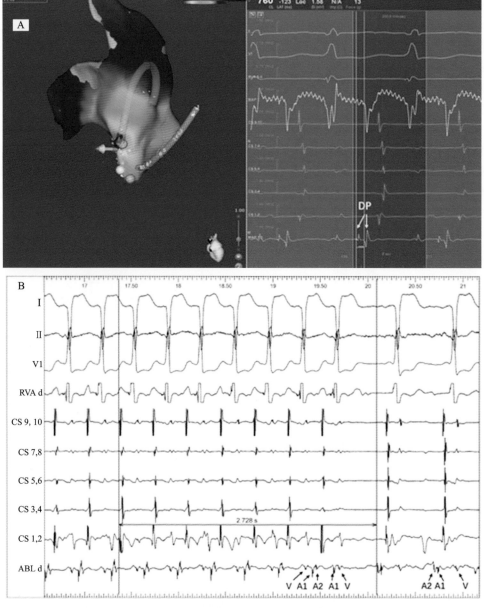

图 A、B 可见双电位(DP，A1 与 A2)，心动过速终止于 A1，窦性心律下可见 A2 反转。纸速 50 mm/s。

图 7 消融靶点的三维图(A)和腔内电图(B)

讨论

先天性矫正型大动脉转位(CCTGA)较为少见，约占先天性心脏病的 0.5%。CCTGA 是指心室与大动脉及心房连接不一致，即解剖左心室与肺动脉相连，同时经二尖瓣与解剖右心房连接；解剖右心室与主动脉相连，并经三尖瓣与解剖左心房连接；解剖右心室支持体循环，解剖左心室承担肺循环。因

此，CCTGA 是双重不一致，这种双重转位导致血液循环的生理性纠正。

报道的 2 例病例均表现为局灶性房性心动过速，其心房最早激动点均位于右心房前间隔，但间隔面局部激动较为弥散，提示真实起源点可能为邻近的解剖结构。在普通人群中，与右心房前间隔相邻的结构是主动脉无冠窦。然而，由于 CCTGA 特殊的心腔及大动脉解剖位置关系，即主动脉位于肺动脉前方，与左右心房间隔毗邻的是肺动脉而非主

动脉。因此，CCTGA 合并前间隔房性心动过速，其起源点可能是肺动脉窦。到目前为止，有少数研究报告称 CCTGA 合并前间隔房性心动过速在肺动脉内消融成功（总病例数 9 例），均为 SLL 型 CCTGA（即心房正位、心室左襻、主动脉位于肺动脉左前）。此 2 例为 IDD 型 CCTGA（心房反位、心室右襻、主动脉位于肺动脉右前），属于 CCTGA 的少见类型，仅占所有矫正型大动脉转位患者的 8% 左右，此前未有类似病例报道。

本 2 例消融靶点均位于与右心房前间隔对应的肺动脉窦内。第 2 个病例局部靶点电位可见特殊的双电位现象，即心动过速发作时近场 A1 在前远场 A2 在后，心动过速终止于 A1，窦性心律时 A2A1 顺序反转。这一现象提示肺动脉窦内可能存在心房心肌的延伸或者类似肺静脉肌袖样组织，窦性心律时被动接受心房电位的激动形成远场心房电位后的近场肌袖电位，而心动过速时局部肌袖作为心动过速起源点出现电位反转现象。

（张飞龙　王伟伟）

参考文献

[1] Hornung T S, Calder L. Congenitally corrected transposition of the great arteries[J]. Heart, 2010, 96 (14)：1154-1161.

[2] Guo X G, Liao Z, Sun Q, et al. Mapping and ablation of anteroseptal atrial tachycardia in patients with congenitally corrected transposition of the great arteries：implication of pulmonary sinus cusps[J]. Europace, 2017, 19(12)：2015-2022.

[3] Roca-Luque I, Rivas N, Francisco J, et al. Para-Hisian atrial tachycardia ablation in a patient with congenitally corrected transposition of great vessels[J]. HeartRhythm Case Rep, 2017, 3(7)：340-343.

[4] Jiang C X, Long D Y, Du X, et al. Atrial tachycardia eliminated at the ventricular side in patients with congenitally corrected transposition of the great arteries：Electrophysiological findings and anatomical concerns[J]. Heart Rhythm, 2020, 17(8)：1337-1345.

[5] 颜立群, 刘永, 侯亚平, 等. 256 层 CT 对 IDD 型矫正型大动脉转位的解剖及临床分析[J]. 临床放射学杂志, 2014, 33(2)：203-207.

26. 导管消融 Marshall 韧带介导的二尖瓣环依赖性大折返性心房扑动

病例简介

患者，男，66 岁，因"持续性心房颤动（房颤）3 次，消融术后再发持续性心房扑动（房扑）"，于 2018 年 9 月收治入院。超声心动图显示左心房增大（46 mm）。患者既往曾因持续性房颤于外院行 3 次射频消融治疗。2009 年 12 月进行第 1 次消融，具体策略为：环双侧肺静脉前庭消融，左上肺静脉补点后肺静脉隔离，房颤转为房扑，周长 180 ms，激动标测和拖带提示三尖瓣峡部相关，予以行三尖瓣峡部消融后，房扑周长转为 240 ms 的二尖瓣环依赖性大折返性房扑，予以行二尖瓣峡部消融，并进行冠状静脉窦（CS）内补点消融，电复律后补充消融并验证三尖瓣峡部及二尖瓣峡部线性阻滞。2011 年 10 月因术后复发房扑进行第 2 次消融，右上肺静脉前上缘补点，三尖瓣峡部补点，二尖瓣峡部补点后结束手术。2013 年 6 月因复发房扑进行第 3 次消融，术中房扑周长 210 ms，激动标测及拖带提示左心房顶部相关大折返性房扑，予以左心房顶部线消融即刻转复为窦性心律，右上肺静脉前上缘补点后隔离，验证各消融线达到双向传导阻滞。

电生理标测和消融过程

患者入院后完善检查，排除手术禁忌后在局部麻醉下行心脏电生理检查及导管消融。经右侧股静脉将可调弯 10 极电极导管送入 CS，两次经右侧股静脉穿刺房间隔，分别送 8.5F SL1 长鞘至左心房。冠状静脉窦标测电极放置成功后提示心律为不纯性房扑，但冠状静脉窦的激动顺序基本一致（图 1A）。三维标测建模后，放置环状标测电极 Lasso 提示双侧肺静脉内为隔离状态，但右肺静脉前庭有碎裂电位，经补充消融后前庭达到电隔离。随后进行左心

房顶部线和改良后下壁线消融，在进行改良 BOX 消融期间房扑周长稳定在 240 ms，且冠状静脉窦激动顺序基本同前（图 1B）。

心房扑动周长稳定在 240 ms，行左心房激动标测提示左心房激动时间由于缺少 77 ms 的激动时程（32.1%）而只占心房扑动周长的 67.9%，故未能达到房扑的全周长。因此，左心房激动表现为离心性激动，其最早激动点位于左心房前顶部靠近左上肺静脉前庭口（图 2A）。在左侧肺静脉与左心耳交界的嵴部可记录到一个明确的双电位（图 3 及图 2 的 MP3），其中一个为 Marshall 束电位，如果将 Marshall 束的激动时间也计算在内，则整个左心房内膜及 Marshall 束的激动时间就达到心房扑动的全周长（图 2B）。通过消融大头在嵴部记录到 Marshall 束电位的部位进行拖带标测，其起搏后间期与心房扑动周长一致（图 4B）。由此，激动标测及拖带标测均证实该心动过速为 Marshall 束参与的二尖瓣环依赖性大折返性房扑。

在左心房前顶部找到 Marshall 束与心房的连接点（图 4A），在此处进行拖带，其起搏后间期等于房扑周长。在该处消融，放电 5.8 s 房扑终止转复为窦性心律（图 4C）。心房扑动终止后起搏标测及激动标测评价二尖瓣峡部已达到双向传导阻滞，但仍存在冠状静脉窦至 Marshall 束的电传导（图 5）。CS 造影未能显示明显的 Marshall 静脉。找寻 Marshall 束与冠状静脉窦的传导连接处，进行消融后 Marshall 束与冠状静脉窦及左心房之间的电传导均被阻滞（Marshall 束隔离）。

观察 30 min 后，窦性心律下评价各消融线阻滞，同时进行多部位起搏诱发及静滴异丙肾上腺素提高心室率，均未见房性心律失常或其他异位兴奋灶，结束手术。术后除服用美托洛尔之外未用其他抗心律失常药物，随访 12 个月，无心律失常发生。

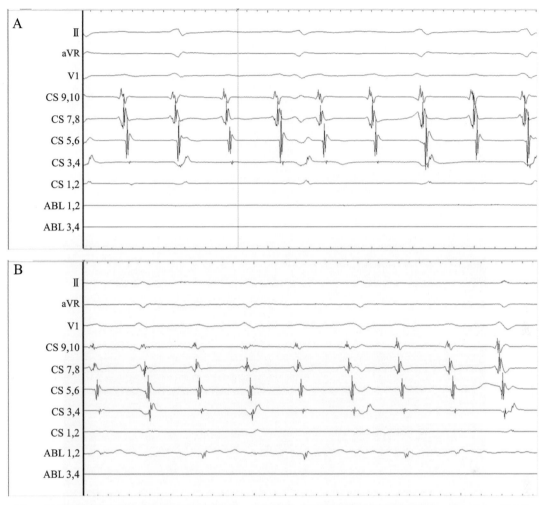

图 A：冠状静脉窦电极放置成功后提示不纯性房扑，周长不等，但冠状静脉窦的激动顺序基本一致。图 B：经右肺静脉前庭补充消融及改良 BOX 消融后，不纯性房扑转变为 240 ms 周长的稳定房扑。纸速 100 mm/s。

图 1 心动过速时腔内电图

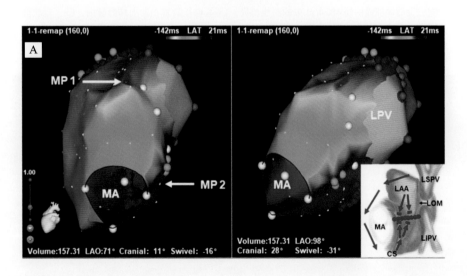

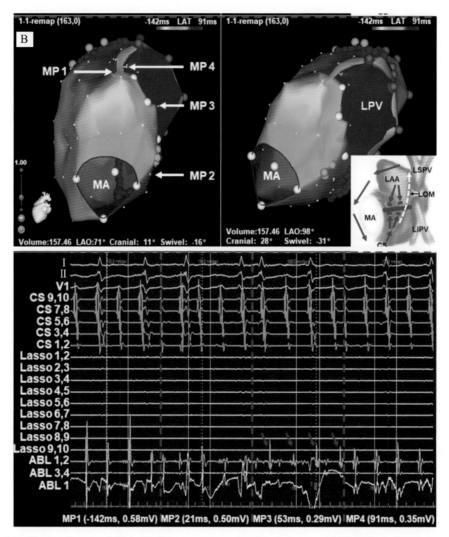

图 A：左心房激动顺序为离心型，总激动时间为 163 ms，MP1（在顶部）和 MP2（二尖瓣峡部附近）分别是左心房最早和最晚激动点。白点显示左心耳与左肺静脉之间的嵴部线。图 B：在嵴标测（MP3）时，记录到 Marshall 束电位，由此揭示该房扑为 Marshall 束介导的二尖瓣环依赖性大折返性房扑。红色圆点表示二尖瓣峡部线（既往消融），红线表示激动传导方向，白色虚线表示跨过二尖瓣峡部线的经 Marshall 束的跨线传导。Lasso 电极放置在左上肺静脉内；CS：冠状静脉窦；LIPV：左下肺静脉；LSPV：左上肺静脉；MA：二尖瓣环；MP：标测点。

图 2 心动过速的三维激动标测图

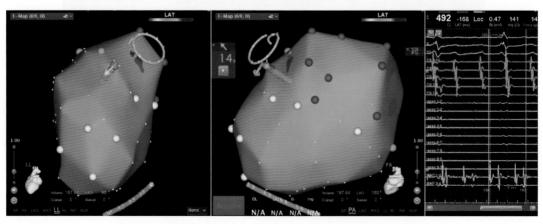

建模期间在左侧嵴部心内膜标测记录到双电位，其中一个为 Marshall 束电位。

图 3 左心房三维建模图

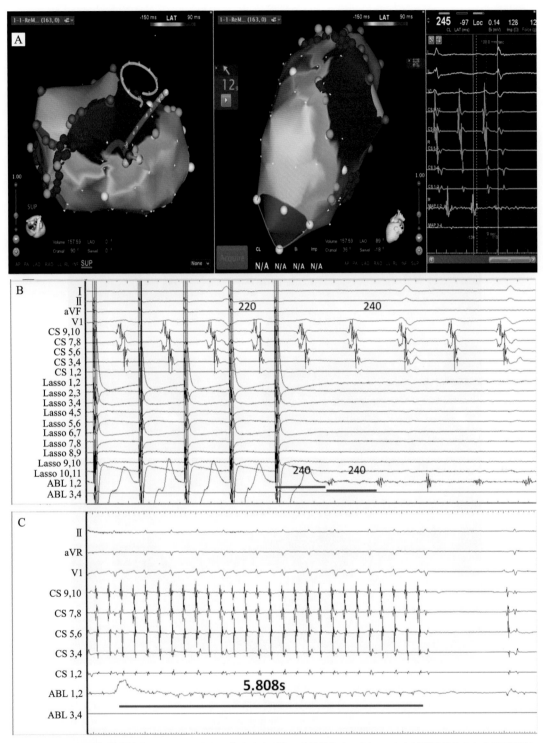

图 A：黄色点为嵴部拖带的位置，大头所在的红色点为消融终止房扑的靶点；图 B：大头标测导管在左心房嵴部进行起搏标测，其起搏后间期与房扑周长相等。纸速 100 mm/s；图 C：大头在左心房前顶部进行消融时，放电 5.808 s，房扑终止转复为窦性心律。纸速 25 mm/s。

图 4　消融靶点三维图(A) 和腔内电图(B、C)

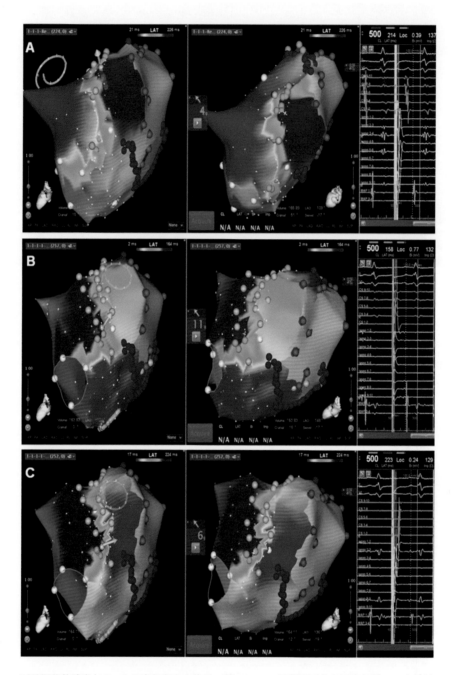

可见冠状静脉窦与 Marshall 束仍存在电传导。图 A：Lasso 导管置于左心耳内起搏，二尖瓣峡部线下激动明显晚于峡部线上（亦即顺时针方向传导阻滞），但最晚激动点位于 Marshall 束与左心房顶部的连接处（消融点附近）；图 B：冠状静脉窦远端起搏，二尖瓣峡部线上方激动明显晚于峡部线下（亦即逆时针方向传导阻滞），而且同时有冠状静脉窦远端至 Marshall 束的传导；图 C：Lasso 导管置于左心房嵴部起搏夺获 Marshall 束，激动经冠状静脉窦远端逐渐传导至冠状静脉窦远端，并传导至左心房前壁和左心房侧壁，最晚激动点位于二尖瓣峡部线上方，其最晚激动点时间 224 ms，晚于冠状静脉窦远端起搏的 164 ms（图 B），证实 Marshall 束远端至冠状静脉窦远端的传导时间≥60 ms，与之前房扑下冠状静脉窦远端到 Marshall 束的传导时间基本一致。

图 5　起搏标测验证二尖瓣峡部是否双向传导阻滞的三维图和腔内电图（A、B、C）

讨论

持续性房颤消融术后复发的心律失常很大比例上是复发心房扑动。在房颤术后心房扑动中，二尖瓣峡部依赖性房扑占比可以达到 33%~60%。二尖瓣峡部依赖性心房扑动的经典治疗方法是进行连接二尖瓣环和左下肺静脉前壁的二尖瓣峡部线的线性消融。因此，二尖瓣峡部线消融在房颤射频消融术中具有非常重要的地位。然而，二尖瓣峡部线消融是临床上的难点，其成功率在不同中心差异较大（32%~71%），二尖瓣峡部消融后如未能阻滞，则容易导致术后心房扑动复发并造成更为复杂的心律失常。此外，为能够阻滞二尖瓣峡部线，有报道称66%~80%病例需要在心外膜（冠状静脉窦）进行消融，该操作则进一步增加了蒸汽爆破损伤、心包填塞、冠脉损伤等并发症的风险。有研究采用酒精消融 Marshall 静脉来提高二尖瓣峡部线的消融成功率，但是有 15% 的患者可能因为 Marshall 静脉缺如、置管失败等原因而未能成功完成酒精消融。由此可见，酒精消融 Marshall 静脉在临床上的应用有一定的不足，仍不能完全取代传统的二尖瓣峡部线的射频消融治疗。

笔者在充分认识二尖瓣峡部线复杂的解剖结构及电传导表现的基础上，总结并提出了一个符合临床实践的二尖瓣峡部线的消融方案，该方案可以将二尖瓣峡部线的阻滞率提高到 93.2%，需要在冠状静脉窦内消融的比例进一步降低到 38.8%。通过该方案，发现假性双向传导阻滞的比例并不低，与其他中心报道的 21.6% 相似。二尖瓣峡部线标测及消融方案的关键在于，通过较大范围的激动标测来识别那些远离二尖瓣峡部消融线的跨线传导突破点，具体可以参见相关文献。通过该方法，发现远距离传导突破点可以占到 83.1%。而如果不能正确识别这些远距离传导突破点，则必然导致盲目地广泛消融乃至消融失败。通过该方法，笔者发现一些超远距离的跨线传导可以出现在左心房顶部，正如这个病例所展示的情况。

Marshall 韧带，是左上腔静脉蜕化后的残余部分，其结构包括了 Marshall 静脉（Marshall 束包绕）及其周边的心脏自主神经组织。正是因为 Marshall 韧带这一心外膜解剖结构的存在，大大增加了二尖瓣峡部线消融的难度。一般情况下，为了记录

Marshall 韧带或者 Marshall 束的电位，导管应经 Marshall 静脉或心外膜途径放置。但是如前所述，约15%的患者可能存在 Marshall 静脉缺如，亦如本病例所见。Marshall 静脉缺如，但是仍存在 Marshall 束的电传导。本病例中，我们幸运地从心内膜记录了 Marshall 韧带（LOM）的电位，并且在不需要心外膜入路或 Marshall 静脉置管的情况下确认了 Marshall 束介导的二尖瓣环依赖性大折返性房扑（PMF）或嵴部依赖性大折返房扑（RRR）。此外，笔者还发现，不是嵴部上的缓慢传导，而是通过 Marshall 束的正常传导引起 PMF 或 RRR。此外，针对 LOM-LA 连接和 LOM-CS 连接的心内膜消融可以成功隔离 Marshall 束。

综上所述，在心内膜，尤其是嵴部，进行精细标测及消融对复杂的 PMF 的诊断和治疗有重要意义。

（陈松文　魏　勇）

参考文献

[1] Fink T, Schluter M, Heeger C H, et al. Stand-alone pulmonary vein isolation versus pulmonary vein isolation with additional substrate modification as index ablation procedures in patients with persistent and long-standing persistent atrial fibrillation: the randomized Alster-Lost-AF trial [J]. Circ Arrhythm Electrophysiol, 2017, 10 (7): 005114.

[2] Valderrabano M, Peterson L E, Bunge R, et al. Vein of Marshall ethanol infusion for persistent atrial fibrillation: VENUS and MARS clinical trial design[J]. Am Heart J, 2019, 215: 52-61.

[3] Yang G, Yang B, Wei Y, et al. Catheter ablation of nonparoxysmal atrial fibrillation using electrophysiologically guided substrate modification during sinus rhythm after pulmonary vein isolation [J]. Circ Arrhythm Electrophysiol, 2016, 9(2): e003382.

[4] Dong J Z, Sang C H, Yu R H, et al. Prospective randomized comparison between a fixed '2C3L' approach vs. stepwise approach for catheter ablation of persistent atrial fibrillation [J]. Europace, 2015, 17 (12): 1798-1806.

[5] Zhou G, Chen S, Chen G, et al. Procedural arrhythmia termination and long-term single-procedure clinical outcome in patients with non-paroxysmal atrial fibrillation [J]. J Cardiovasc Electrophysiol, 2013, 24 (10): 1092-1100.

［6］ January C T, Wann L S, Calkins H, et al. 2019 AHA/ ACC/HRS Focused Update of the 2014 AHA/ACC/HRS Guideline for the Management of Patients With Atrial Fibrillation［J］. J Am Coll Cardiol, 2019, 74（1）: 104-132.

［7］ Kirchhof P, Benussi S, Kotecha D, et al. 2016 ESC Guidelines for the management of atrial fibrillation developed in collaboration with EACTS［J］. Europace, 2016, 18(11): 1609-1678.

［8］ Chen S, Zhou G, Lu X, et al. The importance of identifying conduction breakthrough sites across the mitral isthmus by elaborate mapping for mitral isthmus linear ablation［J］. Europace, 2019, 21(6): 950-960.

［9］ Takigawa M, Derval N, Martin C A, et al. Mechanism of recurrence of atrial tachycardia: comparison between first versus redo procedures in a high-resolution mapping system［J］. Circ Arrhythm Electrophysiol, 2020, 13 (1): e007273.

［10］ Chen S, Lu X, Liu S. Elaborating endocardial mapping the Marshall bundle revealed a perimitral flutter mediated by ligament of Marshall［J］. Europace, 2020, 22 (2): 258.

［11］ Chen S, Zhou G, Lu X, et al. To the Editor - Understanding the complex anatomy of the Marshall bundle might improve the ablation efficacy［J］. Heart Rhythm, 2020, 17(4): e229.

［12］ Han S, Joung B, Scanavacca M, et al. Electrophysiological characteristics of the Marshall bundle in humans［J］. Heart Rhythm, 2010, 7(6): 786-793.

［13］ Barkagan M, Shapira-Daniels A, Leshem E, et al. Pseudoblock of the posterior mitral line with epicardial bridging connections is a frequent cause of complex perimitral tachycardias［J］. Circ Arrhythm Electrophysiol, 2019, 12(1): e006933.

27. 导管消融主动脉压迹相关心房扑动

病例简介

患者，女，72 岁，因"胸闷、心悸 5 个月，加重 2 周"入院。既往在外院住院期间发现存在镜面右位心，心电图示频发房性早搏、短阵房性心动过速伴长间歇。后行双腔起搏器安置术。出院后长期口服 β 受体拮抗药控制心室率、利伐沙班（15 mg/d）抗凝治疗。

患者入院后心电图提示：持续性心房颤动、心房扑动（房扑），伴心室起搏（图 1）；胸片提示：镜面右位心、心房电极脱位（图 2）。胸部超声心动图提示：镜面右位心、起搏器术后、功能左心房（LA）增大（内径 45 mm）；经食管超声心动图检查（TEE）提示：LA 及左心耳（LAA）内自发性回声增强，LAA 内血栓形成不能除外。

既往文献显示心腔内超声（ICE）能够提供多角度切面及细节图像，用以排除 LAA 血栓，当食管超声心动图检查（TEE）无法明确血栓时，ICE 是一种有效的验证手段。因该患者食管超声心动图检查（TEE）显示存在絮状回声，且位于梳状肌间，为进一步确定有无血栓，遂拟行 ICE 检查，如无血栓则同期行射频消融术。

电生理标测和消融过程

患者完善相关检查，排除手术禁忌证后在局部麻醉下行 ICE 检查。经左侧股静脉穿刺并置入 11F 血管鞘，将 ICE 导管送入右心房。分别在 LA 短轴、长轴及肺动脉（PA）切面观察 LAA。检查结果示：LA 及 LAA 无血栓形成征象。随之行心脏电生理检查及导管消融。

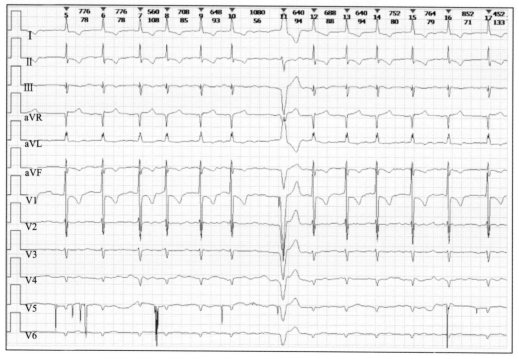

可见心房波较低平，无法明确是否为房扑心律。

图 1　入院时体表心电图

151

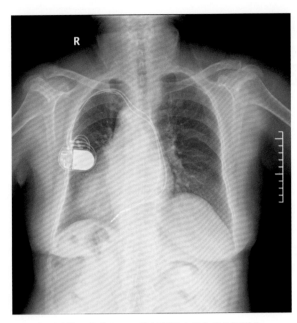

提示为镜面右位心，双腔起搏器心房主动电极脱位。

图 2 胸部 X 线图

经左侧股静脉将 10 极电极导管送入冠状静脉窦(CS)，可见 A 波相对整齐(周长约 310 ms)，且 CS 9,10 领先(图 3)，初步考虑心房扑动(房扑)心律。多部位拖带，提示与左心房相关，遂拟入 LA 行激动及电压标测。

经右侧股静脉置入 8.5 F SL1 鞘管，完成 2 次房间隔穿刺，分别送入星形多电极标测导管(Pentaray 电极导管)及压力感知冷盐水灌注消融导管到左心

房。行左心房高密度电压标测及激动标测，结果显示：左心房前壁近 LAA 处局部为低电压，房扑传导峡部位于局部低电压区内。以 35 W 于低电压区域内消融，1 min 内即成功终止房扑(图 4)。

讨论

根据既往文献报道，左心房受毗邻结构长期摩擦、碰撞，可致局部纤维化，形成致心律失常基质，最常见于左心房与主动脉根部、脊柱或降主动脉毗邻区域。分析该病例左心房低电压区域形成及心律失常发生的原因，也印证了文献的结论。通过腔内超声对于左心房及左心房外毗邻结构的构建，可见该病例左心房前壁 LAA 根部低电压区域恰好位于主动脉(AO)压迹之上，而 LAA 后上低电压区域也恰好位于肺动脉(PA)之下(图 5)。该患者增大及转位的左心房长期与 AO 及 PA 碰撞、摩擦，从而导致了毗邻区域纤维化，形成房扑发生的病理基础。相对于主动脉根部、脊柱及降主动脉毗邻区域，PA 毗邻区域的纤维化报道相对较少。虽然 PA 邻近左心房顶部区域，但仅在心房增大的患者中偶尔可以发现局部毗邻区域电压下降。该病例 PA 毗邻区域低电压如此明显的原因可能与心房增大及巨大左心耳有关。韩冰等曾报道在右肺动脉起始部成功消融左心房顶部心动过速的案例，该病例心律失常的发生也可能与 PA 毗邻区域纤维化形成相关。

(姜伟峰)

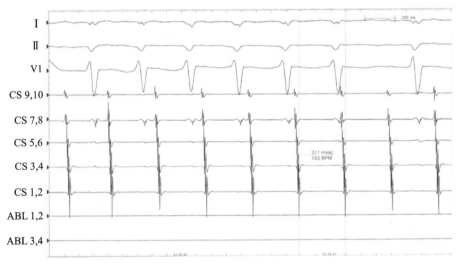

冠状静脉窦电极显示 A 波相对整齐，AA 间期约为 310 ms，CS 9,10 最为提前。CS：冠状静脉窦；
ABL：消融导管。纸速 100 mm/s。

图 3 心动过速时腔内电图

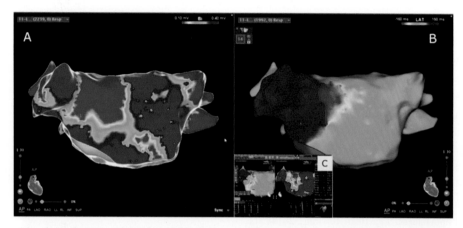

图 A 为电压标测图，因该患者为镜面右位心，二尖瓣环（MV）位于三维图的左侧，二尖瓣环左上突出结构为 LAA。双极电压低于 0.1 mV 显示为红色区域，大于 0.3 mV 为紫色区域。可见左心房前壁近 LAA 有一低电压区，提示存在局部心肌纤维化。图 B 为激动时间标测图。根据标测结果，可判断为左心房前壁折返，传导关键峡部位于低电压区域。图 C 显示于低电压区域内消融，成功终止房扑。LAA：左心耳。

图 4　三维电压标测及激动标测图（A、B、C）

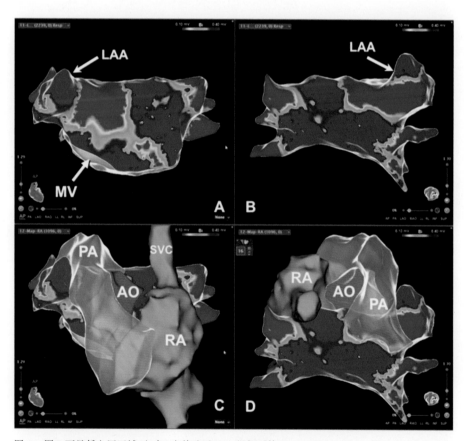

图 A、图 B 可见低电压区域（红色）由前壁近 LAA 根部延伸至 LAA 后上；图 C、图 D 显示左心房与毗邻结构关系。可见左心房前壁近 LAA 根部低电压区正好对应于主动脉压迹，LAA 后上低电压区则毗邻肺动脉。AO：主动脉；LAA：左心耳；PA：肺动脉；RA：右心房；SVC：上腔静脉。

图 5　左心房电压标测图（A、B）与左心房外毗邻结构三维解剖关系图（C、D）

参考文献

［1］ Baran J, Stec S, Pilichowska－Paszkiet E, et al. Intracardiac echocardiography for detection of thrombus in the left atrial appendage：comparison with transesophageal echocardiography in patients undergoing ablation for atrial fibrillation：the Action－Ice I Study［J］. Circ Arrhythm Electrophysiol, 2013, 6(6)：1074-1081.

［2］ Anter E, Silverstein J, Tschabrunn CM, et al. Comparison of intracardiac echocardiography and transesophageal echocardiography for imaging of the right and left atrial appendages［J］. Heart Rhythm, 2014, 11 (11)：1890-1897.

［3］ Baran J, Zaborska B, Piotrowski R, et al. Intracardiac echocardiography for verification for left atrial appendage thrombus presence detected by transesophageal echocardiography：the ActionICE II study［J］. Clin Cardiol, 2017, 40(7)：450-454.

［4］ Hori Y, Nakahara S, Kamijima T, et al. Influence of left atrium anatomical contact area in persistent atrial fibrillation－relationship between low－voltage area and fractionated electrogram［J］. Circ J, 2014, 78 (8)：1851-1857.

［5］ Han B, Li XJ, Li S J, et al. Ablating atrial tachycardia from the right pulmonary artery：a case report［J］. Europace, 2020, 22(3)：360.

28. 心房颤动消融术后双心房大折返性房性心动过速

病例简介

患者,男,70岁,因"阵发性心悸3年,加重2个月"入院。患者于2018年3月在外院诊断为"持续性心房颤动(房颤)",后行"房颤导管消融术(环肺静脉隔离+前壁线性消融+后壁BOX消融)"。本次入院超声心动图示左心房前后径50 mm,左心室舒张末期内径59 mm,余无异常。体表心电图显示为房性心动过速(图1)。

电生理标测和消融过程

患者入院后完善相关检查,24 h动态心电图示全程房性心动过速,排除手术禁忌后在局部麻醉下行心脏电生理检查及导管消融术。经左侧股静脉将10极和4极标测电极导管分别放置于冠状静脉窦(CS)内及希氏束区域。心动过速下CS电极激动顺序由近至远,周长约270 ms,间期相对固定,经右侧股静脉途径穿刺房间隔,将Pentaray多极标测电极及消融导管置于左心房,探查双侧肺静脉均见残存传导,以Pentaray多极标测电极构建左心房

电解剖模型,在消融指数(AI)指导下予35 W功控盐水灌注模式下行双侧肺静脉前庭巩固消融至电隔离。

后在房性心动过速下行左心房激动标测及多部位拖带标测证实为左心房前壁折返性房性心动过速,考虑与既往前壁消融线"裂隙"相关,遂予前壁线性消融(35 W功控盐水灌注模式)连结右侧肺静脉前庭至二尖瓣环前壁,消融过程中房性心动过速周长延长至305 ms,再次行激动标测提示二尖瓣环逆时针方向心房扑动(房扑)可能。行拖带标测证实左心房低位间隔面不参与折返(图2),考虑为左右心房参与的双房大折返房性心动过速。行右心房电解剖及拖带标测提示右心房间隔及部分后壁(界嵴前方拖带起搏后间期较长,后方拖带满意)参与房性心动过速折返环路(图3),后在右心房面激动最早处(卵圆窝上方,左心房消融点对应面)以35 W功控盐水模式放电约10 s后心动周长逐渐延长至终止。后继续于局部巩固放电至150 s,观察5 min后将消融导管置于左心房,联合Pentaray及CS电极验证双侧肺静脉、前壁及后壁消融线均达双向传导阻滞。

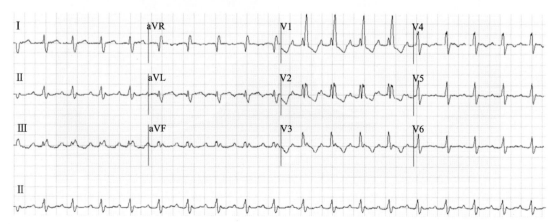

提示房性心动过速2:1下传,下壁及胸前导联P波正向,Ⅰ、aVL导联P波低平,心室率约110次/min。纸速25 mm/s。

图1 体表心电图

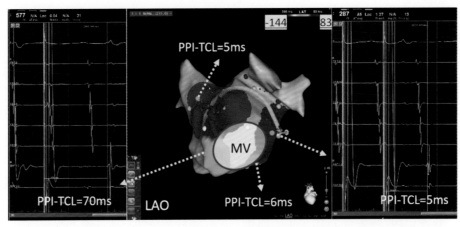

前壁线性消融后房性心动过速周长延长至 305 ms，经拖带标测提示左心房低位间隔面不参与折返（局部拖带 PPI-TCL 为 70 ms）。PPI：起搏后间期；TCL：心动过速周长。纸速 100 mm/s。

图 2　左心房激动和拖带标测图

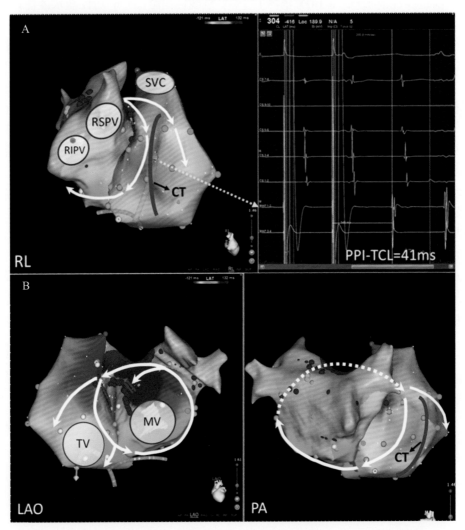

图 A 证实为左右心房参与的双房大折返房性心动过速（右心房间隔及部分后壁参与折返路径），界嵴前方拖带 PPI-TCL>40 ms，界嵴后方及右心房间隔面拖带满意。图 B 中左侧为左前斜（LAO）体位，右侧为后前（PA）位。CT：界嵴；MV：二尖瓣；RIPV：右下肺静脉；RSPV：右上肺静脉；TV：三尖瓣。纸速 100 mm/s。

图 3　激动及拖带标测图（A）和房性心动过速折返路径示意图（B）

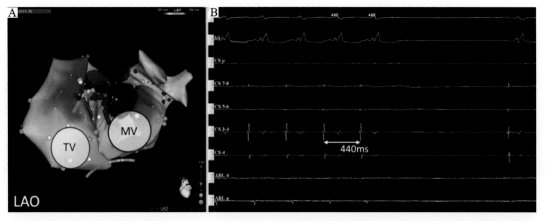

消融导管位于右心房间隔面卵圆窝上方（左心房消融点对应处，图A），局部放电消融约 10 s 后房性心动过速逐渐延长至终止（图B）。纸速 100 mm/s。

图 4　消融靶点的三维图和腔内电图

讨论

　　房颤导管消融术后的房性心动过速机制较复杂，多为医源性，起源部位依赖于既往消融术式，绝大多数为左心房起源，主要为大折返和（或）局灶机制。双心房大折返房性心动过速既往报道相对少见，最近的一项研究发现，持续性房颤行左心房前壁线性消融，有 31% 的患者于术中或术后出现双心房大折返房性心动过速。其具体类型主要分为 3 类：①二尖瓣峡部及三尖瓣峡部参与的大折返；②二尖瓣峡部及右心房间隔面参与的大折返，三尖瓣峡部不参与；③左右心房间隔面参与的大折返，二尖瓣峡部及三尖瓣峡部均不参与。本例消融过程中自发的双房大折返房性心动过速为上述第 2 种类型。

　　前壁或间隔前壁消融线作为二尖瓣房扑或左心房前壁基质改良的消融术式现已逐渐被采用。因 Bachmann 束及房间隔解剖的特殊性，在左心房面进行消融产生局部传导障碍，致使激动跨越左心房间隔面，从而增加双心房大折返房性心动过速的发生风险。电生理标测过程中如怀疑该类房性心动过

速，应详细行左右心房激动及多部位拖带标测。对于第 1 类和第 2 类双心房大折返房性心动过速可考虑行二尖瓣峡部消融。本文作者结合前期研究认为，鉴于部分患者二尖瓣峡部消融困难，可予右心房间隔面对应处补充消融及联合三尖瓣峡部消融，可有效终止该类心律失常。

（余金波）

参考文献

[1] Mikhaylov E N, Mitrofanova L B, Vander M A, et al. Biatrial tachycardia following linear anterior wall ablation for the perimitral reentry: incidence and electrophysiological evaluations[J]. J Cardiovasc Electrophysiol, 2015, 26 (1): 28-35.

[2] Kitamura T, Martin R, Denis A, et al. Characteristics of single-loop macroreentrant biatrial tachycardia diagnosed by ultrahigh - resolution mapping system [J]. Circ Arrhythm Electrophysiol, 2018, 11(2): e005558.

[3] Yu J, Chen K, Yang B, et al. Peri-mitral atrial flutter: personalized ablation strategy based on arrhythmogenic substrate[J]. Europace, 2018, 20(5): 835-842.

29. 导管消融单心室 Fontan 术后心房扑动

病例简介

患者，男，22 岁，因"活动后心悸、气促 1 个月，伴晕厥 2 次"入院。发作时心电图提示阵发性房性心动过速，未规则服药治疗。16 年前因复杂紫绀型先天性心脏病，接受双向格林氏手术（Fontan Ⅰ 期手术，上腔静脉–肺动脉分流术）。10 年前再次行全腔静脉–肺动脉分流术（Fontan Ⅱ 期矫正术，心外腔静脉–肺动脉转流术 E–TCPC 术，经心外人工导流管连接下腔静脉汇入肺动脉），术后恢复良好，可耐受上 3 层楼或者平地步行约 2 km。否认心肌炎、高血压病、糖尿病、心脏病家族史。入院后超声心动图显示：完全性房室隔缺损，大动脉左异位；单心房，单心室改变；Fontan 术后改变；左位上、下腔静脉血流单向，单心室与主肺动

脉血流交通；共同房室瓣关闭不全，心室整体收缩功能减退；左右心室融合成一个大心室腔（内径 93 mm），左心室射血分数明显降低（30%）。心脏 CT 造影显示：单心室，大动脉转位，永存左上腔静脉，房间隔缺损，肺动脉狭窄。

发作时体表心电图呈节律规整、宽 QRS 波心动过速，QRS 波宽度 156 ms。窦性心律时心电图为完全性右束支阻滞，QRS 波形态与心动过速相近，且心动过速发作过程中可出现一过性 3：1、4：1 下传，显示清晰 P 波，考虑为房性心动过速伴完全性右束支传导阻滞（图 1）。

患者为复杂紫绀型先天性心脏病，单心室畸形，经过两期"双向格林氏手术（双向 Glenn 术）""全腔静脉–肺动脉分流术（Fontan 术）"。术后 10 年出现房性心动过速，伴心源性晕厥。该病例可选策略包括：①抗心律失常药物治疗，但抗心律失常药物可

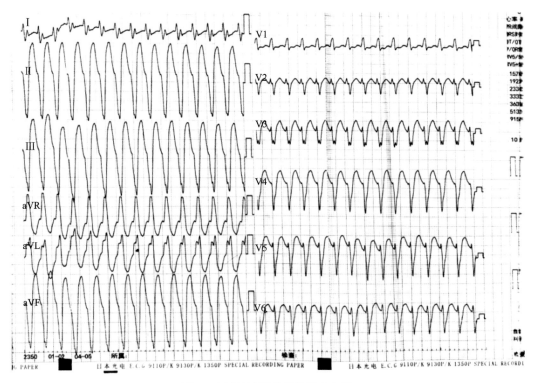

图 1　心动过速发作时体表心电图

能有负性肌力作用，使心功能恶化；②施行房室结消融术+起搏器植入术，达到控制心室率目的。但该患者 Fontan 术后经腔静脉血流分流进入肺动脉-肺循环，最后汇入单心室。起搏器电极无法通过静脉途径进入心室，而经动脉系统及心外膜系统的起搏系统亦不是常规选择。该患者较为复杂，处理较棘手。经导管心腔内电生理标测及射频消融术亦存在心房路径选择问题，常规经静脉无法直接进入心房，经动脉逆行进入心室再进入心房系统，可能无法标测到大部分心房部位。目前国内外均无大样本该类严重心脏畸形并行 Fontan 矫正术合并房性心律失常导管消融术的系列研究，多为个案报道。主流心房路径为经腔静脉穿刺人工血管进入心房系统进行标测及消融（图2）。经充分病情评估及术前讨论，并结合患者及家属意愿，决定尝试行心腔内电生理标测及导管射频消融术。

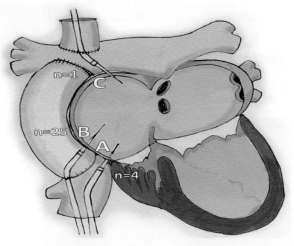

图2 Fontan 术后房性心动过速导管消融心房路径选择示意图

电生理标测和消融过程

经患者书面知情同意后，在 1% 利多卡因局部麻醉下穿刺右侧股动脉置管，置入可调 10 极标测电极。经主动脉逆行途径送入心室后送至解剖右心房，心腔内标测提示心动过速，周长（TCL）320 ms，为 2：1 下传的房性心动过速。局部拖带起搏后间期（PPI）-TCL = 10 ms，提示局部解剖右心房心肌处于心动过速折返环路。但逆行法无法标测到完整左、右心房激动情况，且无法提供稳定的腔内电极作为标测参考电极。穿刺右侧股静脉，送入 4 极标

测电极及 Afocus II（Abbott，USA）高密度标测电极，行腔静脉系统及人工血管标测，局部拖带标测提示腔静脉及人工血管连接处位于折返环内（图3）。经人工血管穿刺进入心房，行高密度标测以及拖带标测，提示解剖房室瓣环依赖心房扑动，局部可标测到复杂碎裂电位，激动顺序标测显示为"8"字折返。关键峡部为解剖房室瓣环峡部复杂电位区，可能为外科手术切口修补部位。局部可记录到长程复杂电位，峡部拖带 PPI-TCL 为 0 ms。解剖右心房峡部、左心房峡部、心房前壁，均在折返环路，拖带时 PPI-TCL = 10-30 ms。解剖右心耳、左心耳、左心房后壁拖带 PPI-TCL>80 ms（图4）。选择在心房基底部后壁峡部复杂电位区消融，消融过程中心动过速转复为窦性心律（图5，图6）。后于人工血管缝合处邻近腔静脉内进行巩固消融。术后随访 18 个月，未出现房性心动过速复发。

讨论

心房-肺动脉转流 Fontan 术式始于 1971 年，作为单心室畸形主流术式，可有效缓解心肺循环负荷。术后随着时间延长，慢性压力负荷增加，肺静脉、心房容量负荷增加以及瘢痕形成，均为心律失常重要始发基质。房性心动过速可引起血流动力学障碍，甚至增加病死率。抗心律失常药物治疗、导管消融可作为心房肺动脉 Fontan 术后房性心动过速的治疗选择，药物治疗通常疗效不佳，且可能增加不良后果。

Fontan 术后伴房性心律失常主要为房内折返性心动过速（IART），可分为 2 种：第一种为围绕瓣环折返，其表现为关键峡部位于房室瓣环下部，类似于正常心脏结构患者的三尖瓣峡部依赖性心房扑动；第二种为心房后壁瘢痕介导。此外，还有折返环路位于这两个部位以外的房性心动过速。

多数病例可通过外科开窗术或人工血管穿刺术导管达到肺静脉、心房进行标测及消融。在人工导流血管较低的部位进行穿刺，成功率较高，该部位撕裂导流管的风险最低。选择较为锐利的穿刺针，并将头端弯度做大可提高穿刺成功率。因为该穿刺术需要在人工导流管、心脏外结构进行暴力操作，有潜在的胸腔出血等严重并发症的风险。该类病例需在有经验的专家团队指导下进行，且需有外科团队保驾。

（林亚洲　杨志平）

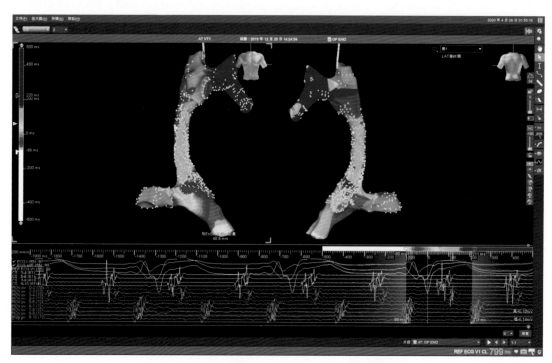

颜色过渡区域为连接部位，局部拖带刺激提示位于折返环路。

图 3　心动过速时腔静脉及人工血管内三维标测图

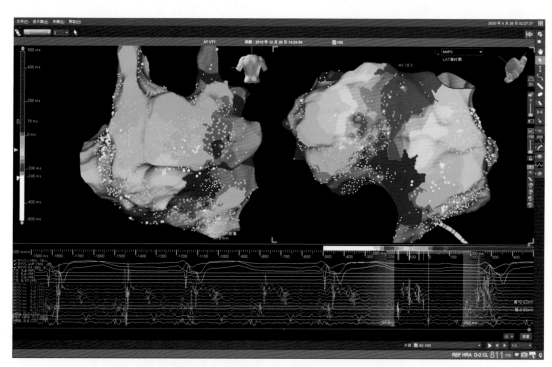

红紫色带交界位于解剖房室瓣环，局部可标测到复杂电位，拖带刺激 PPI-TCL 为 0 ms。

图 4　经人工血管穿刺途径行心动过速时心房高密度标测图

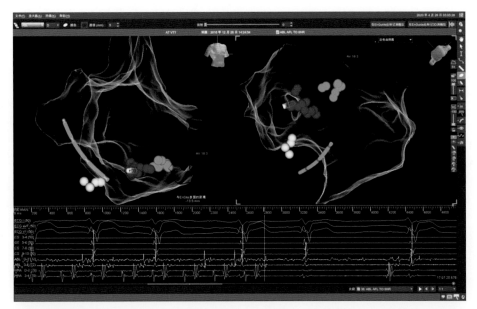

心动过速时于解剖房室瓣环复杂电位区消融终止心动过速，后又于腔静脉-人工血管连接处巩固消融。绿色球代表希氏束位置，红球为解剖房室瓣环消融位置，白球为腔静脉侧消融部位。

图 5 消融靶点三维解剖图

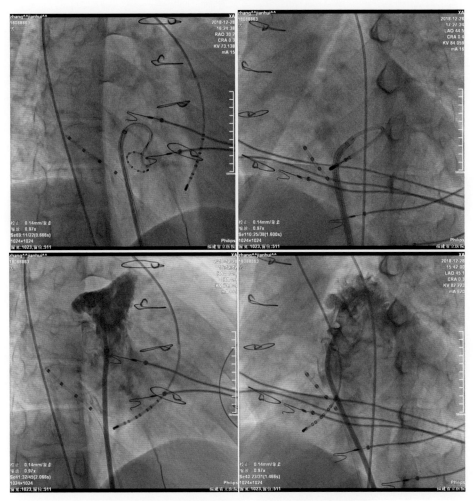

图 6 术中心房造影及标测、消融时导管位置影像图

参考文献

［1］ Moore J P, Shannon K M, Fish F A, et al. Catheter ablation of supraventricular tachyarrhythmia after extracardiac Fontan surgery［J］. Heart Rhythm, 2016, 13(9)：1891-1897.

［2］ Moore B M, Anderson R, Nisbet A M, et al. Ablation of Atrial Arrhythmias After the Atriopulmonary Fontan Procedure：Mechanisms of Arrhythmia and Outcomes［J］. JACC Clin Electrophysiol, 2018, 4(10)：1338-1346.

［3］ Roca-Luque I, Rivas-Gandara N, Dos SL, et al. Long-Term Follow-Up After Ablation of Intra-Atrial Re-Entrant Tachycardia in Patients With Congenital Heart Disease：Types and Predictors of Recurrence［J］. JACC Clin Electrophysiol, 2018, 4(6)：771-780.

［4］ Stephenson E A, Lu M, Berul C I, et al. Arrhythmias in a contemporary fontan cohort: prevalence and clinical associations in a multicenter cross-sectional study［J］. J Am Coll Cardiol, 2010, 56(11)：890-896.

30. 导管消融复杂先天性心脏病 Fontan 术后心动过速

病例简介

患者，男，18 岁，因"间断心悸 2 年"于 2017 年 12 月 1 日入院。患者 11 年前诊断为复杂性先天性心脏病、右位心、大动脉转位、单心室、内脏转位。曾在武汉亚洲心脏病医院行双向 Gleen 术及改良 Fontan 术。入院超声检查显示：①内脏、心房反位，肝脏位于左上腹，脾脏位于右上腹，肝静脉回流入左侧右心房，肺静脉汇入右侧的左心房，两组房室瓣瓣膜回声正常；②心室腔呈单一心室，其间未见室间隔组织，两条大动脉均起于单一心室右侧；③胸骨上窝切面显示左侧上腔静脉腔内血流通畅，上腔静脉与肺动脉吻合口显示欠清晰，内径约 0.5 cm，剑突下切面显示下腔静脉与人工血管内径约 1.7 cm，吻合口处内径 1.6 cm，人工管道上可见减压孔与左侧心房相通，减压孔口径约 0.4 cm，可见人工管道向左侧心房分流为主的血流信号。结论：单心室、全腔肺动脉连接术后；内脏、心房反位、右位心；肺动脉狭窄；人工管道血流通畅。

电生理标测和消融过程

患者因频繁发作心动过速要求行射频消融治疗。术前查阅既往手术记录，可知患者于 2007 年行双向 Gleen 术：阻断上腔静脉，在上腔静脉入心房处上端切断上腔静脉，近端以 5/0 Prolene 缝线缝闭。切开主肺动脉及左肺动脉，与上腔静脉断端做端侧吻合，用 6/0 MAXON 缝线缝合，同时结扎右侧上腔静脉。2008 年行改良 Fontan 术：打开左侧心房，显露下腔静脉开口，用 5/0 Prolene 缝线缝合，用 20 号 Gore-tex 人造血管连接下腔静脉，管道向心房开窗 3.5 mm。Gore-tex 人造血管从左侧心房穿出并与房壁缝合。肺动脉根部离断主肺动脉，用 6/0 Prolen 缝线缝闭肺动脉近心端，远端切口向左肺动脉延伸。Gore-tex 血管另一端与左肺动脉下缘吻合，完成下腔静脉与肺动脉连接。从手术过程发现患者上、下腔静脉均不通向心腔，仅有人工管道与左侧心房减压孔可通向心腔，因此电生理检查术前的初步设想：①经动脉途径跨瓣后放置多极导管尽可能贴近房室瓣环，既可充当冠状静脉窦

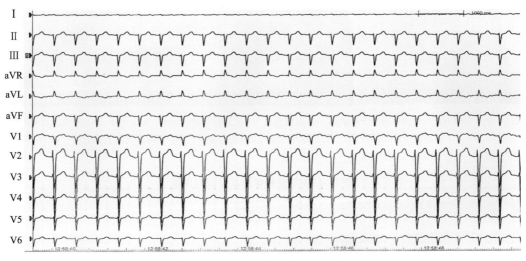

图 1　心动过速发作时体表心电图

电极，必要时又可当心室起搏电极；②经下腔静脉人工管道和心房间的减压孔这个唯一进入右心系统的通道放置消融导管。

术中通过动脉逆行途径放置 Halo 电极于心室，可记录到明显的心室电位。冠状静脉窦（CS）导管放置于下腔静脉，记录到明显的心房、心室电位（图 2A、B）。通过下腔静脉造影寻找减压孔（图 2C），在长鞘支撑下用消融导管钻孔（图 2D、E），在三维电解剖标测系统（Carto 3，美国强生公司）指导下应用 FAM 功能建模确定减压孔位置；同时构建右心房及人工管道解剖模型。通过心房刺激可诱发出 2 种心动过速（图 3 A、B），心动过速 1 发作时进行心室拖带显示室房分离，静滴异丙肾上腺素后再次进行心室拖带成功（图 3C），起搏终止后房室激动顺序为 V-A-V-A，起搏后间期（PPI）595 ms，患者心动过速周长 382 ms。因此，可排除房性心

动过速及房室旁路。诊断为房室结折返性心动过速（AVNRT）。消融导管分别于低位右心房及高位右心房均可标测到明显的希氏束电位（图 4A、B），考虑患者存在双房室结。先于低位房室结慢径区域进行消融，放电过程中有良好的交界区反应，消融后心动过速仍能诱发（心动过速 2）。遂继续在更高部位反复消融，也可出现稳定的交界区心律，但仍可诱发心动过速，心动过速发作时出现室房分离（图 3D）。因 HV 间期明显长于窦性心律时的 HV 间期，可排除室性心动过速，仍考虑为 AVNRT。最终消融导管于高位房室结附近标测到明显的希氏束电位处进行消融后，心动过速不再诱发。考虑到该处放电发生房室传导阻滞风险大，为增加导管贴靠的稳定性，消融时采用了在心室侧反钩至希氏束附近的方法（图 4C、D）。随访 1 年未复发。

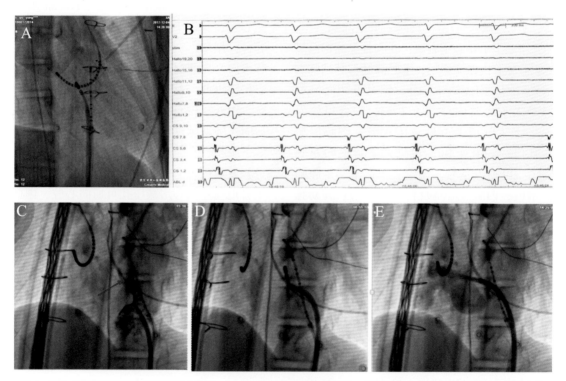

图 A：Halo 电极通过动脉途径放置于心室肌，CS 电极放置于下腔静脉影像；图 B：Halo 电极及 CS 电极记录到的心腔内电图；图 C：下腔静脉造影寻找减压孔，红色箭头所示为减压孔位置；图 D：消融导管钻孔影像图；图 E：消融导管钻孔成功，造影证实进入心房组织。CS：冠状静脉窦。

图 2　导管放置影像图及心腔内电图

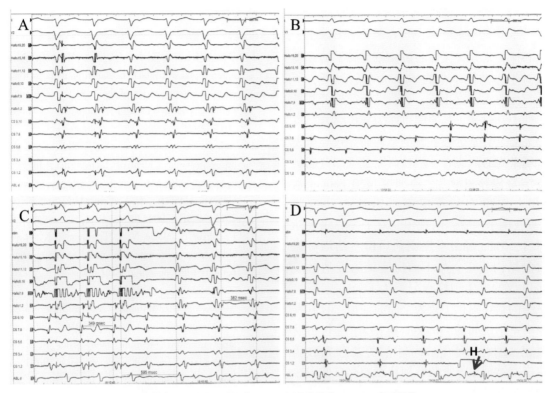

红色箭头所示为 His 束电位。CS：冠状静脉窦；ABL：消融导管。

图 3　两种心动过速发作（A、B）、心动过速 1 心室拖带（C）及心动过速发作室房分离的腔内电图（D）

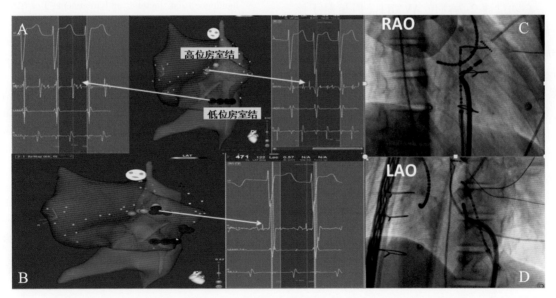

图 A：消融导管分别于低位右心房及高位右心房标测到 His 束电位时的三维解剖及心腔内电图；图 B：消融导管于高位房室结区域放电时的三维解剖及心腔内电图；图 C、D 分别为右前斜及左前斜位导管反钩至心室侧 His 束附近影像图。RAO：右前斜 30°；LAO：左前斜 45°。

图 4　导管标测及消融三维解剖图、心腔内电图及影像图

讨论

快速心律失常是先天性心脏病较为棘手的并发症，尤其对于心功能不全的 Fontan 术后患者，所导致的危害性更大。据报道，异位综合征患者常易合并室上性心动过速，其原因可能为异位综合征可能存在相关复杂异常的心脏解剖结构而导致心律失常。对于复杂先心病患者，尸检研究发现部分病例存在房室结及传导束异常。有研究报道 Fontan 术后患者存在双房室结及房室折返性心动过速（AVRT）累及两个房室结的现象。对于先心病大动脉转位患者，Tada 等最早提出前后房室结均可能形成各自的结内折返，应于前房室结附近消融成功。Epstein 等的电生理检查分析为 Fonton 术后患者双房室结的存在提供了较为全面的证据，且其发现利用双房室结之间的"Mockeberg 吊索"进行折返的心动过速。因此对于 Fontan 术后等复杂先心病患者，双房室结现象等复杂解剖特点的存在使得导管消融治疗难度较大。

本例患者术中诱发 2 种心动过速，最终电生理检查证实均为 AVNRT，考虑心动过速 1 为低位 AVNRT，心动过速 2 为高位 AVNRT。但是对于该病例在高位房室结区域标测到明显的希氏束电位处进行消融出现房室传导阻滞风险极大，且术中一旦出现房室传导阻滞，因为无静脉入路进行起搏治疗，极大地增加了手术风险。因此，在该部位消融首先必须保证导管的稳定性。笔者通过从心室侧反钩至希氏束附近的贴靠方法极大地增加了导管的稳定性，同时初始应用 10~15 W 低功率放电消融，放电 10~20 s 后停下观察房室传导，确定房室传导无异常后继续进行滴定法放电，最终持续放电达 120 s，反复静脉滴注异丙肾上腺素后心动过速不再诱发。

（张劲林　黄尾平）

参考文献

[1] Guo X G, Liao Z, Sun Q, et al. Mapping and ablation of anteroseptal atrial tachycardia in patients with congenitally corrected transposition of the great arteries: implication of pulmonary sinus cusps[J]. Europace, 2017, 19(12): 2015-2022.

[2] Noheria A, Asirvatham S J, McLeod C J. Unusual atrioventricular reentry tachycardia in congenitally corrected transposition of great arteries: a novel site for catheter ablation [J]. Circ Arrhythm Electrophysiol, 2016, 9(6): 004120.

[3] Upadhyay S, Marie V A, Triedman J K, et al. Catheter ablation for atrioventricular nodal reentrant tachycardia in patients with congenital heart disease[J]. Heart Rhythm, 2016, 13(6): 1228-1237.

[4] Nierras P C, Maranian A P, Wen M S, et al. Radiofrequency catheter ablation of orthodromic atrioventricular reentrant tachycardia in a child with congenitally corrected transposition of the great arteries and atrial septal defect[J]. Int J Cardiol, 2016, 212: 277-279.

[5] Hoffman T M, Bush D M, Wernovsky G, et al. Postoperative junctional ectopic tachycardia in children: incidence, risk factors, and treatment[J]. Ann Thorac Surg, 2002, 74(5): 1607-1611.

[6] 郭晓刚, 马坚, 刘旭, 等. 矫正型大动脉转位合并室上性心动过速的电生理特点及射频消融治疗[J]. 中华心律失常学杂志, 2014, 18(6): 416-419.

[7] Tada H, Nogami A, Naito S, et al. Selected slow pathway ablation in a patient with corrected transposition of the great arteries and atrioventricular nodal reentrant tachycardia[J]. J Cardiovasc Electrophysiol, 1998, 9(4): 436-440.

[8] Epstein M R, Saul J P, Weindling S N, et al. Atrioventricular reciprocating tachycardia involving twin atrioventricular nodes in patients with complex congenital heart disease[J]. J Cardiovasc Electrophysiol, 2001, 12(6): 671-679.

31. 导管消融完全型肺静脉异位引流外科纠治术后心房扑动

病例简介

患者，女，27岁，因"产后胸闷、心悸半年"入院。患者幼年时曾因完全型肺静脉异位引流合并动脉导管未闭行外科纠治术。本次心电图提示心房扑动(图1)，超声心动图提示左心房内径40 mm，右心房形态饱满；肺静脉与左心房开口处血流正常；左心室舒张末内径54 mm，左心室射血分数47%。

电生理标测和消融过程

患者曾行复杂先天性心脏病外科纠治术，心房扑动(房扑，AFL)可能与围绕瘢痕的折返有关，但双心房均曾切开，故不能排除AFL起源于左心房的可能性。患者入院后在局部麻醉下行电生理标测和导管消融，穿刺左锁骨下静脉放置10极电极导

管送入冠状静脉窦(CS)，穿刺右侧股静脉放置4极电极导管送入右心室心尖部。穿刺右股静脉送入8.5 F SR0鞘管至右心房(RA)。AFL周长(CL)稳定为251 ms，伴不等比房室传导，CS传导顺序为由近及远。先行CS 1, 2拖带，提示起搏后间期(PPI)与房扑CL差值为65 ms，不支持围绕二尖瓣环折返。行RA三维激动标测(Catro 3系统引导)，结果显示RA激动时间为242 ms(占AFL周长90%以上)，在三尖瓣环峡部、间隔部和游离壁侧拖带PPI与房扑CL差值<20 ms(图2A、B)，诊断为围绕三尖瓣环顺时针方向折返。遂行三尖瓣峡部消融，以35 W，43 ℃盐水灌注能量从三尖瓣环6点钟位置至下腔静脉线性消融，每点放电40 s。在放电过程中，房扑CL逐渐由251 ms延长至267 ms，消融下腔静脉(IVC)附近CL延长至301 ms，并不再变化(图2C)。此时考虑两个可能：①AFL折返环未变，仍是绕三尖瓣环顺钟向折返，因峡部传导延迟导致房扑CL延长；②AFL折返环改变。为鉴

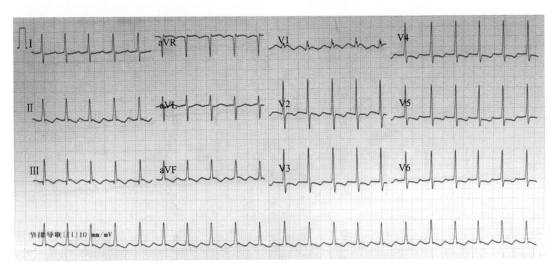

提示心房扑动伴2∶1房室传导。

图1 体表心电图

别折返环是否改变，可围绕三尖瓣环进行多部位拖带，此例三尖瓣游离壁再次拖带 PPI-CL 为 3 ms，但峡部拖带不佳，提示折返环可能改变（图3A）。再次行 RA 激动标测和基质标测，激动标测结果提示 RA 侧壁折返可能，但未能直观显示折返路径（图3B）。以双极电压 0.3 mV 为界值定义低电压区，显示 RA 游离壁中部有多个长条形或片状不规则低电压区，低电压区之间存在狭窄的传导通道（图3C），导管置于通道上部拖带提示 PPI 与房扑 CL 差值为 17 ms，提示此处靠近折返环的关键峡部。为进一步明确折返环，采用 Ripple 技术动态

显示激动扩布过程，可见激动通过低电压区之间的传导通道后，自游离壁向间隔方向传导，并向上绕到上腔静脉（SVC）后壁，再向前向下传导再次进入关键峡部，最后诊断为以低电压区之间传导通道为关键峡部的围绕 SVC 折返（图4）。以 35 W，43 ℃ 在低电压区之间进行短线性消融，第3次放电即终止房扑，恢复窦性心律，继续巩固消融直至消融线上无明显电位（图5A）。术后反复 CS 近端 Burst 刺激 300 ms 至 200 ms 不能诱发任何房性快速性心律失常。术后起搏验证，三尖瓣峡部已经实现双向阻滞（图5B、C）。

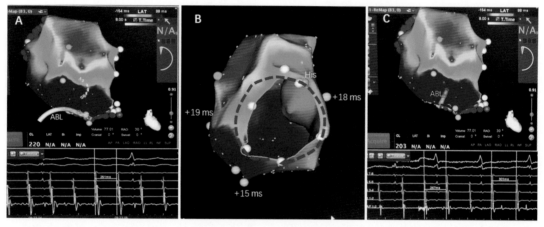

提示围绕三尖瓣环顺时针方向折返。图 A：AFL 周长 251 ms，CS 顺序为由近及远；图 B：激动标测和拖带标测证实围绕三尖瓣环顺钟向折返，黄色点为拖带点，峡部、间隔和游离壁拖带 PPI 与 AFL 周长差值均小于 20 ms；图 C：三尖瓣峡部消融过程中，房扑周长由最初 251 ms 延长至 267 ms，下腔静脉口附近消融使周长延长至 301 ms，并稳定不变。

图2　右心房三维激动标测图

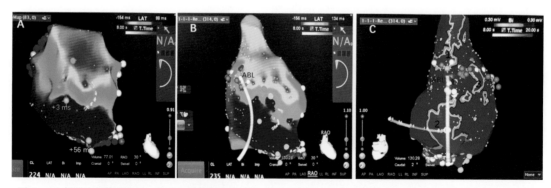

图 A：RA 侧壁中部拖带良好，但三尖瓣峡部拖带不佳；图 B：再次 RA 激动标测，RA 激动时间为 290 ms，占 AFL 周长 96%；图 C：RA 基质标测可见多个片状低电压区，其中低电压区1和低电压区2分别延伸至上腔静脉和下腔静脉，低电压区1和低电压区2之间有传导通道，低电压区2和低电压区3之间有传导缝隙，导管置于低电压区1和低电压区2之间传导通道的上部拖带，可见 PPI 与 CL 差值为 17 ms，提示此处靠近折返环的关键峡部。

图3　第2种心动过速三维激动标测图

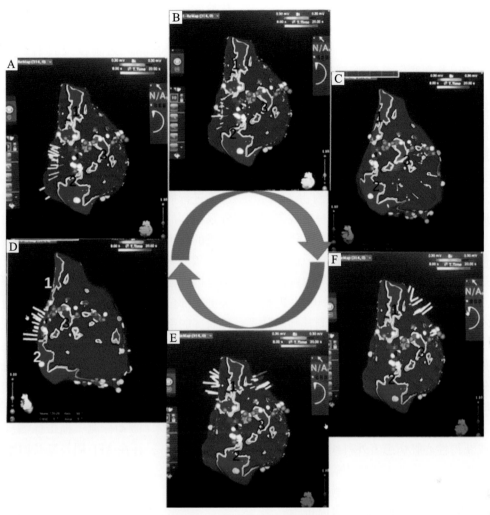

从图 A 开始至图 C，可见激动通过低电压区 1 和低电压区 2 之间的传导通道，再通过低电压区 2 和低电压区 3 之间的传导缝隙，自游离壁向间隔方向传导；从图 F 开始至图 D，可见激动向上向后绕过上腔静脉，并在上腔静脉侧壁折向下传导，重新回到低电压区 1 和低电压区 2 之间的传导通道。

图 4　Ripple 技术显示的房扑折返路径图

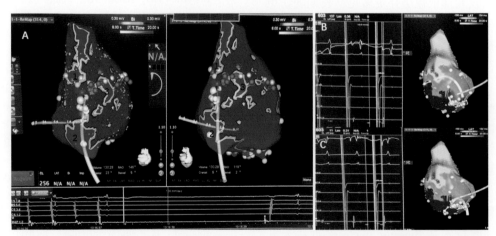

图 A：在低电压区 1 和低电压区 2 之间短线性消融房扑终止，巩固消融直至线上无明显电位；图 B、C：CS 近端起搏至右心房侧壁中部传导时间为 128 ms，CS 近端起搏至峡部消融线的游离壁侧传导时间为 176 ms，提示三尖瓣峡部线阻滞成功。

图 5　第 2 种心动过速消融路径图

讨论

肺静脉异位引流指部分或全部肺静脉未直接与左心房相连，而与体静脉或右心房相连接，约占先天性心脏病的 5.8%。肺静脉异位引流分为部分型和完全型，前者占 60%~70%，后者占 30%~40%。完全型肺静脉异位引流又可分为心上型、心内型和心下型。心上型指共同静脉通过左侧垂直静脉、右侧奇静脉或直接回流入右上腔静脉，约占 50%；心内型是指肺静脉总干直接开口于右心房，或者流到冠状静脉窦，约占 30%；心下型是指共同肺静脉通过垂直静脉穿过膈肌与肝门静脉连接，偶尔与静脉导管、肝静脉或下腔静脉相连，易导致肺静脉引流梗阻，预后极差，约占 13%。本例电生理检查术中发现右心房侧壁有较多瘢痕，推测其肺静脉异位引流的类型为心内型，而术后 20 余年发生 AFL 可视为外科纠治术后的极远期并发症。

先心病外科术后常发生心房扑动，其与手术瘢痕相关。同时患者心房扩大、心肌纤维化也是重要的影响因素。由于解剖结构变异、手术瘢痕分布较广，先天性或获得性心脏病患者外科纠治术后 AFL 往往合并多种类型。一项纳入 372 例病例的外科术后房扑消融研究显示，三尖瓣峡部依赖房扑最多见（约占 80%），其次为非峡部依赖性房内折返。多因素分析发现，非峡部依赖性房内折返和先天性心脏病为远期复发的预测因素。然而，其他相关研究报道的房扑类型差异明显。多项研究发现非峡部依赖性房内折返较峡部依赖房扑更多见，长期随访患者房扑复发率在 17%~50%。上述研究提示，先心病术后房扑机制复杂，常合并多种类型，导管消融成功率较低，复发率较高。

本病例 AFL 最初电生理标测发现三尖瓣峡部依赖顺钟向折返，然而三尖瓣峡部消融不能恢复窦性心律，再次进行拖带和激动标测提示已转变为另一种 AFL。针对不典型房扑，单纯激动顺序标测往往很难准确识别其折返环和关键峡部，此时就凸显基质标测和 Ripple 标测的重要性。基质标测可以发现术后遗留的瘢痕区，并可推测折返环的大致部位。Ripple 标测技术是 Biosense Webster 近年来开发的新型标测技术，该标测技术可以动态、直观地显示折返环的路径。白色条柱的高低代表了局部双极电压的大小，白色条柱的扩布方向代表了激动的

传导方向，扩布速度代表了激动的传导速度，借此可以直观显示折返路径和慢传导区。相对传统三维激动标测，Ripple 标测技术具有独特的优越性：①不需要设定兴趣时间窗，无须确定局部激动时间（LAT）。三维激动标测过程中，常因双电位、延迟电位、无明显电位或电位不在兴趣时间窗内而造成 LAT 难以确定，反复校对调整 LAT 又可能耗费过多的时间，而 Ripple 标测技术无须确定 LAT，无疑可以避免人为因素干扰，提高标测效率。②不进行插值运算，参与 Ripple 标测的点均为实际采集到的点，这样可避免系统自动插值运算填充造成的误差，提高了标测的准确性。根据基质标测、激动标测和 Ripple 标测结果，结合拖带，基本可以确定第 2 种 AFL 为围绕 SVC 折返，折返的关键峡部位于手术瘢痕的传导通道。由于明确了关键峡部的部位，消融才得以有的放矢，高效进行，仅仅消融了 3 个点就使 AFL 终止恢复窦性心律。需要指出的是，房扑终止后验证线性阻滞也是减少复发的重要一环。

此例 AFL 标测和消融的成功经验是合理采取多种标测技术（激动标测、拖带标测、基质标测和 Ripple 标测），并在 AFL 周长延长时准确识别房扑类型的变化，并及时再行标测和消融。

（王新华）

参考文献

[1] Brown D W, Geva T. Anomalies of the pulmonary veins. In: Allen HD, Shaddy RE, Penny DJ, Feltes TF, Cetta F, editors. Moss and Adam's heart disease in infants, children and adolescents [M]. Philadelphia: Wolters Kluwer, 2016: 881-911.

[2] Anguera I, Dallaglio P, Macías R, et al. Long-term outcome after ablation of right atrial tachyarrhythmias after the surgical repair of congenital and acquired heart disease [J]. Am J Cardiol, 2015, 115(12): 1705-1713.

[3] Hebe J, Hansen P, Ouyang F, et al. Radiofrequency catheter ablation of tachycardia in patients with congenital heart disease [J]. Pediatr Cardiol, 2000, 21 (6): 557-575.

[4] Moore J P, Shannon K M, Fish F A, et al. Catheter ablation of supraventricular tachyarrhythmia after extracardiac Fontan surgery [J]. Heart Rhythm, 2016, 13(9): 1891-1897.

［5］ Ueda A, Suman-Horduna I, Mantziari L, et al. Contemporary outcomes of supraventricular tachycardia ablation in congenital heart disease：a single－center experience in 116 patients ［J］. Circ Arrhythm Electrophysiol, 2013, 6(3)：606-613.

［6］ Lukac P, Pedersen A K, Mortensen P T, et al. Ablation of atrial tachycardia after surgery for congenital and acquired heart disease using an electroanatomic mapping system：Which circuits to expect in which substrate? ［J］. Heart Rhythm, 2005, 2(1)：64-72.

32. 源自上腔静脉颤样电活动合并分层
传出阻滞的房性心动过速

病例简介

患者，男，69 岁，因"阵发性心房颤动（房颤）"入院。术前基础心电图提示窦性心律伴完全性左束支传导阻滞。

电生理标测和消融过程

患者入院后在局部麻醉下行冷冻球囊消融。经右侧颈内静脉将 10 极电极导管送入冠状静脉窦（CS），经右侧股静脉将 2 极标测电极分别放置于右心室。窦性心律下 HV 间期 50 ms（图 1A）。经右侧股静脉行房间隔穿刺，后使用第二代 28 mm 球囊导管和 20 mm 8 极 achieve 环形导管（Medtronic）行肺静脉冷冻电隔离。隔离完成后，腔内电图提示

存在房性心动过速（图 1B）。体表心电图 P 波形态提示为典型的高位右心房来源房性心动过速（图 1C）。将 10 极电极回撤离开 CS 至右心房-上腔静脉时，于导管近端电极记录到快而不规则的心房电位，并呈 2 : 1 传导至位于高位右心房的远端电极所在处。将 achieve 环形导管以及球囊导管回撤至右心房，送至上腔静脉并记录到房颤样的碎裂电位。achieve 环形导管以及 10 极导管近端/远端共同记录的腔内电图提示心动过速下的分层传出阻滞现象（图 2）。

将球囊准确定位于上腔静脉口行冷冻消融（最低温度-45 ℃，持续 60 s），消融同时持续起搏膈神经。在消融过程中碎裂电位消失，心动过速终止（图 3）。消融结束后未观察到窦房结功能减低以及膈神经损伤，静脉造影未见上腔静脉狭窄。随访半年无复发。

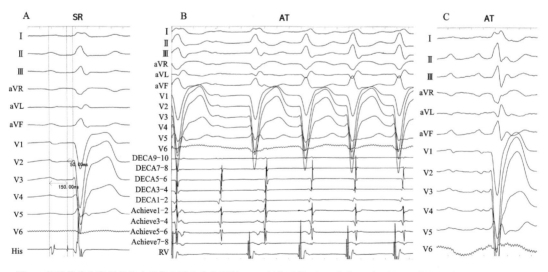

图 A：基础节律为窦性节律合并完全性左束支阻滞，AH 间期略长而 HV 间期正常；图 B：房性心动过速发生时的心电图和腔内电图，环状电极位于左心房接近右肺静脉处，10 极电极位于冠状静脉窦，所有腔内电位均晚于 P 波起始点；图 C：P 波形态提示高位右心房起源的房性心动过速。

图 1　窦性心律和房性心动过速时心电图和腔内电图

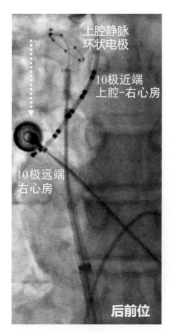
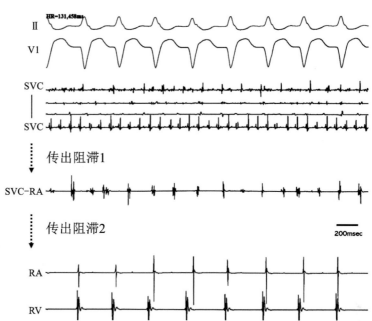

环状电极腔内电图可见颤动电位，在经过"第一层传出阻滞（exit block 1）"后表现为较快但相对规整的周长，再经过 2∶1 形式的"第二层传出阻滞（exit block 2）"后，周长等于体表心电图的 P-P 间期。

图 2　多导管标测房性心动过速的腔内电图

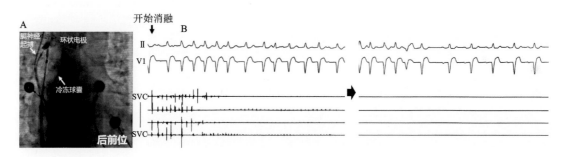

图 A：消融过程中，冷冻球囊充气并置于上腔静脉口，环状电极位于上腔静脉内，2 极导管用于持续起搏膈神经；
图 B：消融过程中颤样电位很快消失，20 s 后心动过速转为窦性心律。

图 3　冷冻电隔离上腔静脉的 X 线影像图（A）和腔内电图（B）

讨论

上腔静脉是最常见的房颤的肺静脉外触发灶，但颤动样电活动导致的房性心动过速的报道并不多。可能的机制包括触发活动、自律性增强和微折返。

本例患者心电图 P 波形态倾向于高位右心房来源的房性心动过速。将 10 极电极回撤到右方—上腔静脉交界处时可以在近端电极记录到比体表心房率快 1 倍的局部电位，以 2∶1 的方式下传至心房。将环状电极置于更高处时可以记录到频率更快的颤动样电位，提示右心房深入上腔静脉的部分心肌的高频自主电活动。这是一个典型的分层传出阻滞传导模式：高位的快速颤动样电活动被过滤为规律电活动，再以 2∶1 的传出阻滞形式进入整个心房。

上腔静脉附近的消融需考虑膈神经麻痹和窦房结损伤风险。近期发表的关于上腔静脉球囊冷冻消融研究报告显示 19.2% 的患者出现了一过性膈神经损伤。在及时中止消融的前提下，未出现永久性膈神经损伤。7.7% 患者发生一过性窦性停搏和交界区逸搏节律，窦结功能随消融停止而恢复。提示上腔静脉冷冻球囊消融是安全可行的，但需密切监测膈神经和窦房结功能，必要时及时停止能量释放。

本例患者在消融中起搏监测膈神经功能，出于安全考虑，冷冻仅持续了 60 s。整个过程中未见膈神经损伤和窦房结损伤。消融后检测窦房结恢复时间 1040 ms。在环状电极上的局部电位消失早于体表房性心动过速终止，提示冷冻损伤带大致位于病灶同一水平（可能略高于病灶），消融效果为直接损伤病灶，而不是将病灶与右心房之间隔离。从术后随访看，冷冻球囊消融在充分监测安全性的前提下，可以作为上腔静脉来源的房性心动过速的一种消融手段。

（熊楠青　李　剑）

参考文献

［1］ Gu W, Li J, Luo X, et al. Cryoballoon ablation for atrial tachycardia resulting from fibrillatory activity in superior vena cava and multilevel exit block［J］. J Cardiovasc Electrophysiol, 2020, 31(2)：557-559.

［2］ Ejima K, Kato K, Iwanami Y, et al. Impact of an Empiric Isolation of the Superior Vena Cava in Addition to Circumferential Pulmonary Vein Isolation on the Outcome of Paroxysmal Atrial Fibrillation Ablation［J］. Am J Cardiol, 2015, 116(11)：1711-1716.

［3］ Gonna H, Domenichini G, Conti S, et al. Cryoballoon isolation of the superior vena cava［J］. JACC Clin Electrophysiol, 2016, 2(4)：529-531.

［4］ Okajima E, Yamashita S, Yoshimura M, et al. Atrial tachycardia with fibrillatory activity in the superior vena cava［J］. J Cardiovasc Electrophysiol, 2019, 30(3)：446-447.

［5］ Wei H Q, Guo X G, Sun Q, et al. Electrical isolation of the superior vena cava using second - generation cryoballoon in patients with atrial fibrillation［J］. J Cardiovasc Electrophysiol, 2020, 31(6)：1307-1314.

33. 冷冻消融上腔静脉起源心房颤动

病例简介

患者，男，68 岁，因"阵发性心悸 3 年"入院。入院诊断为阵发性心房颤动（房颤）。CHA_2DS_2-VASc 评分 3 分，超声心动图等相关辅助检查未见异常。既往有高血压病、糖尿病病史 5 年，规律药物治疗。

电生理标测及消融过程

患者术前心电图诊断为阵发性房颤（图 1），经系统内科药物治疗仍间断出现房颤，具有导管消融手术适应证。入院后在局部麻醉加镇静作用下行心脏电生理检查及房颤冷冻消融治疗。经右侧颈内静脉将 10 极电极导管送入冠状静脉窦（CS），经左侧股静脉将 4 极标测电极分别放置于右心室心尖部（RV）、上腔静脉（SVC）。采用双侧肺静脉电隔离术。经右侧股静脉行房间隔穿刺，穿刺成功后行左心房-肺静脉造影，结合三维解剖重建左心房-肺静脉准确定位肺静脉开口及前庭位置。交换 FlexCath 长鞘，并送冷冻球囊至肺静脉开口。采用直径为 28 mm 二代冷冻球囊进行冷冻消融治疗，冷冻肺静脉消融时间 120~180 s。冷冻消融隔离左上肺静脉（LSPV）时，患者自发房颤（图 2），标测触发房颤时 LSPV 电位不领先，后在余肺静脉标测均不领先。冷冻消融中房颤可自行转为房性心动过速（图 3）。双侧肺静脉各冷冻消融一次并顺利隔离双侧肺静脉，冷冻消融结束时患者仍为房颤，后给予 150 J 同步电复律 1 次转为窦性心律，但窦性心律难以维持（图 4）。后送标测导管（achieve 导管）至 SVC，可见 SVC 内电位较心房频率快（图 5）。送冷冻球囊至 SVC，在冷冻球囊充气和放气过程中，冷冻球囊牵拉刺激过程可使房颤转为窦性心律（图 6）。

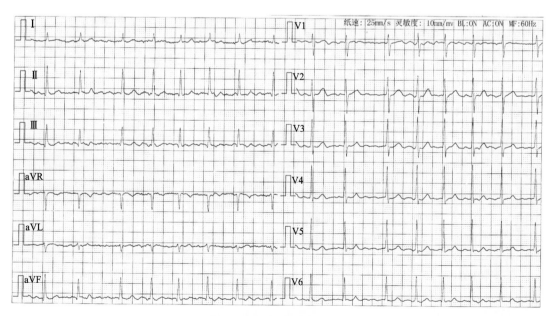

提示心房颤动。纸速 25mm/s。

图 1　体表心电图

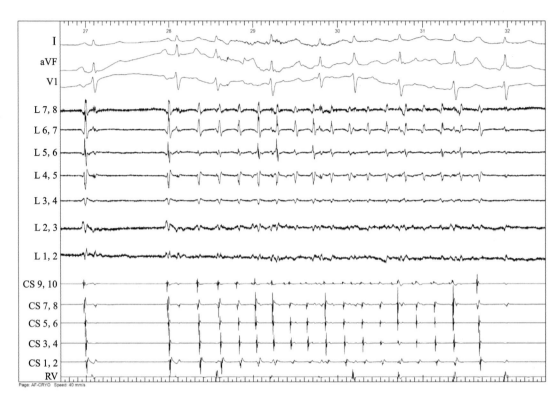

L1~8：冷冻标测导管（achieve 电极）在肺静脉或者上腔静脉内记录电位；CS：冠状静脉窦；RV：右心室。下同。纸速 40 mm/s。

图 2   冷冻左上肺静脉时患者自发房颤发作的腔内电图

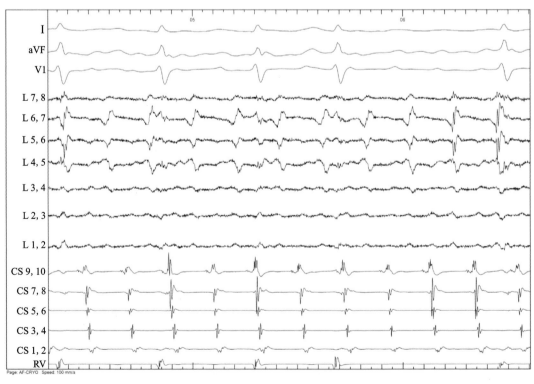

消融过程中自发房颤，房颤可自行转为房性心动过速。纸速 100 mm/s。

图 3   左上肺静脉冷冻消融的腔内电图

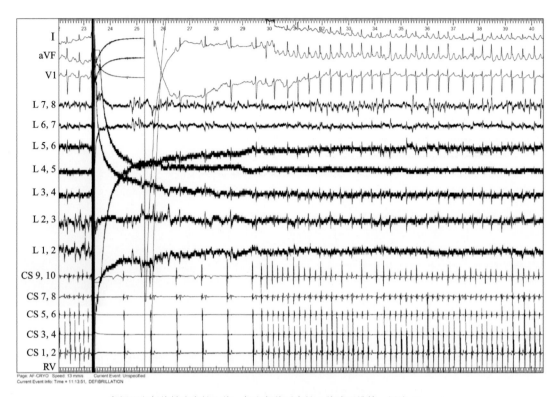

房颤经电复律转为窦性心律，但电复律后窦性心律难以维持。纸速 13 mm/s。

图 4　双侧肺静脉冷冻隔离后电复律图

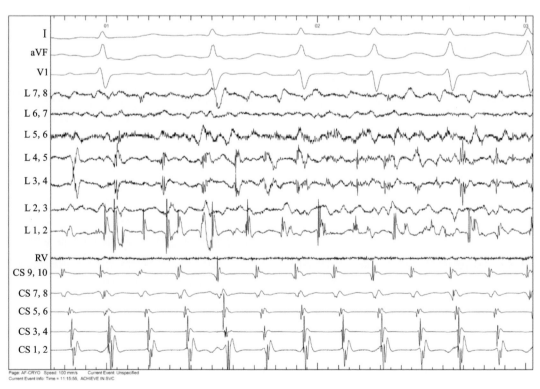

冷冻标测导管（achieve 电极）经股静脉送至上腔静脉，房性心动过速时可见上腔静脉电位频率明显快于 CS 电位。纸速 100 mm/s。

图 5　上腔静脉的腔内电图

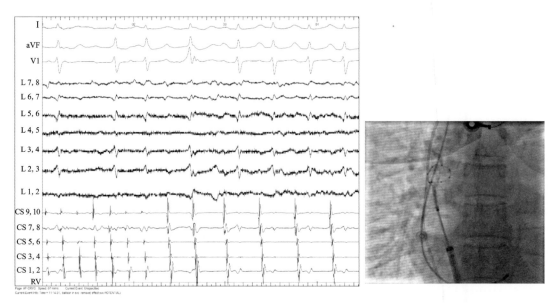

冷冻球囊在上腔静脉内充气，可见房颤受球囊牵拉刺激自行转为窦性心律。纸速 67 mm/s。

图 6　上腔静脉内机械刺激终止房颤的腔内电图(左)和 X 线影像图(右)

电生理检查证实，房颤触发灶可能来源于上腔静脉。采用直径为 28 mm 二代冷冻球囊在后前位、左前斜 45°及右前斜 30°体位确认冷冻球囊在上腔静脉的位置后行冷冻消融治疗(图 7)。上腔静脉冷冻消融时持续性膈神经起搏(电流 15 mA，脉宽 2 mV)预防膈神经麻痹发生。患者上腔静脉电位隔离时间 7 s，温度-13 ℃，共冷冻消融 4 次，术中因冷冻温度下降过快，冷冻最长时间为 68 s。术后冷冻消融上腔静脉结束后，achieve 标测导管放置上腔静脉内，验证上腔静脉电位传出阻滞(图 8)。患者随访 2.5 年，未见房颤、房性心动过速发生。

讨论

上腔静脉冷冻消融隔离有效性：既往组织学研究右心房的心肌细胞可延伸至上腔静脉，这些右心房细胞延伸至上腔静脉心肌细胞具有自律性，可自发房性早搏、房性心动过速，严重者可进展为房颤。国内外研究报道房颤患者上腔静脉起源发生率为 6%～12%，目前射频消融仍然是隔离上腔静脉治疗房颤主要方法。本例经电生理检查证实为上腔静脉起源房颤，并成功电隔离上腔静脉。

冷冻消融的安全性：冷冻球囊用于隔离上腔静脉是一把双刃剑。右心房的肌袖延伸至上腔静脉，肌袖邻近窦房结及膈神经，冷冻球囊易损伤邻近器官。实时动态监测膈肌运动及食管温度是预防并发症最好的办法。术中实时监测膈神经运动及心电监护监测冷冻过程中心率、心律的变化，冷冻术中出现一过性邻近器官的并发症，及时停止冷冻后邻近器官的损伤多数可恢复。本例在隔离上腔静脉过程中温度下降比较快，很难长时间冷冻，故采用多次冷冻消融隔离方法。围术期精细的准备、冷冻消融术中仔细监测、团队合作，冷冻消融隔离上腔静脉是一种可供选择的消融治疗方法。

(罗　斌)

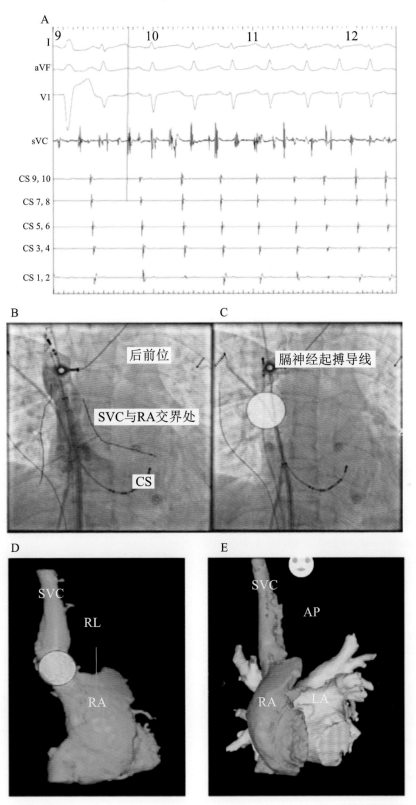

图A：证实上腔静脉触发房颤，发作时上腔静脉内电位频率较冠状静脉窦电位快，上腔静脉内电位明显领先体表P波。图B：上腔静脉造影显示上腔静脉与右心房的交界处。图C：在B基础上球囊封堵上腔静脉冷冻消融。图D：三维重建图形，显示球囊在上腔静脉的位置。图E：三维重建图形，显示上腔与左心房、右心房之间的关系。SVC：上腔静脉；RA：右心房；RL：右侧位；AP：前后位。

图7　冷冻球囊电隔离上腔静脉起源心房颤动的腔内电图(A)、X线影像图(B、C)和三维影像图(D、E)

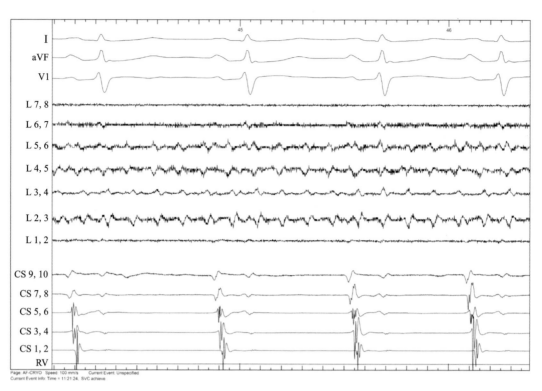

纸速 100 mm/s。

图 8 上腔静脉电位传出阻滞的腔内电图

参考文献

[1] Calkins H, Hindricks G, Cappato R, et al. 2017 HRS/EHRA/ECAS/APHRS/SOLAECE expert consensus statement on catheter and surgical ablation of atrial fibrillation[J]. Europace, 2018, 20(1): 1-160.

[2] Su W, Aryana A, Passman R, et al. Cryoballoon Best Practices II: Practical guide to procedural monitoring and dosing during atrial fibrillation ablation from the perspective of experienced users[J]. Heart Rhythm, 2018, 15(9): 1348-1355.

[3] 罗斌, 孙奇, 郭晓刚, 等. 二代冷冻球囊电隔离上腔静脉起源的心房颤动有效性及安全性分析[J]. 中华心律失常学杂志, 2019, 23(4): 308-314.

[4] Nakamura T, Hachiya H, Yagishita A, et al. The Relationship between the Profiles of SVC and Sustainability of SVC Fibrillation Induced by Provocative Electrical Stimulation[J]. Pacing Clin Electrophysiol, 2016, 39(4): 352-360.

[5] Sharma S P, Sangha R S, Dahal K, et al. The role of empiric superior vena cava isolation in atrial fibrillation: a systematic review and meta-analysis of randomized controlled trials[J]. J Interv Card Electrophysiol, 2017, 48(1): 61-67.

[6] Higuchi K, Yamauchi Y, Hirao K, et al. Superior vena cava as initiator of atrial fibrillation: factors related to its arrhythmogenicity[J]. Heart Rhythm, 2010, 7(9): 1186-1191.

[7] Tsai C F, Tai C T, Hsieh M H, et al. Initiation of atrial fibrillation by ectopic beats originating from the superior vena cava: electrophysiological characteristics and results of radiofrequency ablation[J]. Circulation, 2000, 102(1): 67-74.

[8] Yamashita S, Tokuda M, Isogai R, et al. Spiral activation of the superior vena cava: The utility of ultra-high-resolution mapping for caval isolation[J]. Heart Rhythm, 2018, 15(2): 193-200.

[9] Su W, Kowal R, Kowalski M, et al. Best practice guide for cryoballoon ablation in atrial fibrillation: The compilation experience of more than 3000 procedures[J]. Heart Rhythm, 2015, 12(7): 1658-1666.

34. 导管消融左心耳相关的长程持续性心房颤动

病例简介

患者，男，61 岁，因"长程持续性心房颤动（房颤）消融术后 12 年，再发心悸 1 个月"入院。患者 2007 年因持续性房颤接受导管射频消融手术，术中隔离双侧肺静脉，并行房顶及二尖瓣峡部线性消融、心房碎裂电位消融术。第 1 次手术后 10 年复发房颤，于 2018 年 9 月因持续性房颤伴 10 s 长间歇，安装单腔起搏器。

电生理标测和消融过程

2019 年 5 月再次行导管消融手术。术中发现双侧肺静脉电位恢复，补点消融后电位消失。又相继进行二尖瓣峡部线性消融及左心房碎裂电位消

融，因房顶部可见完整的线性双电位区，考虑房顶线可能已阻断，未再行消融。左心房前壁消融碎裂电位时，冠状静脉窦（CS）电极显示心房颤动转为心房扑动（房扑），周长 330 ms，CS 9，10 领先。行左心房及右心房激动顺序标测，显示在左心耳及其周围区域为房颤（图 1，粉红色区域），平均周长 150 ms。左心房前壁、侧壁及右心房为房扑，周长与 CS 相等，激动顺序标测显示房扑为局灶性，最早激动位于左心房间隔部，所标测激动时间为 145 ms，不到心动过速周长的 50%（图 2）。左心房前壁可见线性双电位区（绿色点所示），从左心耳基底部延伸至右肺静脉前庭，在线上靠近右肺静脉侧可见一电位融合处，而此处激动时间最早。于该处放电（功率 35 W），3 s 后房扑终止。再次标测左心房可见左心耳及周围区域（粉红色区域）仍为房颤，其余区域（蓝色区域）为窦性心律（图 3）。将环状电

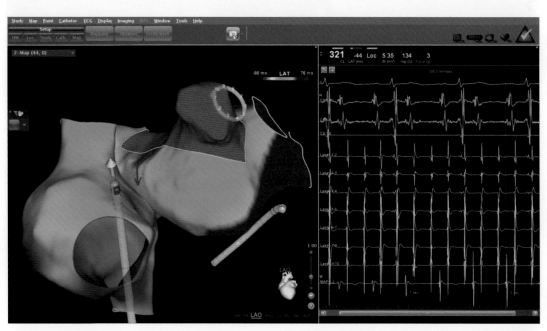

左心耳及其周围区域为房颤（粉红色区域，平均周长 150 ms），左心房前壁、侧壁、间隔及右心房为心房扑动（周长 330 ms，CS 9，10 领先）。

图 1 双房三维激动标测图

极（Lasso）置于左心耳内，继续完成前壁线消融后可见左心耳电位频率逐渐减慢，后出现缓慢自发电位，提示左心耳已隔离（图4）。消融后验证房顶线、前壁线及二尖瓣峡部线均已阻滞。

讨论

本病例说明左心耳可能参与长程持续性房颤的触发和维持。肺静脉是房颤触发灶的主要来源，故隔离肺静脉可有效治疗阵发性房颤。持续性房颤，尤其是长程持续性房颤的发生机制更为复杂，部分病例通过单纯隔离肺静脉难以获得理想疗效。既往有研究报道，上下腔静脉、Marshall 韧带、冠状静脉窦、左心房后壁、左心耳等结构都可能参与房颤的触发和维持。本例长程持续性房颤起源于左心耳，通过隔离左心耳成功终止了房颤，术中出现了左心房内一半房颤，一半房扑的罕见现象。左心耳

作为可能的致心律失常靶点越来越受到重视。2005年，Haïssaguerre 报道了第 1 例起源于左心耳的阵发性房颤，2010 年 Belief 研究证实了与单纯隔离肺静脉相比，联合左心耳隔离在取得更佳效果的同时，并没有增加并发症的发生。目前关于隔离左心耳存在以下争议：①左心耳内部组织薄弱，有发生心脏穿孔的风险；②左心耳前庭组织较厚，达到透壁效果较困难；③左心耳隔离以后，有形成血栓的风险，需终生抗凝治疗。随着器械及方法的进步（56 孔冷盐水灌注导管、冷冻球囊、外科心外膜钳夹等），左心耳隔离的安全性和有效性在不断提高。有研究指出左心耳隔离以后，给予严格、规律的抗凝治疗可以有效预防左心耳血栓及卒中，而左心耳封堵也是预防血栓形成及栓塞的有效方法。对于持续性房颤，尤其是其他消融失败后，左心耳隔离是一种可取的治疗选择。

（吴绍辉）

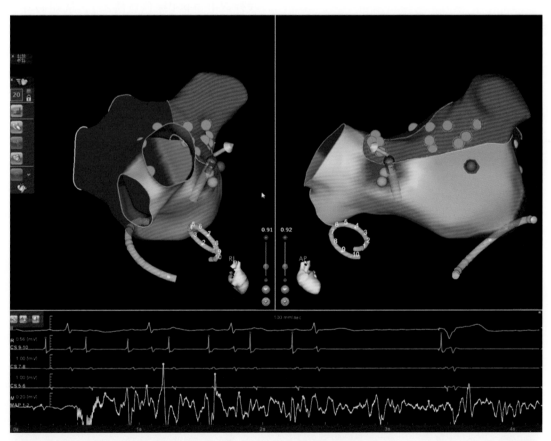

激动顺序标测示房扑时最早激动点在左心房间隔部，左心房前壁可见线性双电位区（绿色点表示），从左心耳基底部
延伸至右肺静脉前庭，于最早激动点放电 3 s，房扑终止。

图 2　左心房前壁消融部位的三维图

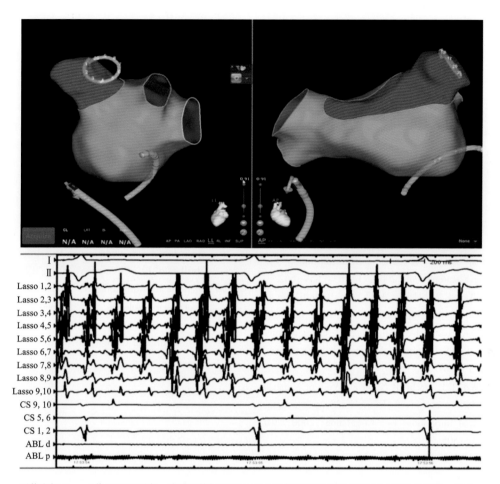

环状电极（Lasso）位于左心耳内，消融导管标测显示左心耳及周围区域内（粉红色区域）为房颤，其余左心房区域（蓝色区域）为窦性心律。

图 3　房扑终止后的腔内电图

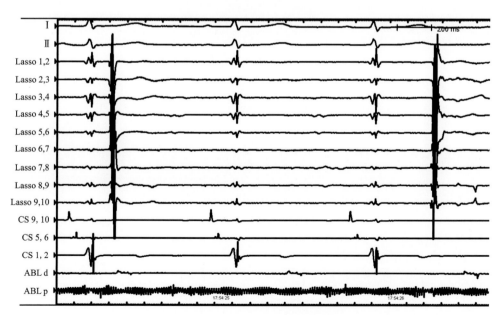

Lasso 电极在左心耳内记录到缓慢自发电位。

图 4　左心耳电隔离后的腔内电图

参考文献

[1] Haissaguerre M, Jais P, Shah D C, et al. Spontaneous initiation of atrial fibrillation by ectopic beats originating in the pulmonary veins[J]. N Engl J Med, 1998, 339 (10): 659-666.

[2] Calkins H, Hindricks G, Cappato R, et al. 2017 HRS/ EHRA/ECAS/APHRS/SOLAECE expert consensus statement on catheter and surgical ablation of atrial fibrillation: Executive summary[J]. Europace, 2018, 20 (1): 157-208.

[3] Scavee C, Jais P, Weerasooriya R, et al. The inferior vena cava: an exceptional source of atrial fibrillation[J]. J Cardiovasc Electrophysiol, 2003, 14(6): 659-662.

[4] Tsai C F, Tai C T, Hsieh M H, et al. Initiation of atrial fibrillation by ectopic beats originating from the superior vena cava: electrophysiological characteristics and results of radiofrequency ablation[J]. Circulation, 2000, 102(1): 67-74.

[5] Hwang C, Wu T J, Doshi R N, et al. Vein of marshall cannulation for the analysis of electrical activity in patients with focal atrial fibrillation[J]. Circulation, 2000, 101 (13): 1503-1505.

[6] Rotter M, Sanders P, Takahashi Y, et al. Images in cardiovascular medicine. Coronary sinus tachycardia driving atrial fibrillation[J]. Circulation, 2004, 110 (6): 59-60.

[7] Lin W S, Tai C T, Hsieh M H, et al. Catheter ablation of paroxysmal atrial fibrillation initiated by non-pulmonary vein ectopy[J]. Circulation, 2003, 107(25): 3176 -3183.

[8] Takahashi Y, Sanders P, Rotter M, et al. Disconnection of the left atrial appendage for elimination of foci maintaining atrial fibrillation[J]. J Cardiovasc Electrophysiol, 2005, 16(8): 917-919.

[9] Di Biase L, Burkhardt JD, Mohanty P, et al. Left atrial appendage: an underrecognized trigger site of atrial fibrillation[J]. Circulation, 2010, 122(2): 109-118.

[10] Di Biase L, Burkhardt JD, Mohanty P, et al. Left Atrial Appendage Isolation in Patients with Longstanding Persistent AF Undergoing Catheter Ablation: BELIEF Trial [J]. J Am Coll Cardiol, 2016, 68(18): 1929-1940.

35. 长程持续性心房颤动左心耳
电隔离联合左心耳封堵

病例简介

患者，女，69 岁，因"反复心悸 10 年，再发 1 个月"入院。10 年前患者确诊为"心房颤动（房颤）、心房扑动（房扑）"。抗心律失常药物治疗无效。2 年前行房颤、房扑射频消融术，术中行双侧肺静脉隔离（PVI）+左心房顶部线+三尖瓣峡部线性消融（PVI 后静脉注射依布利特后房颤转为房扑，于三尖瓣峡部消融房扑终止）。既往有高血压病及动脉粥样硬化病史，CHA$_2$DS$_2$-VASc 评分 4 分；HAS-BLED 评分 3 分。1 个月前心悸再发，抗心律失常药物治疗无效。患者入院后经胸超声心动图提示左心房前后径 41 mm，左心室射血分数 58%；经食管超声心动图检查（TEE）提示左心耳（LAA）口径 18~19 mm，左心房及左心耳内未见血栓，左心耳口部血流排空速度 0.54 m/s。

电生理标测和消融过程

患者在局部麻醉下行双侧股静脉穿刺，房间隔穿刺后经 Swartz 长鞘送入 Lasso Nav 环状电极标测导管及 Smart Touch 橘把冷盐水消融导管（美国强生公司）至左心房。心电监护及心腔内电图提示房颤与房性心动过速交替。探测双侧肺静脉未发现肺静脉-左心房传导恢复。使用 Lasso Nav 电极导管行左心房复杂碎裂电位标测，结果提示左心房侧壁二尖瓣峡部及嵴部、左心房后壁、左心耳基底部、右肺静脉前壁主动脉压迹处可见片状碎裂电位分布（图1）。

基于碎裂电位标测结果，考虑进一步行左心房扩大消融及经验性左心耳电隔离（LAAI）。消融时，可见房颤与房性心动过速心律交替。环状电极导管置于左心耳内记录到复杂高频碎裂电位（图2）。消融过程中，可见左心耳电位出现延迟。进一步消融时，房颤终止，转为房性心动过速，周长 190 ms，冠状静脉窦近端 A 波最提前，考虑为右心房起源房性心动过速。继续完成左心耳根部消融，见左心耳电隔离（图4）。左心耳电学隔离后，房性心动过速周长及 A 波激动顺序未发生变化（图5），说明该房性心动过速与左心耳无关，可能起源于右心房。

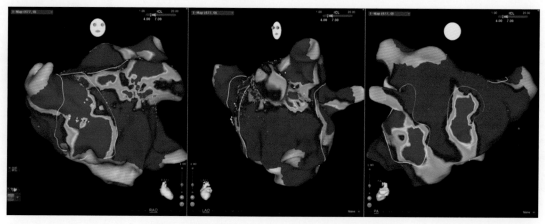

图1 房颤时左心房复杂碎裂电位的三维标测图

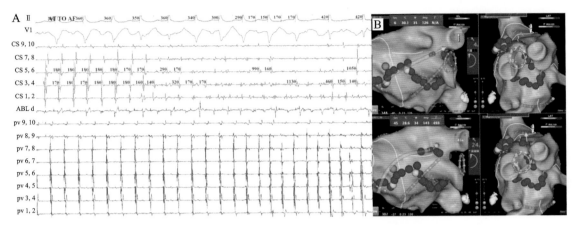

图 2　左心房复杂碎裂电位消融时的腔内电图(A)及三维图(B)

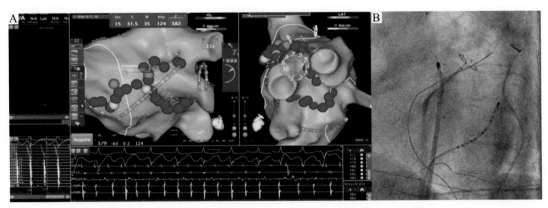

消融至左心耳根部时，房颤转变为房性心动过速，周长 190 ms，冠状静脉窦近端 A 波最提前，考虑右心房起源。

图 3　消融过程的三维图(A)和 X 线影像图(B)

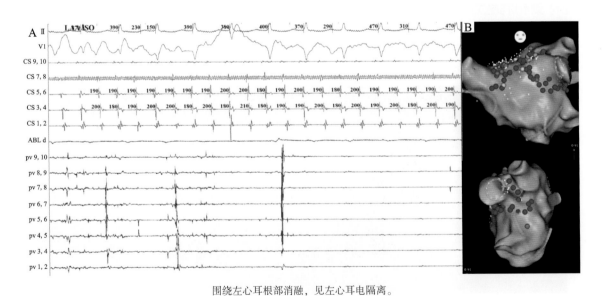

围绕左心耳根部消融，见左心耳电隔离。

图 4　消融过程的腔内电图(A)和三维图(B)

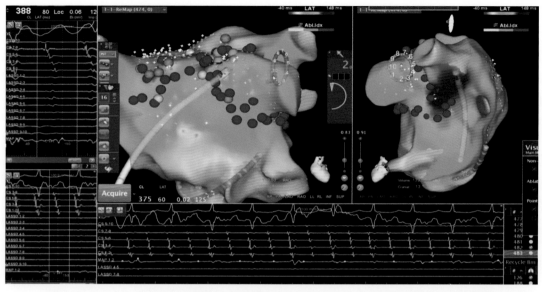

房性心动过速周长及激动顺序未变。

图 5   左心耳电学隔离后的三维标测系统屏幕截图

消融导管及环状电极导管退至右心房行房性心动过速激动顺序标测，结果提示右心房激动时间（187 ms）与心动过速周长相等，激动顺序显示为上腔静脉（SVC）根部微折返性房性心动过速（图 6），环状电极导管置于上腔静脉根部，局部多电极均可记录到长时程复杂碎裂电位，时程 80～133 ms，提示该处存在明显缓慢传导。转换为电压标测时发现该处为低电压区（双极电压<0.4 mV）与正常电压区（双极电压>1.3 mV）的移行区，结合扩布图及波纹图结果，考虑该处为折返环的电生理峡部。于该缓慢传导区进行拖带，心动过速停止。排除膈神经分布位点后，行局部小片状消融，并进行 SVC 电隔

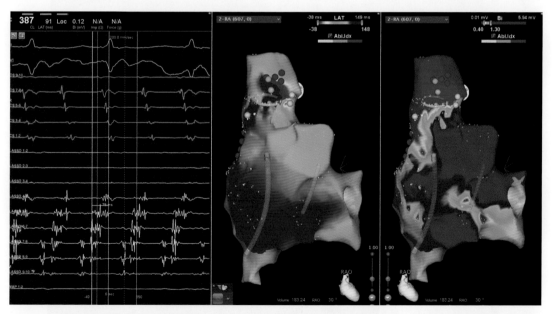

Lasso Nav 环状电极导管位于上腔静脉根部，激动标测提示围绕上腔静脉根部的微折返，局部可见长时程复杂碎裂电位，时长 80～133 ms。电压标测提示该处为低电压区与正常电压区的交界。

图 6   右心房心动过速时激动顺序标测及电压标测图

离，以及上、下腔静脉之间线性消融(图7)。

消融完成，患者维持窦性心律。反复程序刺激均不能诱发心动过速或房颤。考虑到已经完成左心耳电隔离，同时合并卒中及出血高危(CHA₂DS₂-VASc评分4分；HAS-BLED评分3分)选择联合实施左心耳封堵。

多个透视角度下行左心耳造影，显示为风向袋形左心耳，在工作体位(右前斜30°、足位20°)下测量左心耳最大口径为24 mm，着陆区直径为22 mm，有效工作深度为26 mm。造影后可见心耳内造影剂滞留影，血流瘀滞(图7)。经食道超声心动图测得左心耳口部血流排空速度0.34 m/s，说明左心耳收缩功能明显下降。置入26/31 mm盘式左心耳封堵

器，造影均提示封堵效果满意，无明显器械边缘残余分流。经食管超声心动图检查(TEE)分别于0°、45°、90°及135°角度下观察，均提示封堵器位置良好，固定盘位于回旋支以内，封堵盘覆盖良好，边缘未见明显残余分流(图8)。经多角度牵拉测试提示封堵器稳定性良好，释放封堵器，植入成功。

术后45天复查食管超声心动图检查(TEE)，提示封堵器位置稳定，封堵器边缘可见1 mm残余分流，未见封堵器相关血栓。术后口服利伐沙班抗凝治疗3个月后改为双联抗血小板聚集(阿司匹林+氯吡格雷)治疗3个月，后改为单一服用阿司匹林。术后随访7个月，患者无心律失常复发，无卒中、栓塞、出血。

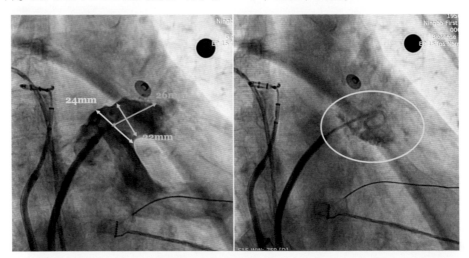

显示为风向袋形左心耳，测量左心耳开口最大径为24 mm，有效工作深度为26 mm，着陆区直径为22 mm，造影后心耳内明显有造影剂滞留。

图7 左心耳造影图

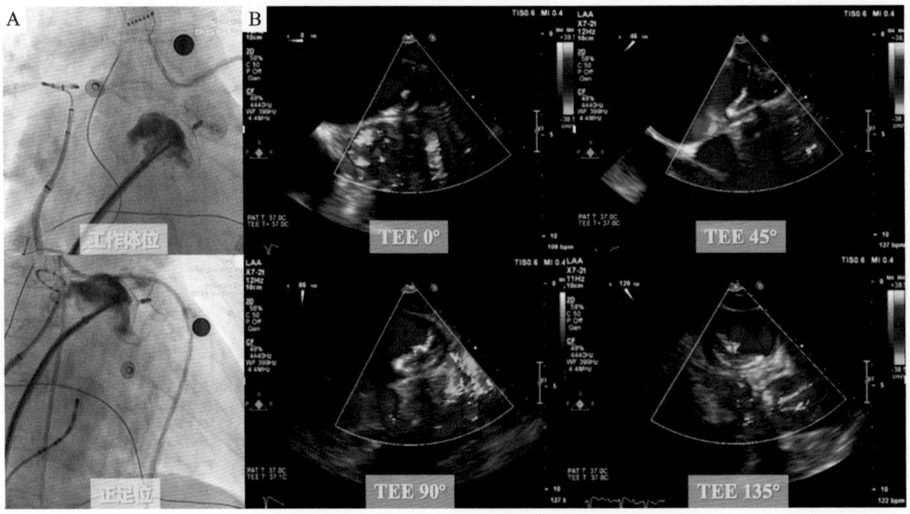

选择置入26/31 mm盘式左心耳封堵器，工作体位(右前斜30°+足位20°)及正足位(足位25°)造影下未见明显残余分流，封堵器牵拉测试稳定，经食道超声各角度确认封堵器位置稳定，无明显残余分流。

图8 左心耳封堵X线图(A)及超声影像图(B)

讨论

本病例的重点有三：第一，长程持续性房颤患者的消融策略，尤其是在复发后再次消融时的手术策略的选择；第二，主动或被动达到左心耳电隔离后，如何判断患者可能的卒中风险，以及如何应对；第三，对于房颤消融过程中出现的房性心动过速，如何标测和消融。这些问题对于临床手术医生来说，很常见且无法避免，需要从众多循证医学证据中汲取经验教训。

首先，长程持续性房颤的导管消融策略一直是不断争论和探讨的问题。目前各中心采取线性消融、步进式消融、复杂碎裂电位消融及窦性心律下个体化基质消融等策略。有研究发现，左心耳是持续性房颤一个不可忽视的触发及维持基质，回顾性分析及前瞻性随机对照研究（BELIEF 研究）均证实了在传统消融术式的基础上，经验性隔离左心耳可显著提高首次及再次消融的成功率。左心耳电隔离可以是以环绕左心耳根部消融来主动实现，也可能是左心房广泛性消融后的被动结果。根据以往研究，无论是主动还是被动达到 LAAI，术后房颤/房性心动过速的发生率均可显著降低。

其次，达到电学隔离后，不可避免导致左心耳传导及收缩力的下降，因此带来了血栓形成及栓塞风险的增加。BELIEF 研究中，术后超过 56% 的患者出现左心耳功能受损，主要表现为食管超声心动图检查（TEE）测得的 LAA 流速减慢（<0.4 m/s）。本例患者在消融致左心耳电隔离后，造影可见左心耳存在明显的血流淤滞，食管超声心动图检查（TEE）也证实其流速较电隔离前显著降低，属于血栓形成高危患者。有报道发现，射频消融术后的房颤患者，即便在规范口服抗凝药物治疗的情况下，依然可发生血栓栓塞。而因实施广泛消融导致 LAAI 者比未造成 LAAI 者，卒中、一过性脑缺血发作及血栓形成风险均更高。来自韩国的研究则发现 LAAI 术后患者是否发生血栓栓塞与左心耳流速无显著相关性，这意味着，仅依靠术后食管超声心动图检查（TEE）测定的左心耳流速来判断血栓栓塞风险，判断是否需要长期抗凝治疗的策略并不可靠。近期一项研究比较了 LAAI 术后接受左心耳封堵的患者与仅接受口服抗凝药物治疗的患者的长时间随访的结果，发现封堵组患者主要终点事件（卒

中、全身性栓塞及心腔内血栓）发生率更低。因此，左心耳电隔离或将成为左心耳封堵的另一个介入治疗适应证。我国最新发布的《左心耳干预预防心房颤动患者血栓栓塞事件：目前的认识和建议（2019）》已将在导管消融过程中发现自发性左心耳电静止者和/或需要进行左心耳电隔离的房颤患者，包括左心房线性消融过程中自然隔离左心耳者，或初次/再次手术时发现左心耳参与房颤的触发和维持机制者，作为术中联合左心耳封堵治疗的推荐适应证。

最后，在房颤消融过程中遇到房性心动过速，通常会首先考虑行激动顺序标测，国内陈明龙团队曾提出左心房房性心动过速标测的"六点四线法则"，即在进行高密度激动顺序标测之前，可先通过消融导管在左心房前壁游离壁侧、中部及间隔部、左心房顶部、左心房后壁及底部分别取点，通过各自激动顺序，大致判断房性心动过速是二尖瓣峡部依赖、左心房顶部依赖、间隔部局灶或侧壁局灶，然后再结合多极导管进行高密度标测。标测过程中，对局部存在长程复杂碎裂电位的区域应给予更多关注，很可能该处会存在显著缓慢传导。结合拖带标测可进一步证实折返环的性质及位置，从而指导最佳消融靶点或径路的选择。

（杜先锋　储慧民）

参考文献

[1] Yang G, Yang B, Wei Y, et al. Catheter ablation of nonparoxysmal atrial fibrillation using electrophysiologically guided substrate modification during sinus rhythm after pulmonary vein isolation[J]. Circ Arrhythm Electrophysiol, 2016, 9(2): 3382.

[2] Li W J, Bai Y Y, Zhang H Y, et al. Additional ablation of complex fractionated atrial electrograms after pulmonary vein isolation in patients with atrial fibrillation: a meta-analysis[J]. Circ Arrhythm Electrophysiol, 2011, 4(2): 143-148.

[3] Tilz R R, Rillig A, Thum A M, et al. Catheter ablation of long-standing persistent atrial fibrillation: 5-year outcomes of the Hamburg Sequential Ablation Strategy[J]. J Am Coll Cardiol, 2012, 60(19): 1921-1929.

[4] Di Biase L, Burkhardt J D, Mohanty P, et al. Left atrial appendage: an underrecognized trigger site of atrial fibrillation[J]. Circulation, 2010, 122(2): 109-118.

［5］ Di Biase L, Burkhardt J D, Mohanty P, et al. Left atrial appendage isolation in patients with longstanding persistent AF undergoing catheter ablation：BELIEF trial［J］. J Am Coll Cardiol, 2016, 68(18)：1929-1940.

［6］ Romero J, Natale A, Di Biase L. How to perform left atrial appendage electrical isolation using radiofrequency ablation［J］. Heart Rhythm, 2018, 15(10)：1577-1582.

［7］ Reissmann B, Rillig A, Wissner E, et al. Durability of wide-area left atrial appendage isolation：results from extensive catheter ablation for treatment of persistent atrial fibrillation［J］. Heart Rhythm, 2017, 14(3)：314-319.

［8］ Friedman D J, Black-Maier E W, Barnett A S, et al. Left atrial appendage electrical isolation for treatment of recurrent atrial fibrillation：a meta-analysis［J］. JACC Clin Electrophysiol, 2018, 4(1)：112-120.

［9］ Kim Y G, Shim J, Oh S K, et al. Electrical isolation of the left atrial appendage increases the risk of ischemic stroke and transient ischemic attack regardless of postisolation flow velocity［J］. Heart Rhythm, 2018, 15(12)：1746-1753.

［10］ Tilz R R, Liosis S, Vogler J, et al. Left atrial appendage thrombus formation less than 24 hours after empirical cryoballoon-based left atrial appendage isolation：A serious warning［J］. HeartRhythm Case Rep, 2019, 5(3)：124-127.

［11］ Chen S, Schmidt B, Bordignon S, et al. Thrombus Formation in Isolated Left Atrial Appendage After Multiple Atrial Fibrillation Ablations Despite Oral Anticoagulation Followed by Percutaneous Appendage Closure［J］. JACC Clin Electrophysiol, 2019, 5(3)：398-400.

［12］ Zender N, Weise F K, Bordignon S, et al. Thromboembolism after electrical isolation of the left atrial appendage：a new indication for interventional closure？［J］. Europace, 2019, 21(10)：1502-1508.

［13］ 黄从新, 张澍, 黄德嘉, 等. 左心耳干预预防心房颤动患者血栓栓塞事件：目前的认识和建议-2019［J］. 中国心脏起搏与心电生理杂志, 2019, 33(5)：385-401.

36. 导管消融左心房后壁起源心房颤动

病例简介

患者，男，60 岁，因"阵发性心悸 4 年"入院，诊断为阵发性心房颤动（房颤）。患者既往有 4 次房颤导管消融手术史。2016 年 4 月于 A 院行阵发性房颤冷冻球囊消融术，术后房颤仍反复发作。2016 年 10 月于 B 院采用射频消融行肺静脉电隔离和上腔静脉电隔离。2 个月后因房颤仍反复发作，于 B 院再次行射频消融术，术中行心房碎裂电位和游离壁二尖瓣峡部线消融，1 个月后房颤再发。2017 年 3 月患者再次于 B 院行射频消融手术，术中行神经节改良和 Marshall 静脉消融，消融后仍为房颤，经电复律转复窦性心律。术后患者口服盐酸普罗帕酮，但房颤发作越来越频繁。2018 年 7 月来上海交通大学医学院附属第一人民医院就诊，入院体表心电图显示为房颤心律，超声心动图等检查无异常发现，术前华法林抗凝治疗。

电生理标测和消融过程

入院后患者在局部麻醉联合镇静、镇痛下，采用不停抗凝策略行心脏电生理检查及导管射频消融。经右侧股静脉将 10 极电极导管送入冠状静脉窦（CS），再经右侧股静脉两次房间隔穿刺，送长鞘入左心房。患者华法林抗凝治疗，国际标准化比值达标，按照 80 U/kg 给予首剂肝素，术中监测全血凝固时间（ACT），ACT 目标 300~350 s。送入强生公司生产的 ST 盐水灌注压力导管入左心房，行三维电解剖重建，提示左心房无明显异常低电压区，并与术前左心房 CT 融合。患者为房颤心律，将 10 极环形标测电极（Lasso）送入各肺静脉，提示各肺静脉均电隔离。消融导管进一步详细标测，提示肺静脉前庭仍有局部电位，设置功率模式 35 W，前壁、顶部消融指数（AI）500~550，后壁、下壁消融指数 360~380，点间距 4 mm，逐点消融模式，

盐水灌注 25 mL/min，行右肺静脉前庭大环消融。再行左心房顶部线消融，患者房颤终止，转为窦性心律，并可见频发房性早搏、房性心动过速和短阵房颤与窦性心律交替出现。将 Lasso 电极导管置入左心房后壁，提示左心房后壁内为房颤、房性心动过速，心动过速频率快于 CS，提示左心房后壁为驱动灶（图 1）。继续沿着左肺静脉顶部、嵴部、前壁、下壁前庭消融。设置 AI 目标 400~450，点间距 4 mm，行左心房改良后壁线消融，消融过程中，窦性心律逐渐稳定，而左心房后壁房颤、房性心动过速未终止，可明确左心房后壁为驱动灶（图 2）。观察过程中，左心房改良后壁线电传导恢复，补点消融至后壁电隔离。进一步于左心房后壁连接左心房顶部线消融至改良后壁线，左心房后壁房颤、房性心动过速终止，无明显自发电位，起搏明确左心房后壁双向传导阻滞（图 3）。观察 20 min 无电传导恢复。评价既往游离壁二尖瓣峡部线阻滞、上腔静脉电隔离。行心房双部位快速起搏刺激至心房 2∶1 不应，未诱发出房性快速性心律失常。静脉滴注异丙肾上腺素，并行心房程序起搏刺激，未诱发出房性快速性心律失常和其他合并心律失常。给予鱼精蛋白 25 mg 静脉推注中和肝素，结束手术。

术后患者无房颤发作，术后 3 个月停止抗凝治疗。随访 2 年，未再发房颤、房性心动过速。

讨论

肺静脉电传导恢复是房颤导管消融术后复发最主要的原因，随着压力导管、冷冻球囊等新技术的应用，肺静脉永久隔离率逐渐提高，非肺静脉触发灶在房颤术后复发中的重要性越来越受到关注。有研究显示，26%~69% 的房颤患者存在非肺静脉触发灶，术中若能发现该类非肺静脉异位触发灶起源的心律失常，针对性消融则可进一步提高房颤导管消融远期疗效。非肺静脉触发灶多源于上腔静脉、

左心房后壁、冠状静脉窦、Marshall 韧带、界嵴等，其消融终点为触发灶区域电活动变规整或局部频率减慢，直至转为窦性心律。左心房后壁在胚胎学上和肺静脉同源，常存在自发电活动，是非肺静脉异位兴奋灶常见的部位，在房颤发生及维持上起重要作用。研究显示，在常规肺静脉电隔离基础上，行左心房后壁电隔离，可进一步提高房颤导管消融远期疗效，尤其是对于持续性房颤和导管消融术后复发的房颤。

本病例中，结合既往病史和第 5 次手术过程，考虑为左心房后壁起源的房颤、房性心动过速。患者既往多次手术，心房电压基本正常，且肺静脉、

上腔静脉达到电隔离，故首先考虑为非肺静脉触发灶引起的房颤。患者既往曾行神经节改良和 Marshall 静脉消融，故后壁向下传导延缓或存在文氏传导，故而在顶部线消融时房颤转为窦性心律，而左心房后壁仍为房颤、房性心动过速心律，并间断向心房其他部位传出(图 4)。后壁线消融后，左心房后壁达完全电隔离，窦性心律稳定，但观察过程中后壁线传导恢复，经补点消融后再次达电隔离。在左心房后壁行线性消融时，房颤、房性心动过速终止，可能干预到了其触发灶或维持基质，进而为提高患者远期成功率提供了"双保险"。

(周根青)

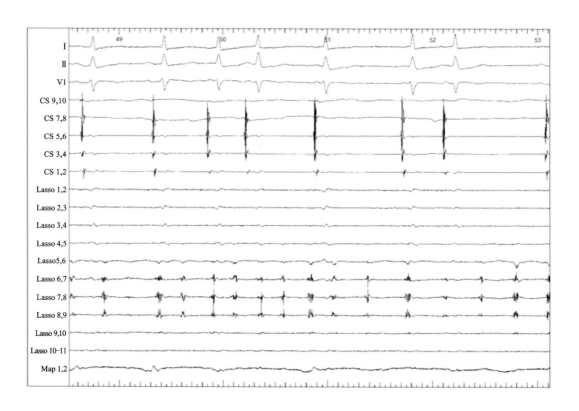

房颤终止转为窦性心律，可见房早、房性心动过速发作。Lasso 位于左心房后壁，后壁腔内电图明显快于 CS 电图。CS：冠状静脉窦，下同。纸速 100 mm/s。

图 1 左心房顶部线消融时体表心电图和腔内电图

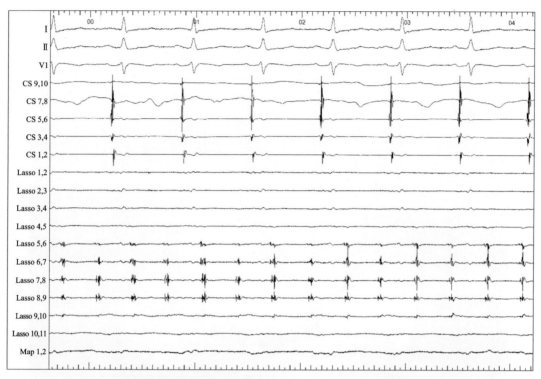

Lasso 位于左心房后壁，后壁为房性心动过速心律，而心房整体为窦性心律。纸速 100 mm/s。

图 2　左心房后壁电隔离时体表心电图和腔内电图

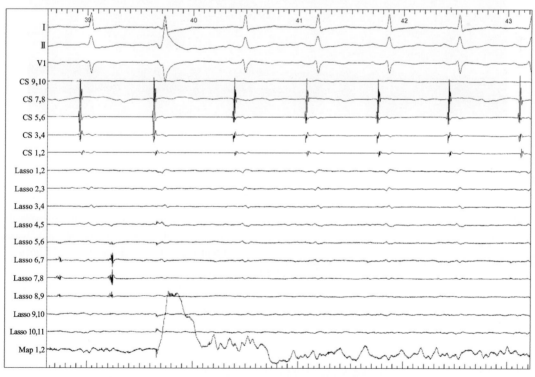

左心房后壁行顶部至下壁线性消融，后壁房颤、房性心动过速终止，无明显自发电位。纸速 100 mm/s。

图 3　左心房后壁线性消融时体表心电图和腔内电图

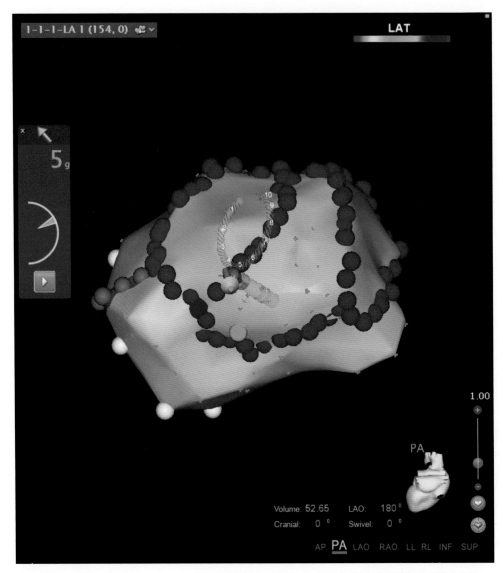

暗红色点：消融点；蓝色点：左心房后壁电隔离位置；绿色点：改良后壁线电传导恢复补点消融位置。

图4 三维电解剖示意图

参考文献

［1］ Kalifa J, Tanaka K, Zaitsev AV, et al. Mechanisms of wave fractionation at boundaries of high－frequency excitation in the posterior left atrium of the isolated sheep heart during atrial fibrillation［J］. Circulation, 2006, 113(5)：626-633.

［2］ Takigawa M, Takahashi A, Kuwahara T, et al. Impact of non－pulmonary vein foci on the outcome of the second session of catheter ablation for paroxysmal atrial fibrillation［J］. J Cardiovasc Electrophysiol, 2015, 26（7）：739-746.

［3］ Bai R, Di Biase L, Mohanty P, et al. Proven isolation of the pulmonary vein antrum with or without left atrial posterior wall isolation in patients with persistent atrial fibrillation［J］. Heart Rhythm, 2016, 13（1）：132-140.

［4］ He X, Zhou Y, Chen Y, et al. Left atrial posterior wall isolation reduces the recurrence of atrial fibrillation：a meta-analysis［J］. J Interv Card Electrophysiol, 2016, 46(3)：267-274.

37. 导管消融永存左上腔静脉起源心房颤动

病例简介

患者，男，48 岁，因"持续性心房颤动（房颤）消融术后 8 个月，再发心悸 2 天就诊"。患者于 2019 年 9 月行房颤导管消融术，术中隔离双侧肺静脉及右侧上腔静脉，并行房顶线及二尖瓣峡部线消融。超声心动图显示存在永存左上腔静脉，冠状静脉窦增宽约 29 mm。体表心电图显示为房颤。

电生理标测和消融过程

患者经食管超声心动图检查排除左心房和左心耳血栓后，于局部麻醉下行电生理检查及房颤消融术。经左侧股静脉将 10 极电极导管置入冠状静脉窦，2 次穿刺房间隔后经长鞘分别置入 Pentaray 标测电极导管和冷盐水灌注消融导管。左心房三维重建及电压标测显示双侧肺静脉电位无恢复（图 1），

房顶及二尖瓣峡部原消融部位可见低电压区。巩固房顶线及二尖瓣峡部线消融后房颤未终止。考虑患者存在永存左上腔静脉解剖变异与房颤发作相关可能性，故拟行永存左上腔静脉标测及消融。将 Pentaray 电极导管及长鞘送入左上腔静脉，经长鞘造影清晰显示血管结构（图 2）。Pentaray 电极导管在左上腔静脉内到达左上肺静脉水平处可记录到清晰高频电位（图 3）。在左侧肺静脉对应水平行环永存左上腔静脉消融（功率 35 W，流速 20 mL/min），消融过程中房颤终止，转复为窦性心律，但仍有频发房性早搏（房早）及短阵房性心动过速（房性心动过速），经 Pentaray 电极导管行激动顺序标测显示左上腔静脉内平左下肺静脉处电位最为领先（图 4）。遂在略低于左下肺静脉水平处再次行环永存左上腔静脉隔离。再次隔离后房早、房性心动过速消失（图 5）。给予异丙肾上腺素静脉滴注后，未见房性心律失常。随访 2 个月无复发。

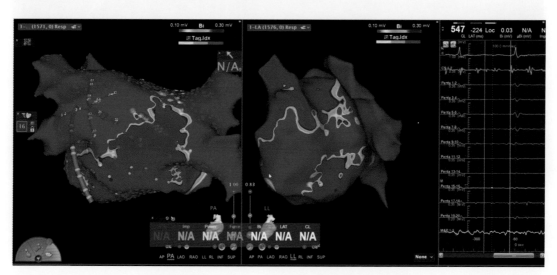

双侧肺静脉电位无恢复，房顶及二尖瓣峡部可见低电压区。

图 1　左心房电压三维标测图

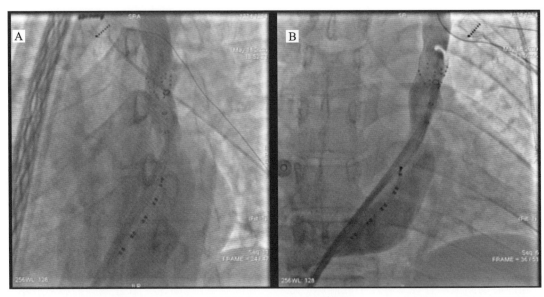

图 A 和图 B 分别为左前斜位及前后位造影，可见冠状静脉窦 10 极电极导管及 Pentaray 电极导管位于永存左上腔静脉内。

图 2　永存左上腔静脉造影图

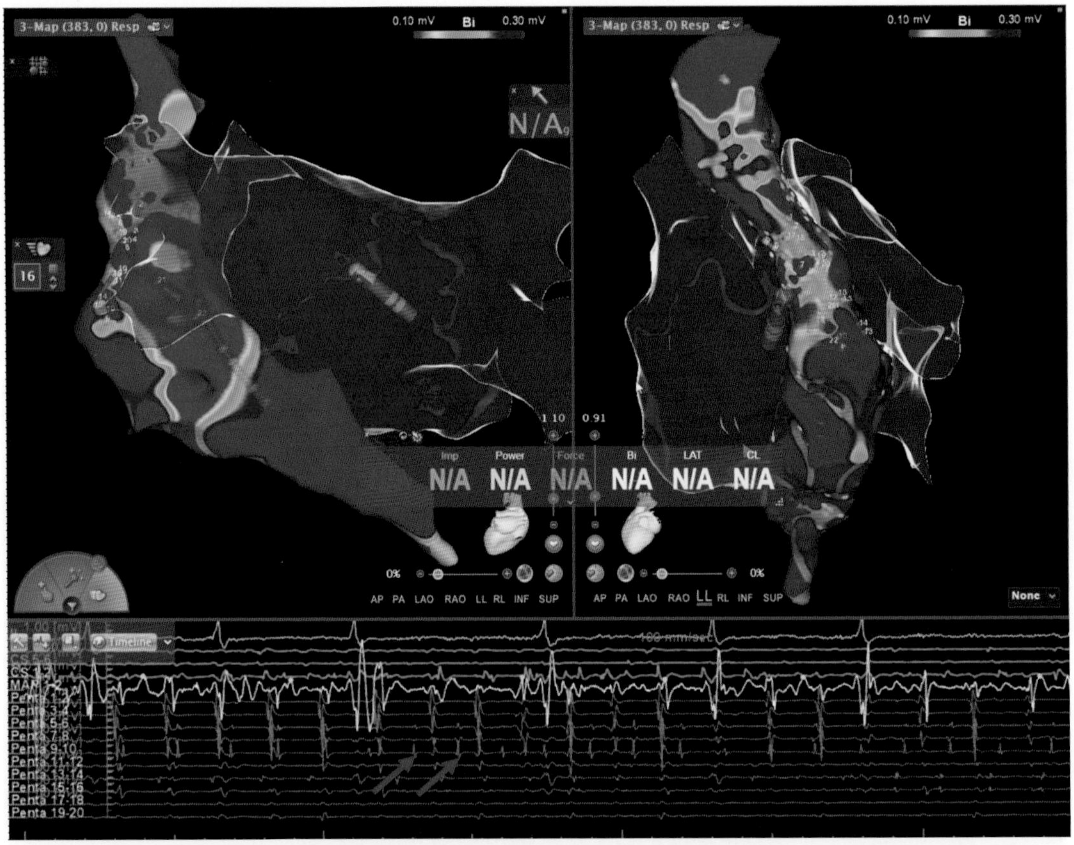

将 Pentaray 电极导管置于永存左上腔静脉对应左上肺静脉水平处可记录到清晰高频电位(红色箭头所示)。

图 3　永存左上腔静脉电压三维标测图

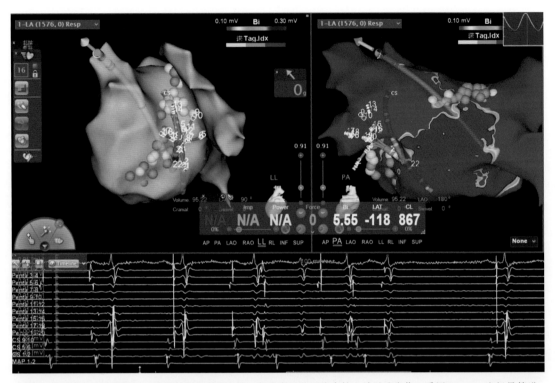

隔离上段永存左上腔静脉后，房颤转复为窦性心律，仍有房早及短阵房性心动过速发作，采用 Pentaray 电极导管进行激动顺序标测显示永存左上腔静脉内对应于左下肺静脉水平处电位最为领先。

图 4　上段永存左上腔静脉隔离后的激动顺序标测图

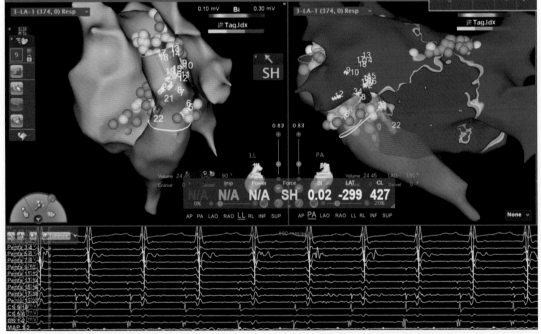

隔离后可见房早、房性心动过速消失（蓝点示下段永存左上腔静脉隔离处）。

图 5　下段永存左上腔静脉隔离图

讨论

永存左上腔静脉是最常见的胸腔静脉畸形，普通人群中的发生率为 0.2% ~ 0.6%，在合并先天性心脏病的患者中发生率更高。永存左上腔静脉有可能参与房颤的触发和维持，故隔离永存左上腔静脉可减少房颤的复发。在既往报道中，永存左上腔静脉起源的房颤大多为阵发性，永存左上腔静脉为房颤的触发灶。在本案房颤为持续性，永存左上腔静脉同时参与了房颤的触发和维持。永存左上腔静脉以左上肺静脉和左下肺静脉为分界，可分为上、中、下段。在进行永存左上腔静脉隔离时，隔离上段永存左上腔静脉后仍有房早、短阵房性心动过速，再行下段隔离后房早、短阵房性心动过速消失。有研究报道，通过寻找左心房-永存左上腔静脉连接点，实现左心房-永存左上腔静脉电隔离可以提高消融成功率。

（吴绍辉）

参考文献

[1] Ratliff H L, Yousufuddin M, Lieving W R, et al. Persistent left superior vena cava: case reports and clinical implications[J]. Int J Cardiol, 2006, 113(2): 242-246.

[2] Soward A, Ten C F, Fioretti P, et al. An elusive persistent left superior vena cava draining into left atrium[J]. Cardiology, 1986, 73(6): 368-371.

[3] Wissner E, Tilz R, Konstantinidou M, et al. Catheter ablation of atrial fibrillation in patients with persistent left superior vena cava is associated with major intraprocedural complications[J]. Heart Rhythm, 2010, 7(12): 1755-1760.

[4] Uhm J S, Choi J I, Baek Y S, et al. Electrophysiological features and radiofrequency catheter ablation of supraventricular tachycardia in patients with persistent left superior vena cava[J]. Heart Rhythm, 2018, 15(11): 1634-1641.

[5] Kim Y G, Han S, Choi J I, et al. Impact of persistent left superior vena cava on radiofrequency catheter ablation in patients with atrial fibrillation[J]. Europace, 2019, 21(12): 1824-1832.

病例简介

患者，男，62岁，因"阵发性心悸、气促4天"入院。4天前患者急诊心电图显示为心房颤动（房颤），后自行转律。5年前因肺癌行左肺全切术，术后长期随访无复发。入院时口服β受体拮抗药和利伐沙班（15 mg/片）。

患者入院心电图显示为频发性早搏，经胸超声心动图检查未见明显异常。胸部CT显示左肺缺如，纵隔左移至左侧胸腔（图1）。因患者存在基础肺部疾病，房颤发作时症状明显，严重影响生活质量，并且肺癌术后长期随访无复发，遂考虑行射频消融术。

术前患者曾发生进食后食管嵌顿，经钡餐透视检查证实存在食管局部狭窄，为经食管超声心动图检查（TEE）禁忌，故采用心腔内超声（ICE）排除左心房（LA）及左心耳（LAA）血栓。

电生理标测和消融过程

患者在局部麻醉下接受ICE检查。经左侧股静脉置入11F血管鞘，将ICE导管送入右心房，分别在LA短轴、长轴及肺动脉（PA）切面观察LAA，检查结果示：LA及LAA无血栓形成征象。

为保证操作的安全及准确性，在ICE指导下行房间隔穿刺术。2次房间隔穿刺成功后，经Swartz长鞘行肺静脉造影见左肺静脉缺如，呈残端表现；右侧肺静脉分为两支（图2）。采用Pentaray电极进行左心房及肺静脉建模，通过建模可清晰显示左肺静脉残端。

先将Pentaray导管分别置于右上肺静脉、右下肺静脉及左肺静脉（LPV）残端观察肺静脉电位特征。当Pentaray导管位于右上肺静脉（RSPV）及右下肺静脉（RIPV）时，Pentaray导管上记录到的肺静脉电位相对规整，频率偏慢，与冠状静脉窦电极

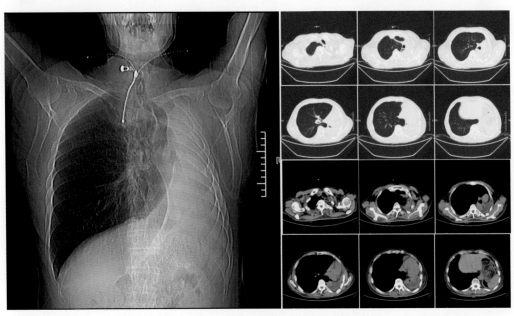

左肺缺如，纵隔完全移位至左侧胸腔，右肺代偿性扩张。

图1　胸部CT影像图

(CS)记录到的电位频率基本一致,当 Pentaray 导管置于 LPV 残端时,记录到的肺静脉电位明显紊乱,频率快于 CS 电极记录电位,因此考虑 LPV 残端起源房颤可能性大。随后行环 LPV 残端消融,达到电隔离后房颤终止,转为窦性心律(图 3)。

讨论

肺静脉在房颤发病中扮演重要角色,因此环肺静脉隔离已成为房颤导管消融的基石。外科全肺切除手术一般会保留部分肺静脉残端,而肺静脉残端及前庭仍然有可能成为房颤的触发灶,既往也已有相关病例报道。

有研究表明,左上肺静脉相对其余肺静脉更易成为触发灶,可能与左上肺静脉内径相对较粗、肌袖延伸较长等因素有关。本例患者既往因肿瘤行左肺全切术,术中造影及心房建模仅可见一残端,可能为左上肺静脉或左肺静脉共干残端。Pentaray 电极在残端内记录到高频电位,电隔离过程中房颤终止,证实为左肺静脉残端电活动所触发的房颤。本例经验说明,对于因肺部疾病接受过外科手术的房颤患者,在进行射频消融时,应对肺静脉残端及其前庭实施隔离。

(姜伟峰)

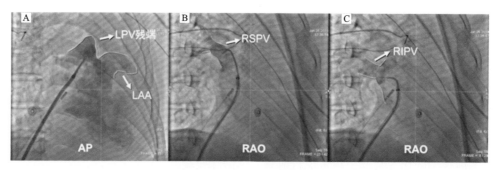

图 A 显示左肺静脉(LPV)残端,图 B 及图 C 为右上及右下肺静脉选择性造影。AP:前后位;LAA:左心耳;LPV:左肺静脉;RAO:右前斜位;RIPV:右下肺静脉;RSPV:右上肺静脉。

图 2　肺静脉造影图

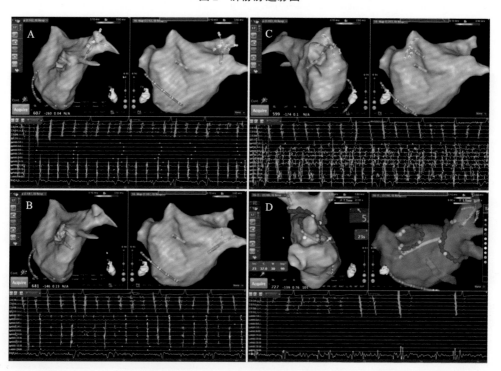

图 A 及图 B 中 Pentaray 电极导管分别位于右上及右下肺静脉内,可见记录电位相对规整,频率接近于冠状静脉窦电极所记录电位;图 C 中 Pentaray 电极导管位于左肺静脉残端内,可见所记录电位紊乱,且频率明显快于冠状静脉窦电极所记录电位;图 D 显示隔离左肺静脉残端过程中房颤终止,转为窦性心律。

图 3　左心房三维模型及腔内电图

参考文献

［1］ Hahn R T, Abraham T, Adams M S, et al. Guidelines for performing a comprehensive transesophageal echocardiographic examination: recommendations from the American Society of Echocardiography and the Society of Cardiovascular Anesthesiologists ［J］. Anesth Analg, 2014, 118(1): 21-68.

［2］ Baran J, Stec S, Pilichowska-Paszkiet E, et al. Intracardiac echocardiography for detection of thrombus in the left atrial appendage: comparison with transesophageal echocardiography in patients undergoing ablation for atrial fibrillation: the Action-Ice I Study［J］. Circ Arrhythm Electrophysiol, 2013, 6(6): 1074-1081.

［3］ Anter E, Silverstein J, Tschabrunn C M, et al. Comparison of intracardiac echocardiography and transesophageal echocardiography for imaging of the right and left atrial appendages［J］. Heart Rhythm, 2014, 11(11): 1890-1897.

［4］ Baran J, Zaborska B, Piotrowski R, et al. Intracardiac echocardiography for verification for left atrial appendage thrombus presence detected by transesophageal echocardiography: the ActionICE II study ［J］. Clin Cardiol, 2017, 40(7): 450-454.

［5］ Haissaguerre M, Jais P, Shah D C, et al. Spontaneous initiation of atrial fibrillation by ectopic beats originating in the pulmonary veins［J］. N Engl J Med, 1998, 339(10): 659-666.

［6］ January C T, Wann L S, Alpert J S, et al. 2014 AHA/ACC/HRS guideline for the management of patients with atrial fibrillation: a report of the American college of cardiology/American heart association task force on practice guidelines and the heart rhythm society ［J］. J Am Coll Cardiol, 2014, 64(21): e1-e76.

［7］ Cardinale D, Martinoni A, Cipolla C M, et al. Atrial fibrillation after operation for lung cancer: clinical and prognostic significance［J］. Ann Thorac Surg, 1999, 68(5): 1827-1831.

［8］ Roselli E E, Murthy S C, Rice T W, et al. Atrial fibrillation complicating lung cancer resection ［J］. J Thorac Cardiovasc Surg, 2005, 130(2): 438-444.

［9］ Jais P, Hocini M, Macle L, et al. Distinctive electrophysiological properties of pulmonary veins in patients with atrial fibrillation［J］. Circulation, 2002, 106(19): 2479-2485.

［10］ Ho S Y, Cabrera J A, Tran V H, et al. Architecture of the pulmonary veins: relevance to radiofrequency ablation ［J］. Heart, 2001, 86(3): 265-270.

［11］ Kanmanthareddy A, Vallakati A, Reddy Y M, et al. Pulmonary vein isolation for atrial fibrillation in the postpneumonectomy population: a feasibility, safety, and outcomes study［J］. J Cardiovasc Electrophysiol, 2015, 26(4): 385-389.

39. 导管消融三房心合并阵发性心房颤动

病例简介

患者，男，79岁，因"阵发性心房颤动（房颤）5年，服用胺碘酮等抗心律失常药物效果不佳"就诊。术前经管道超声心动图检查证实为单纯左心房三房心，不合并其他心脏畸形（Bank ⅡA 型），肺静脉均开口于副房，副房与左心房之间有通道连接，排除左心房及左心耳血栓形成。心脏增强 CT 进一步明确三房心隔膜将左心房分为后上腔（包括肺静脉）和前下腔（包括左心耳），前下腔与二尖瓣相通（图1）。

电生理标测和消融过程

患者在局部麻醉下行心脏电生理检查及导管消融。经左侧锁骨下静脉将 10 极电极导管送入冠状静脉窦（CS）。根据冠状静脉窦电极走形选取右前斜 35°行房间隔穿刺术，第 1 针穿刺选择在房间隔后上部，穿刺成功后经鞘管行肺静脉造影，进一步证实 4 根肺静脉均起源于副房（图2）。根据造影结果选择在第 1 针前下方进行第 2 针穿刺。因为 2 次穿刺后均进入副房，导管消融时均无须跨越隔膜，

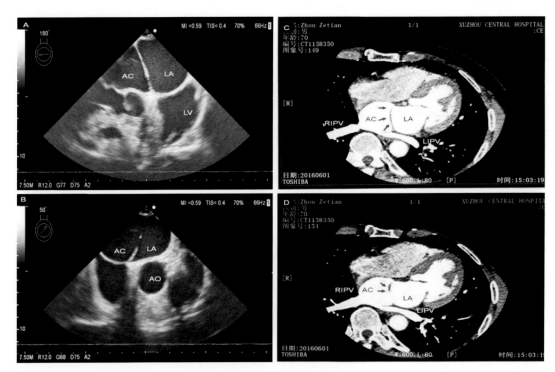

图 A、B：经食管超声心动图显示为单纯左心房三房心，不合并其他心脏畸形（Bank ⅡA 型），肺静脉均开口于副房，副房与左心房之间有通道连接，左心房及左心耳无血栓形成；图 C、D：左心房的隔膜（红色箭头所示）将左心房分为后上腔（包括肺静脉）和前下腔（包括左心耳），前下腔与二尖瓣相通。AC：隔膜；LA：左心房；AO：主动脉；RIPV：右下肺静脉；LIPV：左下肺静脉。

图1 超声心动图（A、B）和 CT 影像图（C、D）

方便导管操作。考虑到患者 4 根肺静脉均起源于副房,且距离较近、相对集中,故采取后壁"单环"消融,同时隔离 4 根肺静脉(图 3)。将 Lasso 环状标测电极送至左上肺静脉,采用压力感知冷盐水灌注导管进行消融,功率设置在 30~35 W。完成单环消融后,4 根肺静脉电位均消失,实现了肺静脉-心房电隔离,术中顺利,无并发症。术后随访 48 个月无房颤发生。

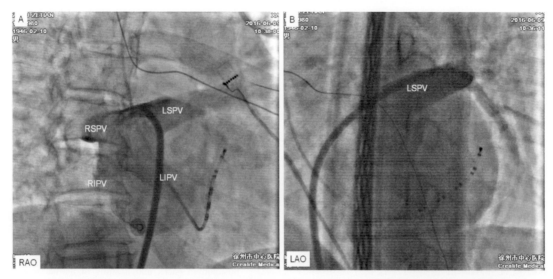

造影显示鞘管位于副房。图 A 为右前斜位,图 B 为左前斜位。RSPV:右上肺静脉;LSPV:左上肺静脉。

图 2 左心房及肺静脉造影图

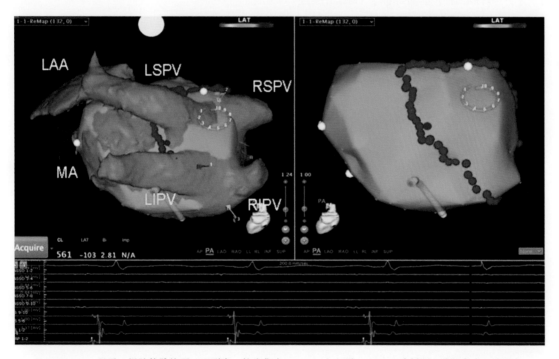

CARTO merge 显示 4 根肺静脉均开口于副房,较为集中。LAA:左心耳;MA:二尖瓣环;暗红色点:消融点;蓝点:最后消融隔离点。

图 3 肺静脉单环同时隔离 4 根肺静脉的三维图

讨论

三房心合并房颤的导管消融治疗见于个别病例报道，与心脏正常者相比，消融存在一定难度。术前明确三房心解剖类型，对房间隔穿刺及消融至关重要。隔膜开口位置和大小，肺静脉的解剖特点均会影响穿刺位置及消融策略的选择，因此术前应获得详细的影像学资料。本例三房心的隔膜将左心房分为连接于 4 根肺静脉的后上腔（副房）和连接于左心耳、二尖瓣环的前下腔，副房与左心房之间有通道连接。因 4 根肺静脉均连接于副房，故应选择在房间隔偏后上的位置进行房间隔穿刺以进入副房。鉴于 4 根肺静脉开口位置相对集中，故采取了后壁单环消融的策略。

有报道在心腔内超声指导下进行经间隔穿刺，更易于到达指定心腔。另外 CARTO merge 等三维融合技术可直观显示肺静脉解剖，有利于肺静脉开口定位及消融线的设计。此外，有文献报道左心房肌性隔膜可能参与房颤的发生，消融时应予以覆盖。本例中采用窦性心律下基质标测，标测出膜性结构局部电位为波形单一的低电压区域，无碎裂电位，故未消融隔膜区域。

（李世杰　韩　冰）

参考文献

［1］ Yamada T, Tabereaux P B, McElderry H T, et al. Transseptal catheterization in the catheter ablation of atrial fibrillation in a patient with cor triatriatum sinister［J］. J Interv Card Electrophysiol, 2009, 25(1)：79-82.

［2］ Yamada T, Tabereaux P B, McElderry H T, et al. Successful catheter ablation of atrial fibrillation in a patient with cor triatriatum sinister［J］. Heart Rhythm, 2008, 5(6)：903-904.

［3］ Chen Q, Guhathakurta S, Vadalapali G, et al. Cor triatriatum in adults：three new cases and a brief review［J］. Tex Heart Inst J, 1999, 26(3)：206-210.

［4］ Van Praagh R, Corsini I. Cor triatriatum：pathologic anatomy and a consideration of morphogenesis based on 13 postmortem cases and a study of normal development of the pulmonary vein and atrial septum in 83 human embryos［J］. Am Heart J, 1969, 78(3)：379-405.

40. 导管消融治疗反复发作的血管迷走性晕厥

病例简介

患者，男，40 岁，因"反复发作性意识丧失 7 年"入院。患者 7 年前夜间排尿后突发意识丧失，摔倒在地，2~3 min 后转醒，醒后伴全身乏力，出汗，第 2 天逐渐缓解，未特殊诊治。之后患者间断反复地出现意识丧失症状，多在直立久站（15~30 min）或情绪紧张时出现，偶伴心悸、恶心等症状，意识丧失前常伴有乏力、头晕及出汗，意识丧失时间多维持在 1 分钟至数分钟不等，平均每年发作 3~5 次。外院心电图提示"窦性心动过缓"。查体：血压 118/70 mmHg，神清，双肺呼吸音清，心率 55 次/min，心律齐，双下肢无水肿。辅助检查：动态心电图提示窦性心律，偶发房性早搏，偶发室性早搏，未见 RR 长间歇。脑电图、头颅 CT、超声心动图及冠状动脉 CT 造影未见异常。入院诊断：晕厥待查（血管迷走性晕厥可能性大）。

电生理标测和消融过程

患者入院后直立倾斜试验阳性（混合抑制型），进一步诊断为血管迷走性晕厥。患者签署知情同意书后，在局部麻醉下穿刺股静脉放置冠状静脉窦及右心室电极，穿刺房间隔将 4 mm 消融导管置于左心房，在三维标测系统指导下进行左心房的三维解剖重建。采用 Micropace 刺激仪，于左心房和肺静脉的 5 个神经节（GP）区域进行高频刺激（20 Hz，10~20 V，5 ms），刺激部位包括左上肺静脉和左心耳嵴部的 GP（左上 GP）、左下肺静脉和左心耳之间的 GP（左侧 GP，邻近 Marshall 韧带）、左下肺静脉下方的左下 GP、右上肺静脉前壁的右前 GP 和右下肺静脉下方的右下 GP。在高频刺激下即刻出现一过性的心室停搏、房室传导阻滞或窦性心律下降 50%，定义为迷走反应阳性和 GP 的有效刺激

位点。将有效 GP 刺激位点标记于左心房三维模型上。采用温控模式，温度上限 60 ℃，功率上限 40 W。大致按照左上 GP、左侧 GP、左下 GP、右前 GP 和右下 GP 的顺序依次进行消融，并将消融点标注于左心房三维模型上。消融终点为再次刺激，GP 的迷走反应消失。术中备用心室起搏，以防止迷走反应所致的心室停搏。

患者在左上和左侧 GP 诱发出 2.35 s 和 2.984 s 的窦性间歇（图 1），其余部位未诱发出迷走反应。消融这两个 GP 位点时均出现血压下降和心率减慢的迷走反应，持续消融直至迷走反应消失。放电时间 7 min，手术时间 49 min，X 线曝光时间 4 min，无手术并发症。术后留院观察 1 天，口服阿司匹林，术后 1 个月停用。随访 35 个月，患者未再发生意识丧失或者乏力、头晕及出汗等晕厥前兆症状。术后 3 个月复查心电图提示窦性心律，心率 72 次/min，直立倾斜试验结果为阴性。

讨论

血管迷走性晕厥的发病机制主要与 Bezold - Jarisch 反射调节异常、迷走神经张力显著性增高有关。既往研究发现，肺静脉口周尤其是左上肺静脉和左心房交界处是左心房 GP 分布的关键区域。左侧 GP 是左心房内神经节和神经元分布密度较高的 GP。心脏自主神经的肾上腺素能与胆碱能神经密度在左心房内以左心房–肺静脉连接处 5 mm 以内最高，高于肺静脉远端以及左心房近端。此外，迷走神经的节后神经元细胞主要位于心脏神经节旁的心房壁内，对于心内膜消融比较敏感。因此，在心房内的 GP 进行消融，患者在消融后即刻出现血压下降和心率减慢的迷走反应，去神经化后显著减少了患者的晕厥发作次数，提示这种消融 GP 的方法能较为持久地影响心脏的副交感神经支配。

（郑黎晖）

205

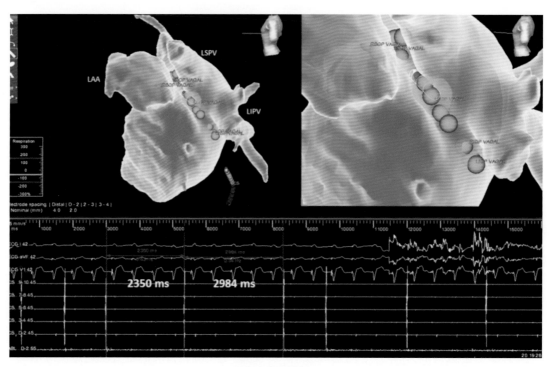

蓝色点为消融点。

图1　消融靶图

参考文献

[1] Abboud F M. Neurocardiogenic syncope[J]. N Engl J Med, 1993, 328(15): 1117-1120.

[2] Chevalier P, Tabib A, Meyronnet D, et al. Quantitative study of nerves of the human left atrium[J]. Heart Rhythm, 2005, 2(5): 518-522.

[3] Po S S, Nakagawa H, Jackman W M. Localization of left atrial ganglionated plexi in patients with atrial fibrillation[J]. J Cardiovasc Electrophysiol, 2009, 20(10): 1186-1189.

[4] Tan A Y, Li H, Wachsmann-Hogiu S, et al. Autonomic innervation and segmental muscular disconnections at the human pulmonary vein-atrial junction: implications for catheter ablation of atrial-pulmonary vein junction[J]. J Am Coll Cardiol, 2006, 48(1): 132-143.

[5] Sun W, Zheng L, Qiao Y, et al. Catheter Ablation as a Treatment for Vasovagal Syncope: Long-Term Outcome of Endocardial Autonomic Modification of the Left Atrium[J]. J Am Heart Assoc, 2016, 5(7): e003471.

[6] Hu F, Zheng L, Liang E, et al. Right anterior ganglionated plexus: The primary target of cardioneuroablation? [J] Heart Rhythm, 2019, 16(10): 1545-1551.

[7] Yao Y, Shi R, Wong T, et al. Endocardial autonomic denervation of the left atrium to treat vasovagal syncope: an early experience in humans[J]. Circ Arrhythm Electrophysiol, 2012, 5(2): 279-286.

41. 利多卡因敏感性房性心动过速

病例简介

患者，女，60岁，因"间断心悸1年，加重1周"入院。入院心电图示窦性心律，阵发性房性心动过速(图1)。房性心动过速发作时体表心电图P波特点：Ⅱ导联、Ⅲ导联、aVF导联P波呈负向波，Ⅰ导联、aVL导联呈低幅正向波，aVR导联呈等电位线，V1导联P波为正向。超声心动图提示冠状静脉窦口增宽。

患者入院后予口服美托洛尔，静脉应用维拉帕米、地尔硫䓬效果差，房性心动过速未能有效控制。尝试应用利多卡因(50 mg静脉注射)，患者心悸症状好转，可控制房性心动过速，继续予以口服美西律治疗。1个月后再发心悸不适，复查心电图提示房性心动过速复现。

电生理标测和消融过程

连接多导电生理记录仪，放置10极冠状静脉电极导管于冠状静脉窦(CS)，CS 9,10位于冠状静脉口附近，CS 1,2位于扩张的冠状静脉远端。冠状静脉内未见肌袖电位和碎裂电位，患者在术中反复发作房性心动过速，心内电图可见房性心动过速发作时AA间期相等，最早A波激动位于冠状静脉电极导管CS 7,8附近。行电生理检查，S1S2程序刺激无跳跃现象。心动过速发作时，以低于心动过速周长30 ms行起搏拖带示真性V-A-A-V模式，提示房性心动过速。在扩张的冠状静脉窦口顶部标测到最早心房激动点，局部A波领先体表心电图P波起点约47 ms(图2)。在Ensite三维标测系统指导下在此处消融，消融温度设定为42 ℃，起始功率30 W，放电后房性心动过速终止。消融后重复滴注异丙肾上腺素、心房起搏刺激均不能诱发任何形式的房性心动过速。冠状静脉窦造影检查和术后心脏三维CT造影重建提示患者存在永存左上腔静脉。患者术后随访3年余，未服用抗心律失常药物，未发心动过速。

讨论

利多卡因敏感性房性心动过速是一种少见的房

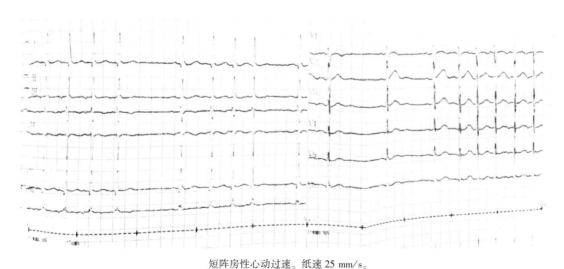

短阵房性心动过速。纸速25 mm/s。

图1　入院心电图

性心律失常，常表现为反复无休止发作、单形性房性心动过速，对利多卡因治疗敏感，其电生理机制尚不明确。Garro 等回顾性分析了 18 例利多卡因敏感性房性心动过速的患者，多数患者无器质性心脏病(12/18)，4 例合并高血压，1 例存在陈旧性心肌梗死，1 例合并二尖瓣脱垂。多数患者对传统抗房性心律失常药物不敏感，包括Ⅰa 和Ⅰc 类钠通道阻滞药、β 受体拮抗药、Ⅲ类抗心律失常药索他洛尔和胺碘酮、钙通道阻滞药、伊伐布雷定和地高辛等。1 min 内静脉注射利多卡因 0.5～1 mg/kg，静注完成后在 30~120 s 内快速产生抗心律失常作用终止房性心动过速，持续作用时间可达 8~25 min。相反，17 例静注维拉帕米的患者(10 mg，60 s 静脉注射)中只有 2 例终止房性心动过速。10 例快速静注 12 mg 腺苷的患者中，仅有 3 例出现短暂的房性心动过速终止(12~25 s)。以上研究结果提示，利多卡因敏感性房性心动过速的患者中仅有 2 例同时对维拉帕米敏感(2/17，11.7%)，对腺苷敏感的只有 3 例(3/10，30%)。只有 1 例患者对三者都敏感。可见利多卡因敏感性房性心动过速的电生理机制不一致。10 例患者行电生理检查，发现 9 例房性心动过速起源于右心房，标测心房激动最早点(领先房早 P 波 20~45 ms)成功行射频消融术，房性心动过速起源点与其药物反应无直接关系。因其房性心动过速周长不恒定，也不能被程序房性期前刺激稳定地诱发或终止，这与折返的特征不符。房

性心动过速在基础心率降低的时候容易出现或被诱发，频率稍慢于房性心动过速频率的心房起搏能够有效抑制房性心动过速的发生，这与延迟后除极的电生理特征类似。利多卡因敏感性房性心动过速的电生理药理学特征与延迟后除极、折返、自律性增高等机制并不完全相符，利多卡因敏感性房性心动过速电生理机制尚不明确，需要进一步研究明确其电生理机制。

永存左上腔静脉是在胚胎发育中后期，由于左、右前主静脉之间的吻合发育不良，导致左前静脉发育成为永存左上腔静脉。永存左上腔静脉在正常人群中的发病率为 0.3%～2%，而合并先天性心脏病的患者发病率高达 4.5%~9%。解剖学研究发现，冠状静脉窦右心房连接处存在肌袖组织，这些肌袖组织在某些情况下可成为异位兴奋灶的起源点。起源于冠状静脉的局灶性房性心动过速文献报道较少，研究报道冠状静脉窦房性心动过速约占局灶性房性心动过速的 3%，解剖学研究发现冠状静脉的血管壁周围被发育中残存的条束状肌袖组织所包绕，肌袖在冠状静脉窦口与右心房的心肌相续，并向冠状静脉的远端延伸，这些肌袖组织在某些情况下可成为异位兴奋灶的起源点，加之本例冠状静脉明显扩张，为自律性增高及触发活动创造了条件。

（刘　彤　上官文锋　许　纲）

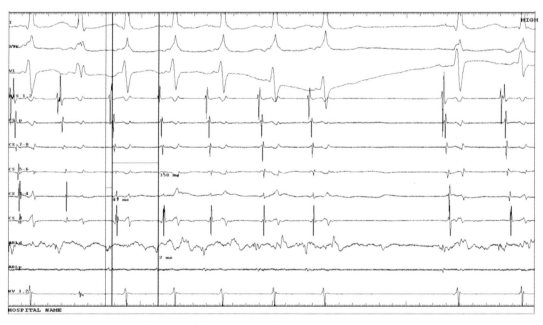

局部 A 波领先体表心电图 P 波起点约 47 ms。纸速 50 mm/s。

图 2　消融靶点腔内电图

参考文献

［1］ Garro H A, Elizari M V, Baranchuk A, et al. A reappraisal on lidocaine-sensitive repetitive, uniform atrial tachycardia［J］. Ann of Noninvasive Electrocardiol, 2013, 18(1): 1-11.

［2］ Steinberg I, DubilierWJr, Lukas D S. Persistence of left superior vena cava［J］. Dis Chest, 1953, 24 (5): 479-488.

［3］ Badhwar N, Kalman J M, Sparks P B, et al. Atrial tachycardia arising from the coronary sinus musculature: electrophysiological characteristics and long-term outcomes of radiofrequency ablation［J］. J Am Coll Cardiol, 2005, 46(10): 1921-1930.

室性心律失常
消融病例

42. 导管消融右心室流出道室性早搏

病例简介

患者，女，40 岁，因"心悸 1 年余"入院。外院动态心电图提示室性早搏（室早），18433 次/24 h。甲状腺功能、超声心动图未见明显异常。入院后体表心电图提示频发室早，考虑右心室流出道起源（图1）。

电生理标测和消融过程

患者术前检查排除禁忌证后于心导管室行心脏电生理检查+射频消融术。选择 Carto 三维电解剖标测系统，Pentaray 导管（强生公司生产的 TC 冷盐水灌注导管）。经 8.5F SL1 长鞘先送 TC 导管至肺动脉内，再以 TC 导管为导引，送 SL1 长鞘至右心室流出道，最后 Pentaray 导管替换 TC 导管，行肺动脉瓣瓣上和瓣下建模+激动标测（图2）。激动标测结果提示肺动脉左窦底稍偏前处激动最为领先，起始电位领先室早体表 QRS 波 30 ms，单极呈 QS 图形（图3）。局部电位与窦性心律下电位相比存在电位反转，行 10 mA、0.5 ms 起搏，起搏图形与自身室早图形基本一致（图4）。该处 30 W 放电（冷盐水走速 17 mL/min）室早即刻消失，继续放电巩固至 60 s（图5）。观察 30 min 再无室早出现。随访 1 年无室早发作。

讨论

右心室流出道室早是临床最常见室性心律失常。尽管右心室流出道导管到位方便、标测便捷，但右心室流出道室早远期成功率其实并不十分理想，一次手术成功率不到 90%。作者在国际上首次提出了起源于肺动脉窦室早及倒"U"操作到位消融的概念，并刊文在 JACC 上，由此引起了电生理界的广泛热议。对于复发或者不易标测到满意电位的患者，倒"U"操作导管于肺动脉窦内标测往往可以找到比瓣下更好的靶点，且导管稳定性更佳，从而提高消融成功率。此病例，最早激动位于肺动脉左窦底稍偏前处，起搏标测与自发室早基本一致，放电即刻效应和远期随访均十分理想，进一步证实肺动脉窦标测和消融的可行性和优越性。

（廖自立）

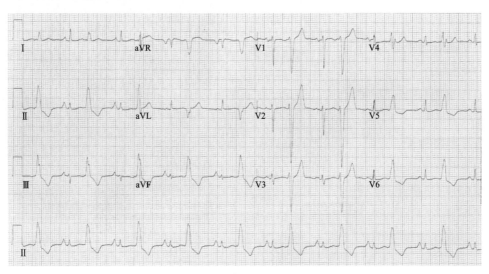

图 1　体表心电图

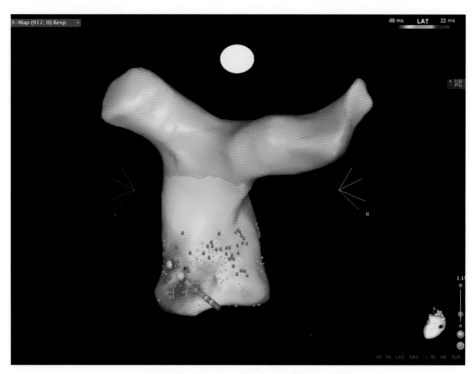

最早激动点位于右心室流出道后间隔处。

图 2　三维建模和激动标测图

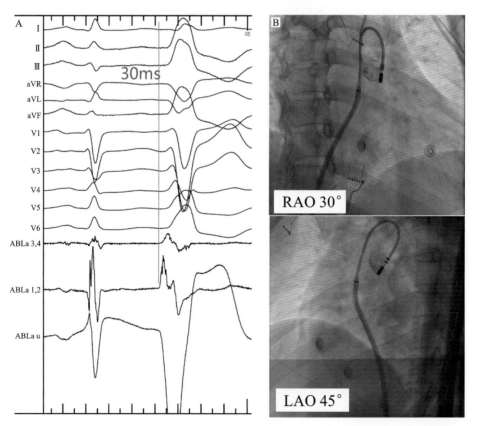

局部电位提前 QRS 波起始处 30 ms，导管远端造影（右前斜 30°和左前斜 45°）提示导管位于肺动脉左窦偏前处。

图 3　成功消融靶点腔内电图（A）和 X 线影像图（B）

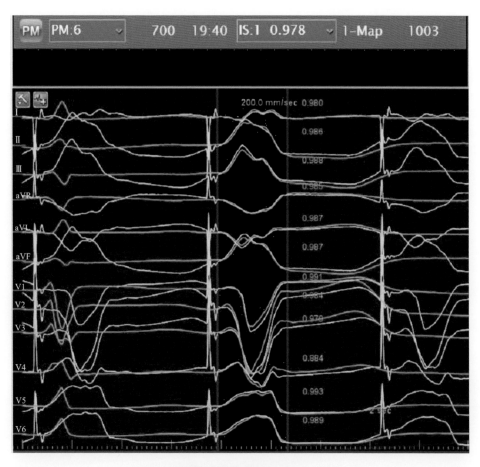

PaSO 起搏标测软件评分相似度 97.8%。

图 4　靶点起搏标测图

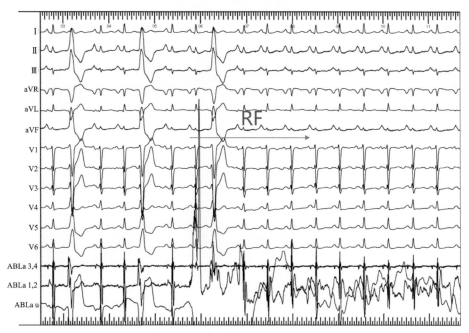

于肺动脉左窦偏前处放电，室早即刻消失。

图 5　靶点消融的腔内电图

参考文献

[1] Liao Z, Zhan X, Wu S, et al. Idiopathic ventricular arrhythmias originating from the pulmonary sinus cusp: prevalence, electrocardiographic/electrophysiological characteristics, and catheter ablation[J]. J Am Coll Cardiol, 2015, 66(23): 2633-2644.

[2] Zhang J, Tang C, Zhang Y, et al. Pulmonary sinus cusp mapping and ablation: A new concept and approach for idiopathic right ventricular outflow tract arrhythmias[J]. Heart Rhythm, 2018, 15(1): 38-45.

43. 导管消融左心室流出道附近起源室性早搏

病例简介

患者，男，63 岁，因"阵发性心悸 3 年余"入院。体表心电图提示 2 种形态接近的室性早搏（室早，图 1），动态心电图显示为频发室性早搏，3 万余次/24 h，超声心动图正常。

电生理标测和消融过程

患者入院后在局部麻醉下行心脏电生理检查及导管消融。记录到 2 种形态的室性早搏（室早 A 和室早 B，以室早 A 为主）。室早 A 的 QRS 波在 II 导联、III 导联、aVF 导联直立，I 导联正负双向，aVR 导联、aVL 导联呈 QS 型，且 S 波 aVL>aVR，V1 导联呈 Rs 型，V5 导联、V6 导联存在 s 波。室

早 B 的 QRS 波形态略不同于室早 A，在 II 导联、III 导联、aVF 导联振幅高于室早 A，V1 导联呈 rS 型，R 波移形位于 V3 导联，提示室早位于流出道附近区域，左侧可能性大。两种室性早搏之间，室早 B 的下壁导联振幅更高，V1 导联 R 波更小，提示室早 B 较之室早 A 出口位置，更高更靠前（图 2）。

经右侧股静脉将 10 极电极导管送入冠状静脉窦（CS）至心大静脉（GCV）处，经右侧股静脉将消融导管送至右心室流出道（RVOT）肺动脉左窦附近。三维标测系统辅助下行三维解剖及室早 A 激动标测（图 3）。激动标测显示，肺动脉左窦局部激动稍早于位于 GCV 的 CS 远端电极，尝试消融 30 s，室早未消失（图 4）。尝试送消融导管拟入 GCV 远端进行标测，但消融导管未能到达 GCV 远端，遂入左心室流出道（LVOT）进行激动标测。穿刺右侧股动脉，主动脉根部激动标测提示左冠窦（LCC）

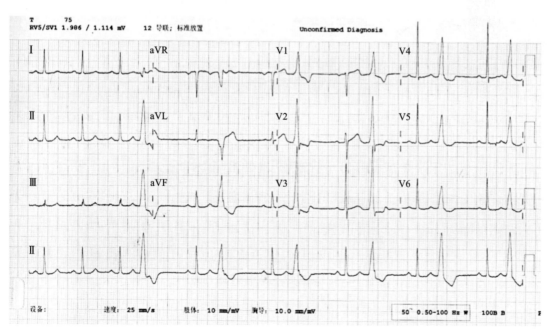

从 II 导联观察存在 2 种室性早搏，形态基本一致，但 R 波振幅存在差异，符合流出道起源室早特点，提示可能有不同出口。

图 1 心悸发作时的体表心电图

室早A局部激动最早,但并不领先于CS远端(图5),跨越主动脉瓣,于邻近LCC瓣下左心室基底部标测局部激动最早,但亦不早于CS远端(图6)。尽管左心室流出道多部位激动标测并不领先于肺动脉左窦,但考虑到这些部位解剖相毗邻,且右心室流出道激动最早处消融未成功,遂尝试激动最早点附近的毗邻解剖学消融。在LCC瓣下左心室顶部(LV summit)的内膜对应面放电消融,10 s室早A消失,累计有效放电90 s,观察10 min,室早A未复现,但仍可见室早B。

继续于主动脉瓣下进行室早B的激动标测,在原消融靶点附近记录到激动最早点(-35 ms),尝试放电消融30 s,早搏未消失(图7),遂回撤消融导管于主动脉根部进行激动标测。于LCC底部记录到局部激动最早点(-33 ms),局部电位较碎裂(图8),放电消融5 s时早搏消失,累计放电60 s,观察20 min,室早B未再现。给予异丙肾上腺素滴注提升心率30%,仍无室早复现,提示消融成功。

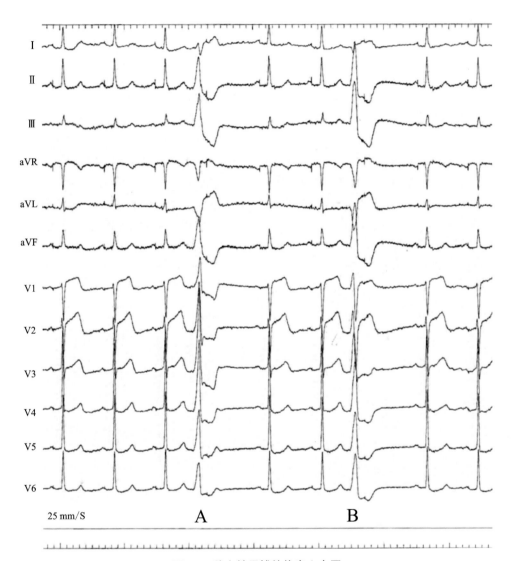

图2　2种室性早搏的体表心电图

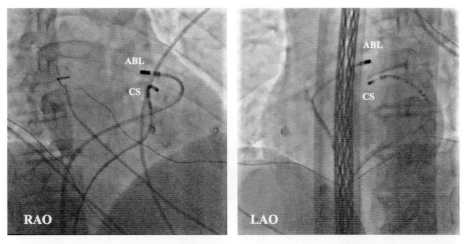

冠状静脉窦电极(CS)送至冠状静脉窦远端即心大静脉处(GCV),消融导管在右心室流出道(RVOT)的肺动脉左窦附近,RAO 为右前斜,LAO 为左前斜,ABL 为消融导管。

图 3　电生理导管 X 线影像图

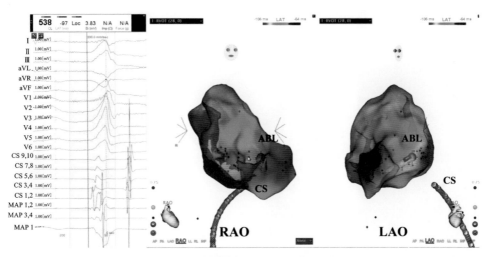

RVOT 内最早激动点位于肺动脉左窦,局部激动稍早于 GCV。

图 4　右心室流出道三维解剖及室早 A 激动标测图

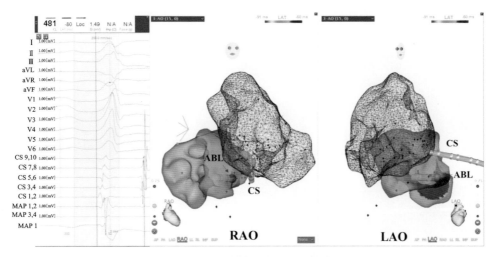

左冠窦(LCC)内室早 A 局部激动最早,但并不领先于 GCV。

图 5　主动脉根部三维解剖及室早 A 激动标测图

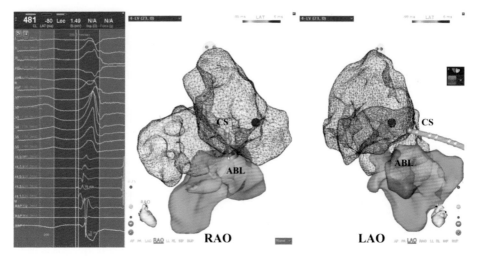

于左心室顶部(LV summit)区心内膜对应部位，邻近左冠窦瓣下标测室早 A 局部激动最早，但仍不领先于 GCV。

图 6　主动脉瓣下进行三维解剖及室早 A 激动标测图

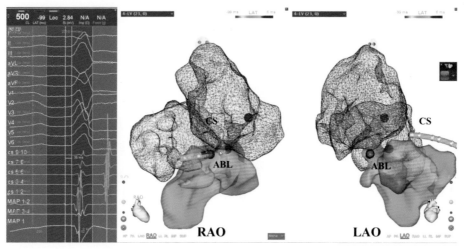

激动最早点(-35 ms)，尝试放电消融 30 s，早搏未消失。

图 7　左冠窦瓣下三维解剖及室早 B 激动标测图

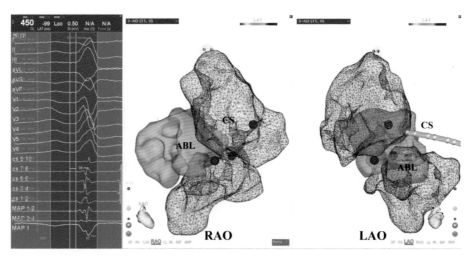

LCC 内记录到局部激动最早点(-33 ms)，局部电位较碎裂，放电消融 5 秒时早搏消失。

图 8　主动脉根部三维解剖及室早 B 激动标测图

讨论

流出道附近起源的室早体表心电图具有其特征,下壁导联 QRS 波呈高大直立的 R 形。根据起源点不同又可细分为右心室流出道起源及其延伸部位(肺动脉窦、肺动脉瓣上)、左心室流出道起源(左冠窦、右冠窦和左右冠窦交界)、主动脉瓣二尖瓣连接处(AMC)、LV summit、二尖瓣环前壁等。右心室流出道呈管状结构环绕于左心室流出道,右下方紧贴并起源于三尖瓣环上部。右心室流出道的主体从前方包绕左心室流出道,而远侧的右心室流出道(漏斗部)及肺动脉瓣则定位于远侧左心室流出道、主动脉瓣的左前方并靠近头侧。由于右心室流出道上部的后壁与主动脉窦解剖关系密切,这些区域起源的心律失常可能会有相似的心电图特点,临床上仅仅通过心电图有时难以区分。有可能会有形态略有不同的"多源"性室早,而实际是一种起源,只是不同出口而已。LV summit 区即左心室最高处或顶部,该区域位于左心室出口部外侧,毗邻冠状动脉,且部分位置表面覆盖厚脂肪层。狭义的 LV summit 区定义来源于外科视角,特指心外膜面为左回旋支(LCX)、左前降支(LAD)和心大静脉第一对角支形成的心外膜三角形区域。因 GCV 和前室间静脉(AIV)都位于此处,故可称为 GCV/AIV 区。随着消融治疗的发展,根据 LV summit 的解剖毗邻以及消融部位,又将 LV summit 区广义地定义为包括心外膜的 GCV/AIV 区、心内膜的 AMC、LCC、肺动脉窦(PSV)和 RVOT 后部(图 9)。

鉴于流出道解剖的复杂性以及室性心律失常起源出口的可变性,对于流出道附近区域消融,尤其是 LV summit 内外膜附近区域,Yamada 教授提出了"解剖消融"的理念。即不单纯以电生理激动标测最早部位作为唯一消融靶点,而是可以选择从毗邻解剖的多个部位进行消融。本例室早 2 种形态,可能存在 2 种起源点,也有可能为一个起源点 2 个不同出口。本例消融成功靶点均不是激动标测最早的部位,提示流出道附近解剖的复杂性可影响消融的策略。

(刘俊鹏 施海峰)

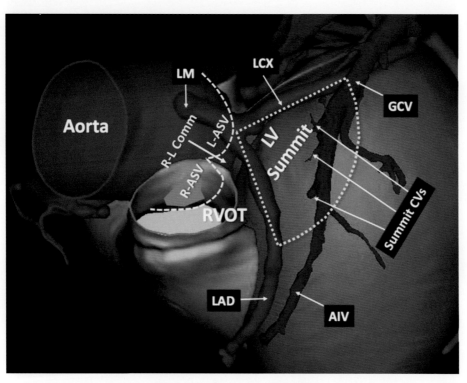

图 9 左心室 summit 区示意图

参考文献

［1］ Asirvatham S J. Correlative anatomy for the invasive electrophysiologist：outflow tract and supravalvar arrhythmia［J］. J Cardiovasc Electrophysiol, 2009, 20 (8)：955-968.

［2］ Ho S Y. Anatomic insights for catheter ablation of ventricular tachycardia［J］. Heart Rhythm, 2009, 6(8 Suppl)：S77-S80.

［3］ Cheung J W, Anderson R H, Markowitz S M, et al. Catheter ablation of arrhythmias originating from the left ventricular outflow tract［J］. JACC Clin Electrophysiol, 2019, 5(1)：1-12.

［4］ Yamada T, McElderry H T, Doppalapudi H, et al. Idiopathic ventricular arrhythmias originating from the left ventricular summit：anatomic concepts relevant to ablation ［J］. Circ Arrhythm Electrophysiol, 2010, 3(6)：616-623.

［5］ Yamada T, Maddox W R, McElderry H T, et al. Radiofrequency catheter ablation of idiopathic ventricular arrhythmias originating from intramural foci in the left ventricular outflow tract：efficacy of sequential versus simultaneous unipolar catheter ablation［J］. Circ Arrhythm Electrophysiol, 2015, 8(2)：344-352.

［6］ Yamada T, Yoshida N, Doppalapudi H, et al. Efficacy of an anatomical approach in radiofrequency catheter ablation of idiopathic ventricular arrhythmias originating from the left ventricular outflow tract［J］. Circ Arrhythm Electrophysiol, 2017, 10(5)：4959.

44. 经右心室流出道消融前室间静脉起源室性早搏

病例简介

患者，男，47 岁，因"心悸 2 年"入院，动态心电图提示室性早搏（室早）21670 次/24 h，超声心动图等检查无异常。

电生理标测和消融过程

患者入院后在局部麻醉下行心脏电生理检查及导管消融。体表心电图提示流出道起源室性早搏，早搏时心电图显示胸前导联起始顿挫，提示心外膜起源可能。经左侧锁骨下静脉将十极电极导管送入冠状静脉窦（CS）并深插至心大静脉（GCV）最远端，达到前室间静脉（AIV），室早时十极电极导管在 AIV 记录局部电位提前体表 47 ms（图 1）。经右侧股静脉将消融导管圣犹达 Flex Ability 送至右心室流出道（RVOT）行激动标测，能标测室早时最早激动点提前体表 QRS 波 24 ms（图 2），落后于 CS 电极标测的最早点，提示 AIV 起源。消融导管送至冠状静脉内进行标测，因 AIV 与 GCV 成角大，消

融导管无法送入到 AIV，在 GCV 最远端标测电位提前体表 QRS 波 32 ms，经冠状动脉造影后在 GCV 最远端放电（图 3），患者胸痛明显，且放电无效。因消融导管无法送至 AIV 内，将 RVOT 与冠状静脉三维模型进行拼接后发现 RVOT 最早激动点与冠状静脉内最早激动点紧靠（图 4），在 RVOT 前间隔正对冠状静脉靶点处进行消融，成功消除室早。消融后在 RVOT 靶点起搏标测，显示局部起搏心电图与自发的室性早搏形态不一致，也提示早搏并非起源于 RVOT。术后复查动态心电图室性早搏消失。

讨论

文献报道 9% 的特发性室性早搏与冠状静脉系统（CVS）有关。尽管在 CVS 内最早激动部位进行消融是有效的，但仍有部分患者（62%）因起源部位邻近冠状动脉或消融导管无法达到最早激动点而无法消融。部分 CVS 内消融失败病例在毗邻的冠状动脉窦内或窦下可消融成功，鲜有报道经 RVOT 消融 CVS 起源室性早搏。AIV 与冠状动脉前降支（LAD）伴行，消融易损伤动脉。此外，由于与心

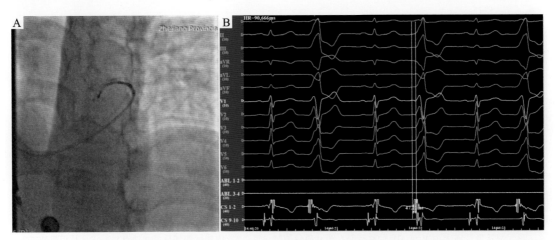

图 B 显示 10 级电极远端（CS 1, 2）记录早搏时局部电位提前体表心电图 47 ms。

图 1　10 级电极深插至心前静脉的影像图（A）和体表心电图、腔内电图（B）

大静脉的成角较大，且血管较细，消融导管难以到达靶点，即便部分能到达也可能因阻抗高无法有效放电。David 首次报道了 2 例经 RVOT 消融 AIV 起源室性早搏，消融时要尽量在离 AIV 靶点解剖距离最近的 RVOT 进行，由于与 LAD 的距离较近，作者认为也应常规行冠脉造影以避免损伤冠状动脉。

本病例提示 AIV 起源室性早搏往往消融困难，可在临近部位进行解剖消融，其中 RVOT 是平时容易到达的部位，可优先进行消融尝试。

（徐　强）

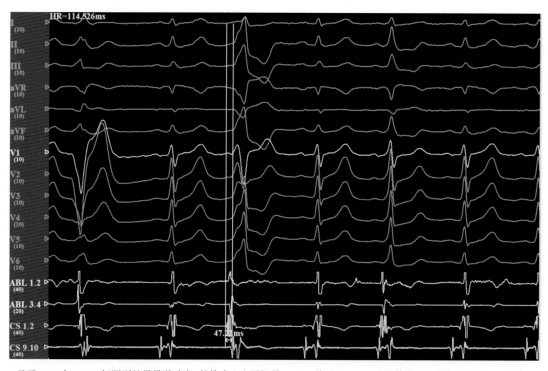

显示 ABL 在 RVOT 标测到的最早激动点（较体表心电图提前 24 ms）落后于 CS 1, 2（较体表心电图提前 47 ms）。ABL：消融导管；CS：冠状静脉窦。

图 2　体表心电图及腔内电图

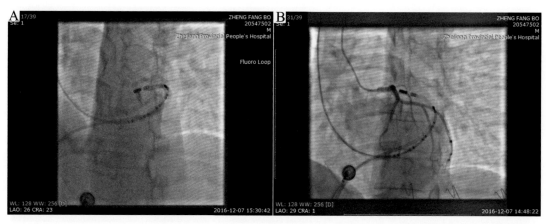

图 A 显示导管到达 GCV 与 AIV 的移行部；图 B 显示消融导管在 CS 内能标测到最早激动点与冠状动脉相毗邻。

图 3　经消融导管造影图（A）和冠脉造影图（B）

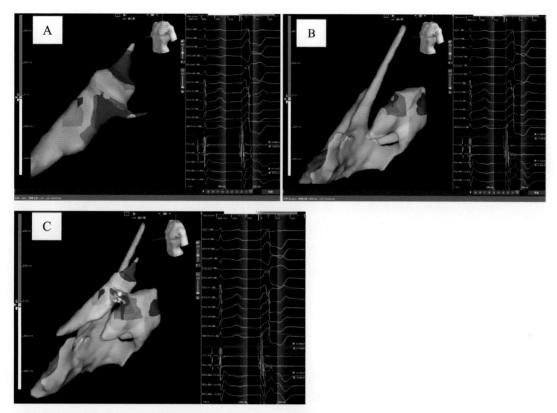

图A：RVOT标测图（最早点提前体表24 ms）；图B：CS标测图（最早提前体表32 ms）；图C：RVOT与CS拼接的激动标测图。

图4　早搏时的三维激动标测图（A、B、C）

参考文献

［1］ Mountantonakis S E, Frankel D S, Tschabrunn C M, et al. Ventricular arrhythmias from the coronary venous system：prevalence, mapping, and ablation［J］. Heart Rhythm, 2015, 12(6)：1145-1153.

［2］ Baman T S, Ilg K J, Gupta S K, et al. Mapping and ablation of epicardial idiopathic ventricular arrhythmias from within the coronary venous system［J］. Circ Arrhythm Electrophysiol, 2010, 3(3)：274-279.

［3］ Frankel D S, Mountantonakis S E, Dahu M I, et al. Elimination of ventricular arrhythmias originating from the anterior interventricular vein with ablation in the right ventricular outflow tract［J］. Circ Arrhythm Electrophysiol, 2014, 7(5)：984-985.

45. 经心大静脉导管消融左心室顶部起源室性早搏

病例简介

患者，女，18 岁，因"心悸 1 年余，加重 3 周"入院。患者多次心电图（图 1）及动态心电图检查均提示频发室性早搏（室早），短阵室性心动过速（室速），24 h 室早总数波动于 2.7 万~3.6 万次。超声心动图未见明显异常。

电生理检查及消融过程

心电图特点分析：II 导联、III 导联、aVF 导联 QRS 波呈 R 型，R 波振幅 III / II = 1.09，V1 导联呈 RS 型，胸前导联移行在 V1 导联，QS 波振幅 aVL/ aVR = 1.34，I 导联呈 rS 型，最大偏移指数（MDI）为 0.60，下壁导联峰值偏移指数（PDI）为 0.67。心电图提示室早、室速起源左心室流出道附近区域，其中左心室顶部（LV summit）可能性大。

在三维电解剖标测系统（Carto 3）指引下，使用盐水灌注消融导管首先激动标测右心室流出道（RVOT），RVOT 室早最早激动部位较体表心电图起始部领先 20 ms（以 II 导联最高点为参考，II 导联室早起始距最高点 100 ms；下同，图 2）。经股动脉至主动脉根部进行激动标测，显示左冠窦（LCC）底部偏前偏左处激动最为领先，提前 26 ms（图 3）。跨主动脉瓣将导管送至左心室，标测主动脉瓣二尖瓣连接处（AMC）领先 QRS 波起点 19 ms（图 4）。退回导管至主动脉根部，通过消融导管侧孔推注造影剂，显示左冠状动脉开口，确认最早激动点距冠脉开口有安全距离后，在 LCC 激动最早处试放电（功率 30 W，盐水流速 20 mL/min），约 15 s 室早消失，巩固放电 60 s。5 min 后室早恢复，形态与消融前相同，在消融点附近巩固放电消融，未获得成功。遂经冠状静脉窦将导管送至心大静脉

远端，行激动标测。结果显示心大静脉远端室早时激动最为领先，提前 36 ms（图 5）。行冠状动脉造影（图 6），确认消融导管距离左前降支及左回旋支具有安全距离后，设置功率为 15 W，盐水流速 25 mL/min，放电消融 5 s，室早消失，增加消融功率至 30 W，巩固放电消融 60 s。观察 30 min（期间静脉滴注异丙肾上腺素）后，无室早复现，提示消融成功。

讨论

LV summit 为位于左心室心外膜最靠上的区域，是由冠状动脉左前降支、回旋支及第一间隔支组成的三角形区域，心大静脉在此三角区域穿行，将 LV summit 分为上下两部分，上部分为不可到达区域，下部分为可到达区域。LV summit 与流出道多个部位相邻，包括主动脉窦、RVOT 间隔部、AMC、心大静脉、心前静脉等。有文献报道约 14% 的左心室室早起源于 LV summit 区域。

LV summit 室早具有以下特点：①下壁导联 QRS 波呈 R 型，R 波振幅 III 导联>II 导联；②胸前导联 QRS 波移行较早（V2 导联或 V2 导联以前）；③胸前导联假性 δ 波宽度≥34 ms；④类本位曲折时间（IDT）≥85 ms；⑤MDI≥0.55；⑥PDI>0.60。

由于 LV summit 区域与多个解剖区域相邻，因此推荐对疑似该部位起源室早行序贯性标测。即对 RVOT、LCC、AMC、心大静脉及其分支均进行激动标测和（或）起搏标测，选择相对激动最早的部位，在确认安全的情况下，进行消融。在心大静脉放电消融会遇到消融导管阻抗过高（300 Ω 左右），而导致射频消融仪无法放电消融的情况，可在放电前先高流速灌注盐水，待阻抗降低后开始放电消融。

（谭红伟）

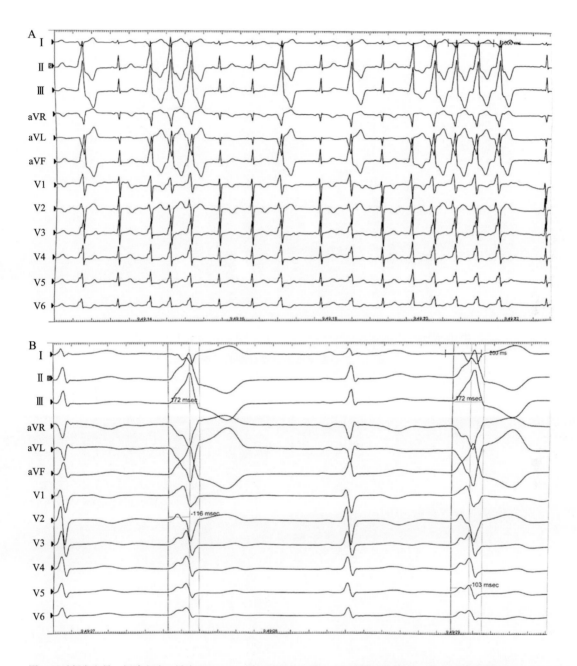

图 A 显示频发室早，短阵室速。纸速 25 mm/s；图 B 显示 Ⅱ、Ⅲ、aVF 导联 QRS 波呈 R 型，R 波振幅 Ⅲ/Ⅱ = 1.09，V1 导联呈 RS 型，胸前导联移行在 V1 导联，QS 波振幅 aVL/aVR = 1.34，Ⅰ 导联呈 rS 型，MDI = 0.60，PDI = 0.67。纸速 100 mm/s。

图 1　术前体表心电图(A、B)

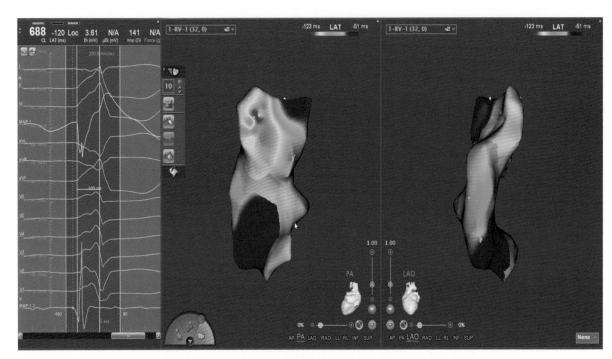

RVOT 前间隔较体表心电图 QRS 起点领先 20 ms。PA 为后前位；LAO 为左前斜位。

图 2　右心室流出道激动标测的三维图

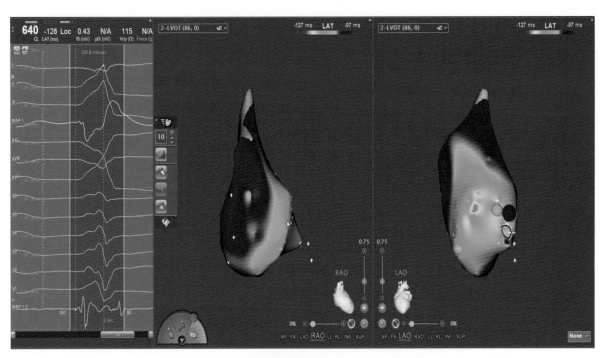

LCC 较体表心电图 QRS 起点领先 26 ms。RAO：右前斜位。

图 3　主动脉根部激动标测的三维图

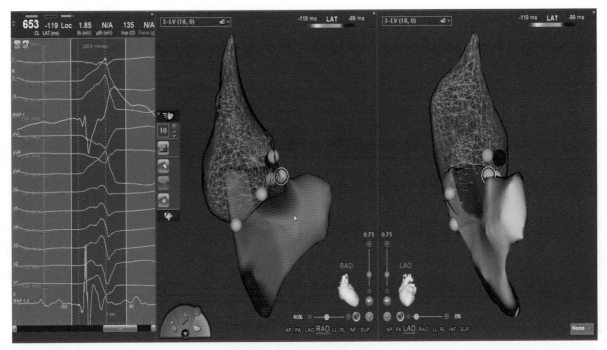

AMC 较体表心电图 QRS 起点领先 19 ms。

图 4　主动脉二尖瓣连接处激动标测的三维图

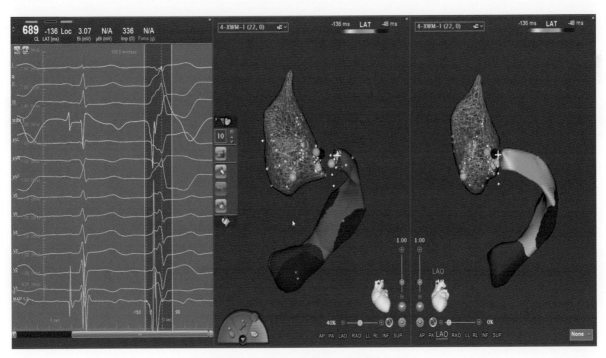

心大静脉远端较体表心电图 QRS 起点领先 36 ms。

图 5　心大静脉远端激动标测的三维图

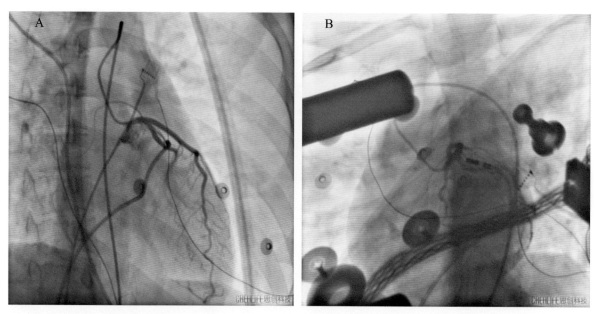

A 图为右前斜位，B 图为左前斜位，显示消融导管距左回旋支及前降支均有安全距离。

图 6　冠状动脉造影图

参考文献

[1] Enriquez A, Malavassi F, Saenz L C, et al. How to map and ablate left ventricular summit arrhythmias[J]. Heart Rhythm, 2017, 14(1): 141-148.

[2] Kumar S, Tedrow U B, Stevenson W G. Ventricular arrhythmias from the left ventricular summit: critical importance of anatomy, imaging, and detailed mapping to allow safe and effective ablation[J]. Card Electrophysiol Clin, 2016, 8(1): 89-98.

[3] Santangeli P, Lin D, Marchlinski F E. Catheter ablation of ventricular arrhythmias arising from the left ventricular summit[J]. Card Electrophysiol Clin, 2016, 8(1): 99-107.

46. 心大静脉与左冠窦内序贯消融左心室顶部起源室性早搏

病例简介

患者，女，61 岁，因"阵发性心悸 1 年余"入院。患者伴有高血压病史，心电图提示室性早搏（室早，图 1），Ⅱ导联、Ⅲ导联、aVF 导联呈高 R 波，aVR 导联、aVL 导联呈 QS 型，Ⅰ导联呈浅 q 波，V1 导联呈 rS 型，胸导联移行位于 V3 导联。服用普罗帕酮疗效不佳，24 h 动态心电图提示室性早搏，17730 次/24 h（负荷 19%）。

电生理标测和消融过程

患者停服抗心律失常药物 5 个半衰期后行导管射频消融术。根据室早形态，初步分析室早可能起源于右心室流出道（RVOT）。遂在局部麻醉下穿刺股静脉，在三维电解剖标测系统（Carto）引导下送入 8F 盐水灌注导管入 RVOT，三维构模，标得最早激动点位于 RVOT 间隔偏游离壁处，但最早激动点较弥散，且最早激动点领先于 QRS 波起点 27 ms，起搏标测图形与自身室早高度相似（图 2A）。于此处反复消融无效，遂穿刺股动脉，标测主动脉根部及心大静脉（GCV）远端，并进行多腔建模（图 2B），但融合图形显示最早激动点仍较弥散，主动脉窦内激动标测最早激动点领先于 QRS 波起点均小于 15 ms，于相对激动最早处（左右冠状动脉窦交界处）尝试数次放电无效。在 GCV 远端激动标测最早激动点领先 10 ms，起搏图形与自身室早图形完全不同（图 2C），因多处消融不成功，拟尝试在 GCV 内试放电，在冠状动脉造影确认消融靶点距离冠状动脉主支大于 8 mm 后，灌注生理盐水（因阻抗较高，先灌注生理盐水以降低阻抗）时发现室早即刻消失（图 2D）。遂以 30 mL/min，25 W 放电 30 s，3 次，消融时室早可消失，但停止消融室早即复现，但较前数量有所减少。重新审视室早图形（图 3A），与消融前略有不同，Ⅰ导联为低平正向波，遂重新进行多

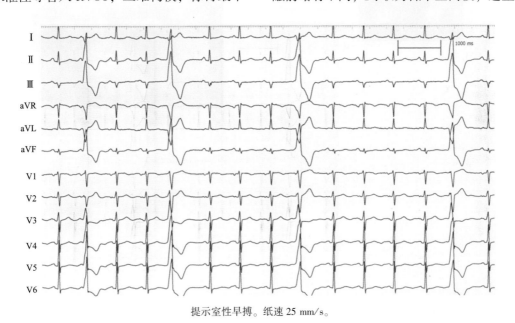

提示室性早搏。纸速 25 mm/s。

图 1　体表心电图

腔激动标测(图 3B),提示最早激动点仍位于 GCV 远端,再次在此处尝试消融 1 次无效(图 3C),再入 RVOT 处尝试消融 2 次仍无效,遂考虑室早左心室顶部(LV summit)起源。在测定 GCV 远端与左冠窦(LCC)距离为 11 mm 后(图 3B),判断有从冠状静脉窦(CS)对应部位 LCC 内序贯夹击消融成功的可能。遂入 LCC,标记左主干开口,在距离左主干大于 10 mm 以上处,以 30 W、55 ℃ 放电(放电时关闭盐水灌注,图 3B 及 3D)60 s、3 次,室早完全消失,观察 30 min 未见室早再发,复查冠状动脉造影未见冠状动脉损伤。术后第 2 天及 1 个月后复查动态心电图,室早数量均小于 10 次/天。

讨论

下壁导联高 R 波、胸导联 R/S 移行位于 V3 导联的室早除 RVOT 起源外,还可能起源于主动脉窦、GCV 等部位。本例标测消融过程曲折复杂,在 GCV 远端进行盐水灌注时意外发现可使室早消失,提示室早起源于 GCV 远端附近。但 GCV 内消融仅能短时有效,最终通过在 GCV 与 LCC 内夹击消融获得成功,据此推测室早可能起源于左心室顶部。左心室顶部是左冠状动脉前降支至左冠状动脉回旋支主动脉口前的圆弧部分,与下方 GCV、3 支大血管组成的三角形区域为左心室心外膜的最高处,由于其靠近冠状动脉,且其外层包绕较厚的脂肪层,故被称为"不可接近地区",射频手术难度较高,部分可通过 GCV 远端和/或左冠窦内消融获得成功,部分则需要经皮心包穿刺技术进行消融。研究发现,若 GCV 远端标测的最早激动点与 LCC 内标测的最早激动点距离小于 13.5 mm,则多数可经 LCC 途径消融成功,而若 R 波Ⅲ/Ⅱ导联比值大于 1.25 和 Q 波 aVL/aVR 振幅比值大于 1.75 者,则可能需要通过心包穿刺进行心外膜消融。本例 GCV 与 LCC 距离为 11 mm,aVL/aVR 振幅比值远小于 1.45,佐证了上述观点。2015 年 Yamada 把这种先后在对应解剖部位消融治疗室性心律失常的方法称为序贯消融。对于左心室顶部室性心律失常,如果在最早激动部位消融无效,可在其相毗邻的解剖位置尝试进行序贯消融或者双极消融,部分病例可获得成功。无论是 GCV,抑或 LCC 内消融均需注意冠状动脉损伤的可能,消融前需造影确定靶点与其距离,并在消融过程中严密监测心电图,观察有无 ST 段的变化。

(孙育民 郭 瑛)

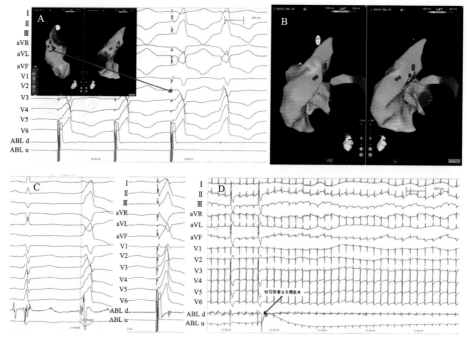

图 A:箭头处为起搏靶点。纸速 100 mm/s;图 B、C:纸速 100 mm/s;图 D:箭头处提示灌注盐水开始。纸速 10 mm/s。ABLd 代表消融导管远端的双极记录,ABLu 代表消融导管远端的单极记录,黄色点为起搏标测点,暗红色点为消融点。

图 2 右心室流出道三维激动标测和起搏标测图(A),右心室流出道、主动脉根部以及 GCV 三维激动标测图(B),GCV 远端激动标测和起搏标测腔内图(C)和 GCV 远端灌注生理盐水时心电图(D)

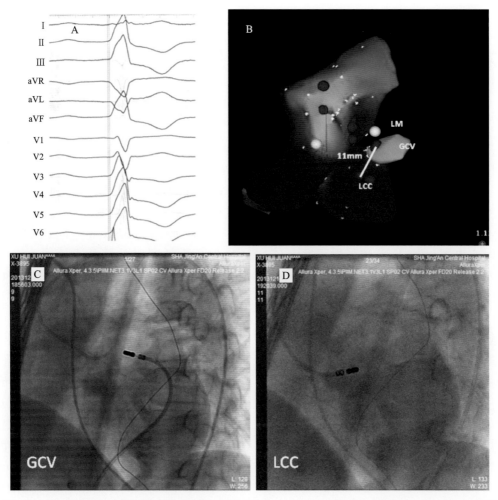

图 A：注意与消融前的自身室早图形略有不同。纸速 100 mm/s；图 B：注意 GCV 远端最早，GCV 与 LCC 距离为 11 mm。LM：左主干。GCV：心大静脉。LCC：左冠窦。

图 3　首次 GCV 消融后室早体表心电图（A），再次消融后右心室流出道、主动脉根部以及 GCV 三维激动标测图（B），GCV 远端消融时 X 线影像图（C）和 LCC 内消融时 X 线影像图（D）

参考文献

［1］ Tanner H, Hindricks G, Schirdewahn P, et al. Outflow tract tachycardia with R/S transition in lead V3: six different anatomic approaches for successful ablation［J］. J Am Coll Cardiol, 2005, 45(3): 418-423.

［2］ Yamada T, McElderry H T, Doppalapudi H, et al. Idiopathic ventricular arrhythmias originating from the left ventricular summit: anatomic concepts relevant to ablation ［J］. Circ Arrhythm Electrophysiol, 2010, 3 (6): 616-623.

［3］ Jauregui A M, Campos B, Park K M, et al. Ablation of ventricular arrhythmias arising near the anterior epicardial veins from the left sinus of Valsalva region: ECG features, anatomic distance, and outcome［J］. Heart Rhythm, 2012, 9(6): 865-873.

［4］ Yamada T, Maddox W R, McElderry H T, et al. Radiofrequency catheter ablation of idiopathic ventricular arrhythmias originating from intramural foci in the left ventricular outflow tract: efficacy of sequential versus simultaneous unipolar catheter ablation［J］. Circ Arrhythm Electrophysiol, 2015, 8(2): 344-352.

47. 右心室流出道室性心律失常优先与多通道传导

病例简介

患者，女，63 岁，因"胸闷、心悸 5 个多月"入院。动态心电图示室性早搏（室早），28972 次/24 h。入院时心电图（图 1A）为单形性频发室早，超声心动图示左心室舒张末期内径 58 mm，左心室射血分数 62%。

电生理标测和消融过程

根据患者入院心电图，室早 QRS 波形态在 I 导联呈 r 型，V1 导联呈 rS 型，V2、V3 导联呈 RS 型，II 导联、III 导联、aVF 导联及 V4~V6 导联均呈 R 型（伴升支切迹），aVR 导联、aVL 导联呈 QS 型，胸导联移行区在 V3 导联，其移行指数（3-3 = 0），考虑右心室流出道（RVOT）起源的室早。穿刺右侧股静脉置入 8F 冷盐水灌注消融导管进行标测

与消融，结果在 RVOT 间隔与游离壁之间标测到心室电位领先室早体表心电图的 QRS 波 30 ms，局部单极电图呈 QS 型（图 1B），起搏的 QRS 波与自发室早图形基本相同（图 1C），X 线影像示消融导管在 RVOT 间隔与游离壁之间（图 1D）。以温控 43 ℃，功率 30 W，冷盐水流速 17 mL/min 试消融，约 10 s 室早消失，遂巩固消融 180 s。然而，消融后静脉滴注异丙肾上腺素后出现多种形态的频发室早（图 2，0 为初始自发室早，1~6 为静脉滴注异丙肾上腺素后出现的多种形态室早）。考虑室早可能起源于肺动脉瓣上，经多通道传导至 RVOT，在 RVOT 形成多个突破口而形成上述多种形态的室早。在肺动脉窦标测无理想靶点；随后至肺动脉干进行标测，结果在肺动脉干侧壁标测到尖峰电位（窦性心律时在后，室早时翻转，箭头所示），领先室早体表心电图 QRS 波 32 ms，局部单极电位呈 QS 型（图 3，图 4A），距肺动脉前窦垂直距离约 2 cm，其起搏的 QRS 波形与异丙肾上腺素

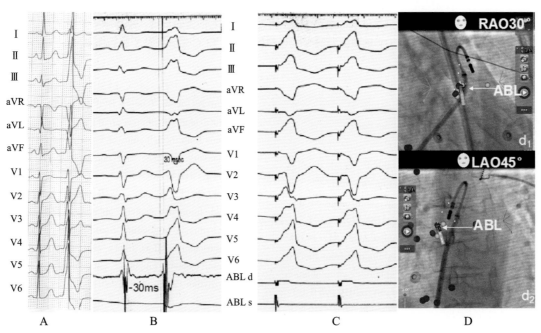

图 1 室早的体表十二导联心电图（A）、激动标测腔内电图（B）、起搏标测图（C）及 X 线影像图（D）

诱发的其中一种室早相同(图 4D)。X 线影像及三维标测提示消融导管在肺动脉干(MSPA)前侧壁(图 4C,图 6),试消融约 9 s,所有室早均消失(图 5),巩固消融 90 s,随后观察 30 min(包括静脉滴注异丙肾上腺素后)未见室早。术后持续心电监护 48 h 未见室早。3 个月后复查动态心电图未见室早,超声心动图示左心室舒张末内径缩小至 52 mm。

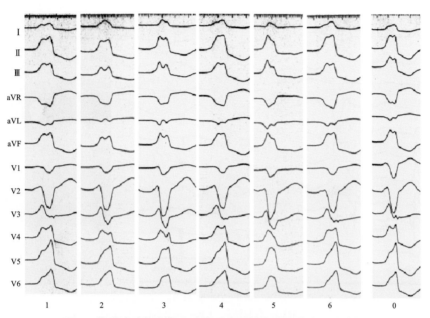

图 2　静脉滴注异丙肾上腺素后出现的多种形态室早心电图

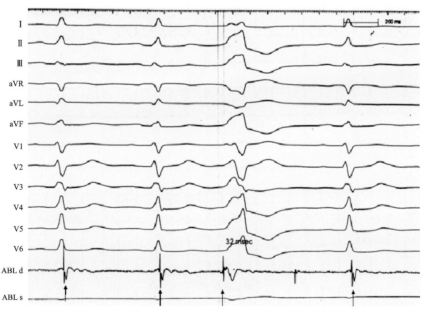

ABL:消融导管。纸速 100 mm/s。

图 3　肺动脉干激动标测腔内电图

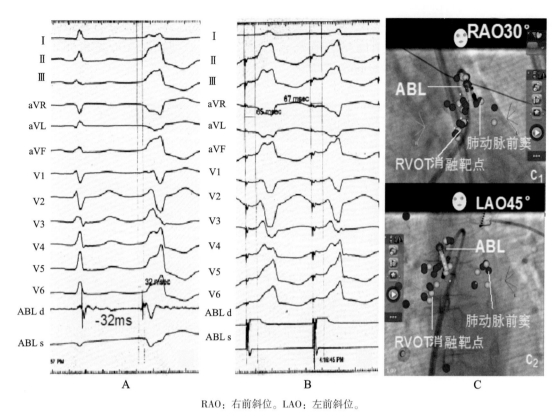

RAO：右前斜位。LAO：左前斜位。

图4　肺动脉干激动标测腔内电图（A）、起搏标测图（B）与 X 线影像图（C）

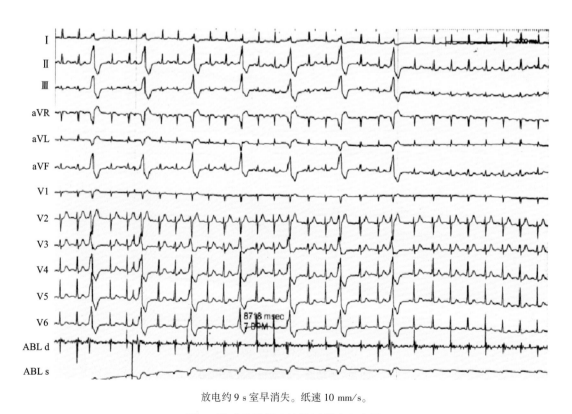

放电约9 s室早消失。纸速 10 mm/s。

图5　肺动脉干靶点消融过程中心电图

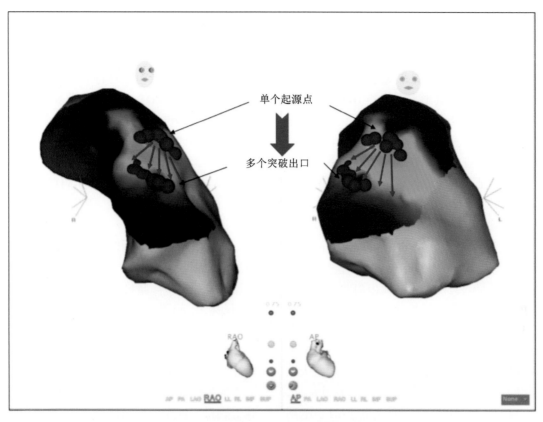

单个起源点

多个突破出口

图6　多种形态室早产生的可能机制图

讨论

室早是临床最常见的室性心律失常，RVOT 为最常见的起源，其次为左心室流出道（LVOT）、房室环（三尖瓣环、二尖瓣环）、左心室间隔部、MSPA 等，射频消融安全有效。有报道，当室性心律失常的 QRS 波群呈左束支阻滞伴电轴下偏时，其起源点来自心室流出道，此时 V1 导联、V2 导联 QRS 波群形态对鉴别 LVOT 或 RVOT 起源有帮助；当 V1 导联、V2 导联 R 波振幅/S 波振幅>0.3 或 R 波时限/QRS 波时限>0.5 时，起源于 LVOT；反之，则起源于 RVOT。近来 Yoshida 等研究发现，胸前导联移行指数对鉴别 LVOT 与 RVOT 室性心律失常具有更高的特异性，当胸前导联移行指数<0 时（即 VA 胸导联移行早于窦性心律），考虑起源于 LVOT，否则起源于 RVOT。

本例患者入院时心电图符合 RVOT 起源特征，经 RVOT 消融消失，但静脉滴注异丙肾上腺素后出现多种形态的室早（形态均符合 RVOT 特征），最终在肺动脉干标测到"最早"心室电位伴电位翻转，此处单点消融即终止多种形态的室早。本例提示，当同时存在多种形态的流出道起源室早，且其均符合 RVOT 起源特征时，在肺动脉干单点消融有可能终止这些室早。其试消融靶点的判断应注意：①激动顺序标测应寻找"最早"心室电位；②起搏标测的 QRS 波形应与其中 1 种室早的波形完全相同，或起搏时有多种形态的 QRS 波形，其中 1 种或多种与自发室早完全相同；③不要追求某一试消融靶点起搏与多种形态的室早完全相同。产生 QRS 波形多变的可能机制可以用图 6 来解释，即其室早的起源点在肺动脉干，但其与 RVOT 之间，可能存在多条传导通路及多个突破口，其中一条通路为优先传导通路，另外 2 条或多条为缓慢传导通路。只有当优先传导通路经消融被阻断后，才可能显现经多条通路突破的多种形态 QRS 波形。

有关心室流出道间优先传导现象，近年来一些学者进行了初步的研究。Storey 等最早报道 1 例主动脉窦起源的室性心动过速经 RVOT 优先传导。此后 Yamada 等报道了 15 例主动脉窦起源的室性心律失常经 RVOT 优先传导的心电图及电生理特征。笔者也作了相应的报道。上述研究的共同特点：患者初始心电图特征为经 RVOT 突破特征，经 RVOT 消融后，初始室性心律失常消失，但静脉滴注异丙肾上腺素后出现另 1 种经 LVOT 突破特征，或室性心律失常虽未消失，但其形态变为经 LVOT 突破特征，最终有效消融靶点均在 LVOT。近年来笔者报道了 5 例流出道间多通道传导的心电图及电生理特征，均符合以下特征：①入院时及消融前室性心律失常的心电图特征即存在 2 种以上形态，其中一种符合 LVOT 而另一种符合 RVOT 突破特征（也可能多种形态室早均从 LVOT 或 RVOT 同侧突破），或同时存在上述 2 种 PVC 产生的室性融合波；②经主动脉窦（ASC）、RVOT 或 MSPA 单点消融即可终止多种形态的室早。近期笔者对流出道及邻近结构室性心律失常优先与多通道传导进行了更深入的研究，在 1571 例流出道及邻近结构室性心律失常中，有 46 例（2.93%）符合优先与多通道传导的心电图及电生理特征，提示这种现象较少见。此现象大致可归纳为以下 3 种类型：①优先传导现象最常见。46 例中有 34 例（73.91%）符合优先传导的心电图及电生理特征，其中 LCC，右冠窦（RCC），L-RCC、左心室顶部穿间隔静脉、肺动脉瓣上 1 例及主动脉瓣二尖瓣连接处（AMC）起源分别为 16、6、3、1、7 及 1 例；其初始心电图绝大多数表现为经 RVOT 或肺动脉窦优先传导（29 例占 63.04%），仅有少数（5 例占 10.87%）表现为经 ASC（2 例）或 AMC（2 例）或左心室前壁（LVAW）优先传导（1 例）。此类患者只有在优先传导通路的突破口经消融被阻断或受到干扰后才会表现为经起源点突破或优先传导通路与起源点同时突破产生的不同程度的室性融合波，并最终经起源点消融成功。此类患者因具有上述心电图及电生理特征，故消融策略上只能先寻找优先传导通路的突破口并将其阻断，随后才会显现出经起源点突破的心电图特征，并进行标测与消融。②优先与多通道传导共存。46 例中有 5 例（10.87%）。此类患者与优先传导类似，其优先传导突破口常在 RVOT，但与优先传导不同

的是，其起源点常在肺动脉窦上而不是 ASC，只有在 RVOT 优先传导通路突破口被阻断后，才能显现第 2 条或多条传导通路突破的心电图特征。③多通道传导现象。46 例中仅有 7 例（15.22%）符合多通道传导的心电图及电生理特征。其初始心电图即表现为 LVOT 及 RVOT 交替突破或多种 LVOT 突破形态，在上述部位最早激动点单点消融即可终止多种形态室性心律失常。故对此类患者标测与消融策略应根据其经 RVOT 或 LVOT 突破形态的多少而定，当经 LVOT 突破形态多于经 RVOT 时，应优先在 LVOT 标测与消融，反之，则优先在 RVOT 进行标测与消融。

对于流出道及邻近结构室性心律失常的优先或多通道传导现象的 3 种表现类型，可以简单地用示意图表示（图 7）。将优先或多通道传导现象比喻为"老鼠窝"，起源点和"老鼠洞"相当于突破口的关系。一般情况下，1 只老鼠的"老鼠窝"只有 1 个，而"老鼠洞"可能有多个。优先传导和优先+多通道传导时均有 1 条优先传导通路（常用的"老鼠洞"），一旦优先传导通路（常用的"老鼠洞"）遭到破坏（射频消融封闭优先传导通路），则处于备用状态的缓慢传导通路会被紧急启用。前者因仅有 1 个"老鼠洞"，故表现为 QRS 波群形态改变的单形性室早；而后者有多个"老鼠洞"，故表现为 QRS 波群形态改变的 2 种或 2 种以上的多形性室早。多通道传导与前二者相似，"老鼠窝"亦仅有 1 个，而"老鼠洞"则有 2 个或 2 个以上，只不过这些"老鼠洞"均为常用的传导通路，故其室早的 QRS 波群形态表现为多形性。此类患者的消融策略是寻找并摧毁"老鼠窝"（起源点）为最理想的方法，但在优先传导和优先+多通道传导时由于优先传导的突破口距离起源点较远，且初始心电图常表现为从优先传导的突破口突破的 QRS 波群形态。故常需先将优先传导的突破口（通常在 RVOT）摧毁后，才能显现缓慢传导通路（常在 LVOT 且距起源点较近）突破的心电图特征，并标测与消融成功。

（林加锋）

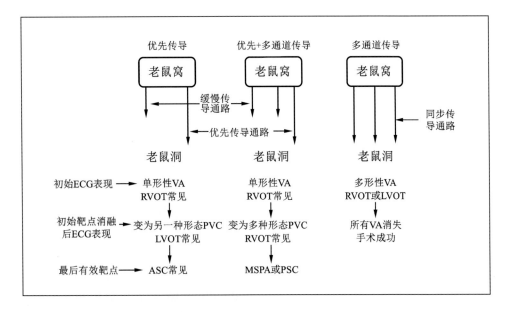

ECG 为心电图, VA 为室性心律失常, PVC 为室性早搏, ASC 为主动脉窦, PSC 为肺动脉窦,
MSPA 为肺动脉干。

图 7　流出道及邻近结构优先或多通道传导现象的 3 种表现类型示意图

参考文献

[1] Ouyang F, Fotuhi P, Ho S Y, et al. Repetitive monomorphic ventricular tachycardia originating from the aortic sinus cusp: electrocardiographic characterization for guiding catheter ablation[J]. J Am Coll Cardiol, 2002, 39(3): 500-508.

[2] Yoshida N, Inden Y, Uchikawa T, et al. Novel transitional zone index allows more accurate differentiation between idiopathic right ventricular outflow tract and aortic sinus cusp ventricular arrhythmias[J]. Heart Rhythm, 2011, 8(3): 349-356.

[3] Storey J, Iwasa A, Feld G K. Left ventricular outflow tract tachycardia originating from the right coronary cusp: identification of location of origin by endocardial noncontact activation mapping from the right ventricular outflow tract[J]. J Cardiovasc Electrophysiol, 2002, 13(10): 1050-1053.

[4] Yamada T, Murakami Y, Yoshida N, et al. Preferential conduction across the ventricular outflow septum in ventricular arrhythmias originating from the aortic sinus cusp[J]. J Am Coll Cardiol, 2007, 50(9): 884-891.

[5] Yamada T, Platonov M, McElderry H T, et al. Left ventricular outflow tract tachycardia with preferential conduction and multiple exits[J]. Circ Arrhythm Electrophysiol, 2008, 1(2): 140-142.

[6] Li Yuechun, Lin Jiafeng, Lin Jiaxuan. Dynamic changes of QRS morphology of premature ventricular contractions during ablation in the right ventricular outflow tract: a case report [J]. Medicine (Baltimore), 2015, 94(42): e1885.

[7] 李进, 郑程, 李岳春, 等. 起源于左心室流出道的早搏经右心室流出道优先传导[J]. 中华心律失常学杂志, 2015, 19(5): 388-392.

[8] 李进, 林佳选, 李嘉, 等. 心室流出道间的多通道传导现象[J]. 中华心律失常学杂志, 2016, 20(6): 509-514.

[9] 李进, 郑程, 林佳选, 等. 心室流出道及邻近结构室性心律失常优先与多通道传导再认识[J]. 中华心律失常学杂志, 2019, 23(1): 43-51.

48. 导管消融特发性心外膜室性早搏

病例简介

患者，女，38 岁，因"反复心悸 3 年"入院。超声心动图等检查无异常发现。体表心电图显示频发室性早搏(图 1)。患者 1 年前曾因室性早搏在外院行射频消融术无效，术后室性早搏发作频繁，症状未见缓解。

电生理标测和消融过程

患者入院后在局部麻醉下行导管消融。在三维电解剖标测系统(Carto 3)指导下，经右侧股静脉置入盐水灌注消融导管(Navi Star)。以点对点方式行左、右心室早搏节律的电解剖标测，结果提示最早激动点位于左、右心室间隔前壁，两侧位置相对应，即左、右心室间沟的对应内膜面，两侧最早激动处较为弥散，且局部单极、双极电图均呈 RS 型，说明此处非理想消融靶点(图 2)。推测早搏可能为心外膜起源，遂行干性心包穿刺进入心包腔进行标测。心外膜标测提示最早激动点位于内膜最早激动对应处，单极、双极电图均呈 QS 型，提前体表 QRS 波 16 ms，局部标测时机械压迫致早搏消失。鉴于该处位于室间沟，与冠脉前降支毗邻，故行冠脉造影。在左前斜位投影下可见最早激动点位于前降支中段旁，相距约 5 mm(图 3)，考虑到尚有一定安全空间，且该患者平时早搏症状极为明显，消融意愿强烈，愿意承担一定风险，故以功率30 W，在局部消融 3 次，共60 s。术后反复诱发无早搏出现，手术结束。随访近 2 年无复发。

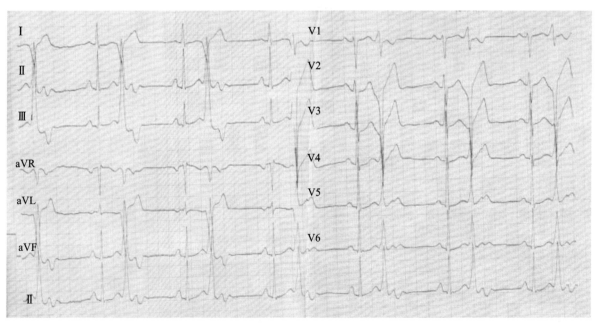

显示频发室性早搏，肢体导联提示流出道来源，但是胸前导联"反向移行"。

图 1　术前体表心电图

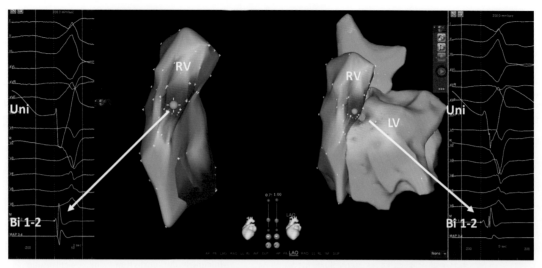

右心室（RV）及左心室（LV）的最早激动点腔内电图均为 rS 型，分别较体表 QRS 波起始提前 9 ms 及 14 ms。

图 2　室性早搏的左、右心室内膜激动顺序标测

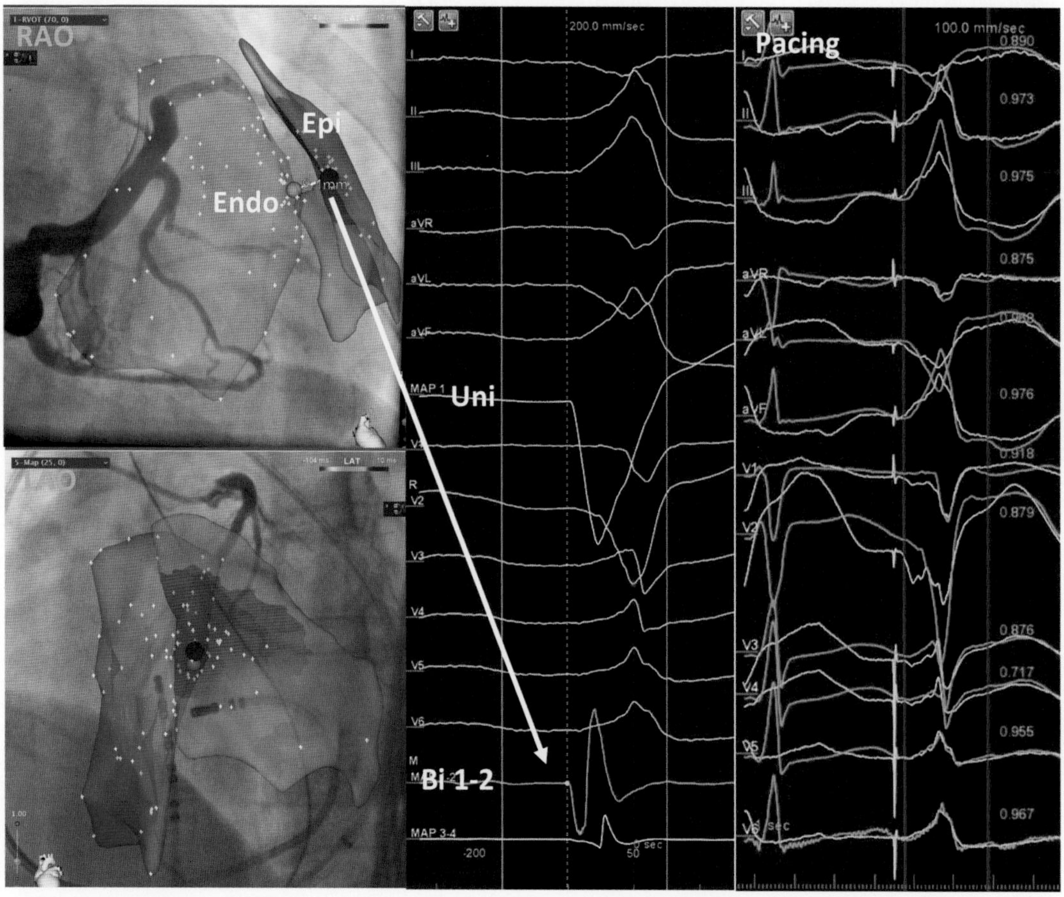

内膜（Endo）蓝绿色点为最早激动点，外膜（Epi）深蓝色点为最早激动点，两者相距 9.1 mm。外膜最早激动点距离前
降支中段约 5 mm。

图 3　心内外膜三维标测及冠脉造影图（左）、激动标测腔内电图（中）和起搏标测心电图（右）

讨论

特发性室性早搏在临床上较为常见。随着射频消融技术的日趋成熟，接受早搏射频手术的患者越来越多，其中大多数难度不大，但是也有少数病例极具挑战性。通常而言，特发性室性早搏在心脏呈集落式分布，有其特定好发部位，比如流出道、瓣环、乳头肌、心脏传导系统等。起源于心外膜的特发性早搏较为罕见。本病例特点：①体表心电图肢体导联提示流出道起源，但是胸前导联呈典型的反向移行，即 V2 导联、V3 导联为 QS 型，这种心电图表现极为少见；②左、右心室最早激动处均未见满意靶点图，且激动弥散；③最早激动位于室间沟对应内膜面，提示早搏极有可能为心外膜起源；④外膜标测最早激动处位于室间沟前降支中段，该处实为整个心脏最前方，激动由此处开始向后方传播，因此在 V2 导联、V3 导联呈 QS 型。早搏心电图定位上，把这种 V1 导联 rS 型，V2 导联、V3 导联 r 波反而消失的现象称为"反向移行"，具有此种特征的早搏消融成功率较低，其中原因即是部分早搏可能来源于心脏的外膜；⑤该病例全心室内、外膜标测均未发现有低电压区和异常电位，进一步证实早搏为特发性。

该例早搏标测消融的难点包括：①准确判断可能为心外膜起源，不在心内膜作无谓的努力。这种判断要结合对体表心电图、心室解剖特征和腔内电图的综合分析而作出；②干性心包穿刺，该技术需要较高的操作技巧和经验，有一定并发症发生率；③心外膜标测及消融。该病例最早激动点在前室间沟附近，需要考虑到损伤前降支的可能，因此消融前须造影明确。国外有文献提示距离冠脉 5 mm 消融相对安全，理论上消融损伤灶的最大半径为 5 mm。在本病例中，运用 Carto 系统 Univu 功能将造影整合到三维系统，可以清晰显示消融靶点距冠脉约有 5 mm，因此消融是相对安全的。

（居维竹）

参考文献

[1] Chen M, Gu K, Yang B, et al. Idiopathic accelerated idioventricular rhythm or ventricular tachycardia originating from the right bundle branch: unusual type of ventricular arrhythmia[J]. Circ Arrhythm Electrophysiol, 2014, 7(6): 1159-1167.

[2] Tada H, Ito S, Naito S, et al. Idiopathic ventricular arrhythmia arising from the mitral annulus: a distinct subgroup of idiopathic ventricular arrhythmias[J]. J Am Coll Cardiol, 2005, 45(6): 877-886.

[3] Joshi S, Wilber DJ. Ablation of idiopathic right ventricular outflow tract tachycardia: current perspectives [J]. J Cardiovasc Electrophysiol, 2005, 16(1): 52-58.

[4] Hayashi T, Santangeli P, Pathak R K, et al. Outcomes of catheter ablation of idiopathic outflow tract ventricular arrhythmias with an R wave pattern break in lead V2: a distinct clinical entity[J]. J Cardiovasc Electrophysiol, 2017, 28(5): 504-514.

49. 导管消融多出口间隔部室性早搏

病例简介

患者，男，57 岁，因"反复心悸 7 年余，加重伴胸闷 1 年余"入院。超声心动图等检查无异常。体表心电图显示频发室性早搏（室早），呈 2 种形态（图 1）。动态心电图显示室性早搏 16554 次/24 h，成对 1295 次，短阵室性心动过速 209 次，时呈二联律、三联律。

电生理标测和消融过程

患者入院后在局部麻醉下行心脏电生理检查及

导管消融。体表心电图显示室早呈 2 种形态（图 1），2 种早搏肢体导联向量基本一致，其中一种 V1 导联呈 R 型（以下称 I 型），提示左心室流出道起源；另一种早搏 V1 导联呈 rS 型（以下称 II 型），移行在 V3 导联、V4 导联，提示右心室流出道起源。术中先以 I 型室早为主出现，穿刺右侧股静脉和股动脉，送入冷盐水灌注消融导管，先后在右心室流出道（RVOT）、心大静脉远端（GCV）、主动脉窦内进行三维激动标测（图 2）。其中 RVOT 间隔部标测的最早激动点局部电位与体表 QRS 波起点齐平。GCV 局部电位激动时间落后于体表心电图，在主动脉左冠窦（LCC）前壁标测到最早电位较体表 QRS 波提前 21 ms，且单极电图呈 QS 型，起始部下降

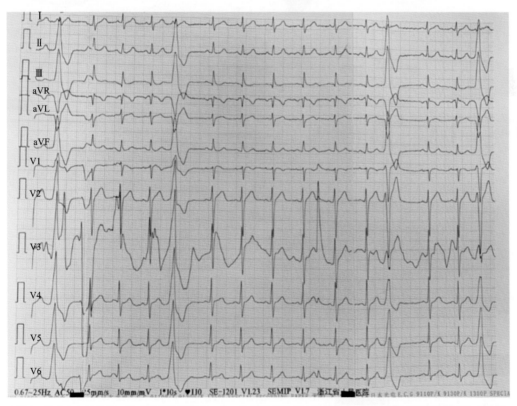

可见 2 种形态室性早搏，肢体导联向量基本一致，胸导联显示第 1 种早搏 V1 导联呈 R 型，初步提示左心室流出道起源，第 2 种早搏 V1 呈 rS 型，移行在 V3~V4 导联，初步提示右心室流出道起源。

图 1　体表心电图

锐利,以 30 W 能量放电 15 s 早搏消失,巩固放电 240 s 后,观察数分钟出现稳定的 Ⅱ 型早搏。再次在 LCC 标测,最早激动点局部电位落后于体表 QRS 波,再到 RVOT 标测,在原先 Ⅰ 型早搏标测的最早激动处再次记录到最早激动,领先体表 QRS 波 25 ms,单极呈锐利的 QS 型,以 30 W 放电

15 s,早搏消失(图 3)。观察数分钟又出现 Ⅰ 型早搏,再次在 LCC 消融,如此反复多次,扩大消融面,加大贴靠压力,将放电能量提高到 40 W,最后消除早搏。将 2 种形态早搏的最早激动点在拼接模型上呈现,可见激动点分别位于室间隔的两侧(图 4)。患者术后随访 1 年,未再出现早搏。

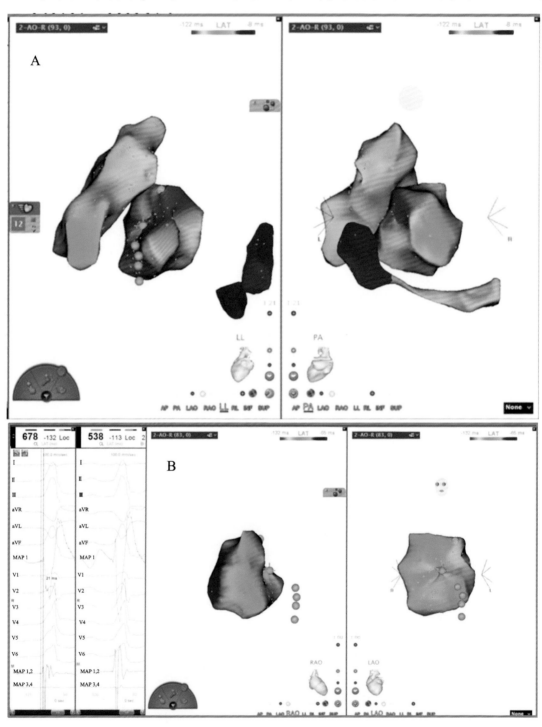

图 A 显示 3 个部位激动标测图的空间关系;图 B 显示 LCC 标测最早激动点提前体表 QRS 波 21 ms,且单极电图呈 QS 型,起始部下降锐利。

图 2　V1 呈 R 型早搏在 RVOT、GCV、LCC 的三维激动标测图(A、B)

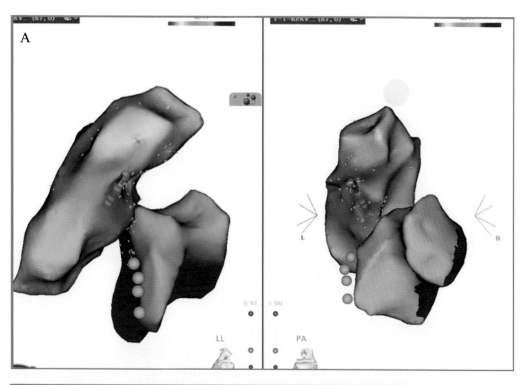

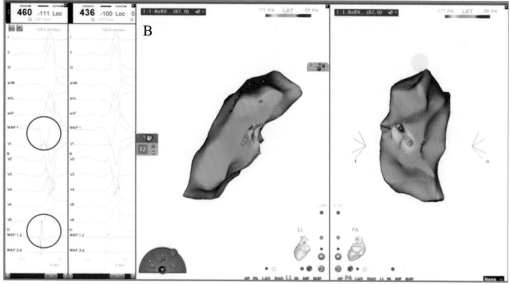

图 A 为两个部位模型的拼接；图 B 显示 RVOT 三维标测最早激动点在前间隔，局部电位提前体表 QRS 波 25 ms。

图 3　V1 呈 Rs 型早搏在 RVOT、LCC 的三维激动标测图(A、B)

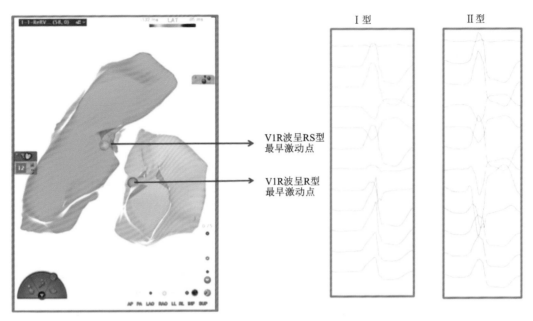

V1R波呈RS型
最早激动点

V1R波呈R型
最早激动点

图4 两种形态早搏的最早激动点部位三维图(左)和体表心电图(右)

讨论

　　特发性室性早搏绝大部分呈单形性,但也有文献报道单起源早搏呈现两种或者多种形态,这种现象可解释为起源于较深部位早搏的多部位优势传导所致,即早搏多出口现象。特发性室早的多出口现象在间隔部起源的早搏中相对多见,Reithmann等的研究显示131例LOVT起源的早搏中有10例存在多出口现象,早搏的标测主要依赖激动标测,且往往需要多心腔多部位标测。10例中有5例在一个部位消融时多种形态早搏同时消失,而其余病例则要在多个部位消融方能成功。10例中有4例复发一种或多种形态的早搏,其中1例发作室速猝死。作者分析高复发率的原因可能是消融仅封住了早搏的出口而未真正消灭病灶,或是早搏病灶较深未被彻底消除。因此,对于多出口早搏的长期随访仍非常必要。该病例2种形态的早搏体表心电图肢体导联基本一致,且穿插出现,在一侧心腔消融后出现对侧心腔为出口的早搏,高度提示早搏为同一起源的不同出口,在消融时放电15 s才见效,最后以加大贴靠压力,并将放电能量提高才将早搏消除,提示早搏的起源灶位于间隔深层。

(徐 强)

参考文献

[1] Yamada T, Platonov M, McElderry H T, et al. Left ventricular outflow tract tachycardia with preferential conduction and multiple exits [J]. Circ Arrhythm Electrophysiol, 2008, 1(2): 140-142.

[2] Gouda S, Wichterle D, Peichl P, et al. Idiopathic left ventricular outflow tract ectopy: a single focus with extremely divergent breakouts [J]. BMC Cardiovasc Disord, 2014, 14: 161.

[3] Reithmann C, Fiek M. Left ventricular outflow tract arrhythmias with divergent QRS morphology: mapping of different exits and ablation strategy [J]. J Interv Card Electrophysiol, 2018, 51(1): 61-69.

50. 右冠窦内导管消融左侧希氏束旁室性早搏

病例简介

患者，女，77岁，因"阵发性心悸2年余"入院。体表心电图提示室性早搏（图1），动态心电图显示室性早搏2万余次/24 h，超声心动图无异常发现。

电生理标测和消融过程

患者入院后在局部麻醉下行心脏电生理检查及导管消融。经右侧股静脉将10极电极导管送入冠状静脉窦（CS），经右侧股动脉前送消融导管跨过主动脉瓣进入左心室，在三维标测系统辅助下行三维重建及室性早搏激动标测。于主动脉瓣下左心室

间隔，邻近希氏束处记录室性早搏时局部激动最早，领先体表心电图42 ms，窦性心律时可见His束电位（图2）。为判断消融靶点与His束距离，在局部多个位置尝试起搏，结果显示较小的起搏输出（5 mA/0.2 ms）即可夺获希浦系统，其QRS波形态与窦性心律时基本一致，提示此处消融极易发生房室传导阻滞（图3）。消融导管退至主动脉瓣上，送入最早激动点上方的右冠窦（RCC）内进行激动标测。记录到较早激动点，领先体表心电图32 ms，局部无His束电位，行冠脉造影提示距离右冠状动脉开口>5 mm（图4），尝试放电消融（温控模式50 ℃，功率25 W），放电5 s内即见室性早搏消失，未见AH间期延长及交界心律，调高功率至35 W，累计放电90 s（图5）。观察30 min，室性早搏未恢复，提示消融成功。

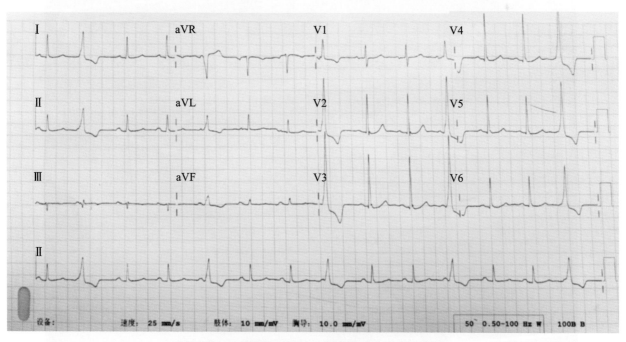

室性早搏QRS波较窄，提示室性早搏可能起源于希氏束附近。

图1 心悸发作时的体表心电图

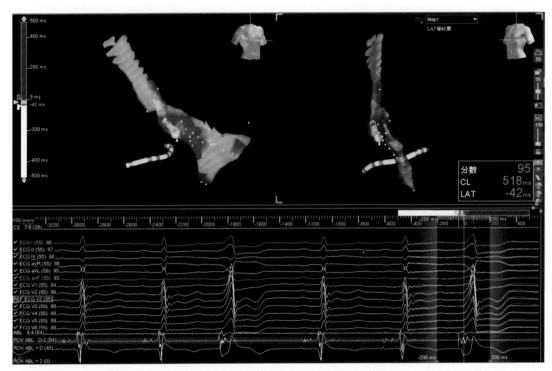

于主动脉瓣下左心室间隔，邻近 His 束处（黄点所示）记录室性早搏时局部激动最早，领先体表心电图 42 ms，窦律时可见希氏束电位。

图 2　三维重建及室性早搏激动标测图

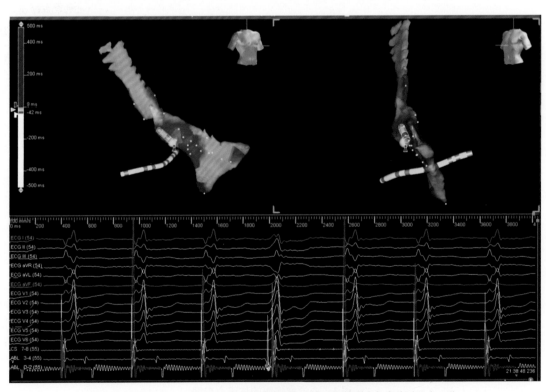

以较小的起搏输出（5 mA/0.2 ms）夺获希浦系统，其 QRS 波形态与窦律时基本一致。

图 3　窦性心律下消融导管起搏图

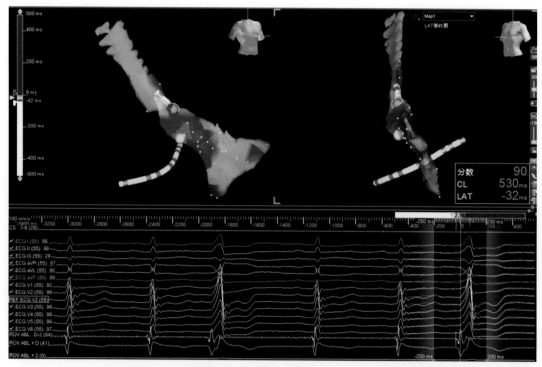

右冠窦内记录到较早激动点，领先体表心电图 32 ms，局部无希氏束电位。

图 4　右冠窦内激动标测图

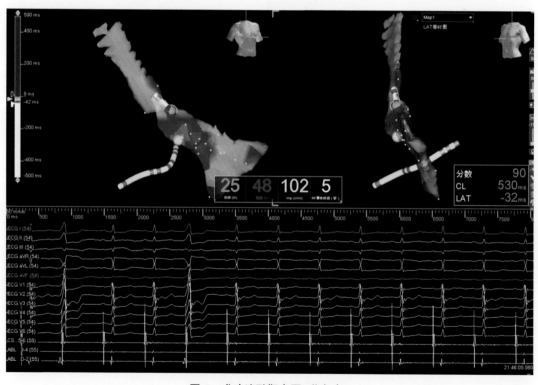

图 5　成功消融靶点图(蓝色点)

讨论

韩冰教授曾经报道 1 例源于希氏束附近的室性早搏，在 RCC 消融成功，但形态更接近于窦性心律，根据电生理学特点，诊断为终末传导束起源室性早搏。本病例诊断终末传导束起源的室性心律失常依据不足：①RCC 未标记到局部分离的电位，缺乏直接证明存在终末传导束的证据；②左间隔 His 束旁的激动最早。因此，笔者更倾向于认为室性早搏来源于左间隔 His 束旁。在解剖毗邻的 RCC

底部实现消融成功，同时避免了损伤传导系统的风险。

起源于希氏束区域附近的室性心动过速或室性早搏是一类特殊类型的室性心律失常，其特点为最早激动点距离希氏束区域在 10 mm 以内，甚至可以同时记录到希氏束电位，多见于特发性室性心律失常，占特发性室性心律失常的 3%~9%。希氏束旁起源室性心律失常由于距离希氏束较近，进行消融治疗会增加房室或者束支传导阻滞的风险。消融此类心律失常需要非常熟悉希氏束解剖(图 6)。心律失常标测尽可能采取激动标测法，若心律失常不

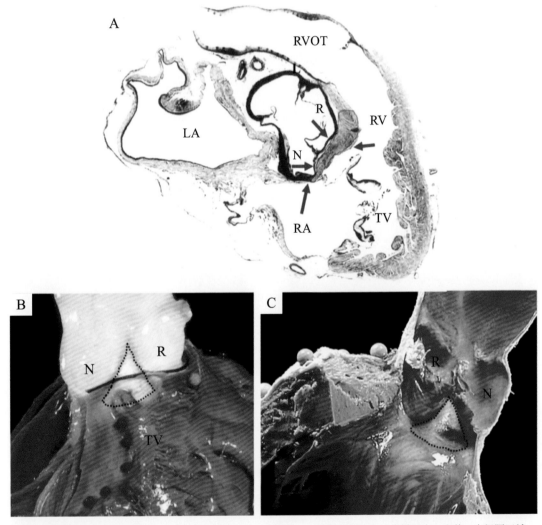

希氏束旁室性心律失常可起源于右心室流出道下端至三尖瓣环 1~2 点钟连接处，三尖瓣环右心室前、中间隔区域，主动脉窦(RCC、NCC 以及主动脉窦以下的左心室间隔。图 A 为垂直斜位组织切片，显示希氏束旁区域和相关毗邻结构；图 B 为希氏束旁区域的右侧面(黑点虚线所示)，室间隔膜部位于 RCC 和 NCC 正下方的小四边形区域，它被三尖瓣间隔小叶所覆盖，并被分为室间和房室间部分；图 C 为希氏束旁区域的左侧面(黑点虚线所示)。

图 6　希氏束毗邻解剖结构图

频发或不能诱发时，建议推迟手术，不推荐起搏标测。理想的消融靶点表现为双极电位记录到最早激动且单极电位呈 QS 型，与最大 His 束电位位点距离超过 5 mm。当理想靶点记录到 His 束电位，可采用起搏法明确希氏束范围，以较低起搏输出（≤10 mA/0.2 ms）能夺获希氏束（QRS 波形态与窦性心律时一致），提示为近场 His 束电位，不建议放电消融，以较高起搏输出（>10 mA/0.2 ms）才能获得与窦性心律时一致的窄 QRS 波形态时，提示为远场 His 束电位，可放电消融。消融通常采用温控模式、能量滴定法消融（10~35 W），放电 10 s 内室性早搏消失或存在加速现象，提示消融有效，可继续放电 30~60 s；若放电 10 s 无反应，提示消融无效，终止放电，重新调整消融部位；如出现 PR 间期延长、交界性心律或房室传导阻滞时，应立即停止放电。

不同希氏束解剖位置的消融要点。①右心室间隔面消融：推荐使用可控弯鞘和反弯法，提高导管到位及稳定性；②左心室间隔面消融：与右侧相比，希氏束在该区域走行较短，His 束电位的标测个体差异较大，通常采用经股动脉逆行法消融，亦可采用穿刺房间隔途径，当采用逆行跨瓣法时；③RCC/无冠窦（NCC）消融：无论在右心室/左心室标测是否满意，在该区域进行标测很有必要，尤其是在右心室/左心室消融不满意的情况下。此外，右冠状动脉开口定位非常重要，消融靶点应距离冠脉开口至少 5 mm 以上。

（刘俊鹏　施海峰）

参考文献

［1］ Han B, Li X J, Hsia H H. Catheter ablation of arrhythmia from the aortic sinus cusp: the presence of a dead-end tract of the conduction system［J］. Europace, 2013, 15(10): 1515.

［2］ Enriquez A, Tapias C, Rodriguez D, et al. How to map and ablate parahisian ventricular arrhythmias［J］. Heart Rhythm, 2018, 15(8): 1268-1274.

［3］ Xue Y, Zhan X, Wu S, et al. Experimental, pathologic, and clinical findings of radiofrequency catheter ablation of para-hisian region from the right ventricle in dogs and humans［J］. Circ Arrhythm Electrophysiol, 2017, 10(6): 005207.

51. 右冠窦内消融交界区早搏

病例简介

患者，男，41 岁，因"间断心悸 7 年"入院。超声心动图等检查无异常。常规心电图及动态心电图显示频发早搏，早搏时 QRS 波形态与窦性心律时基本一致(图 1)。

电生理标测和消融过程

患者入院后在局部麻醉下行心脏电生理检查及导管消融。经左侧锁骨下静脉将 10 极电极导管送入冠状静脉窦(CS)，经左侧股静脉将 4 极电极导管分别放置于希氏束。术中早搏频发，腔内电图显

示早搏时 H 波提前于 V 波，提示为希浦系统起源。早搏时 HV 间期(46 ms)短于窦性心律时(63 ms，图 1)。

首先选择在右心室进行标测，未标测到在早搏时较 H 波更早的局部电位，起搏时 QRS 波图形与早搏时明显不同(图 2)，故未进行消融。再经左侧股动脉将消融导管送至左心室，在左心室流出道标测，也未标测到较 H 波更提前的电位，起搏时 QRS 波图形与早搏时也有明显不同(图 3)，也未行消融。

随后考虑到主动脉瓣内进行标测，先采用 JR 3.5 冠脉造影导管进行主动脉窦造影，后将消融导管送至主动脉窦，在右冠窦内标测到清晰的尖峰电位，该电位在窦性心律时晚于 H 波，早搏时早于

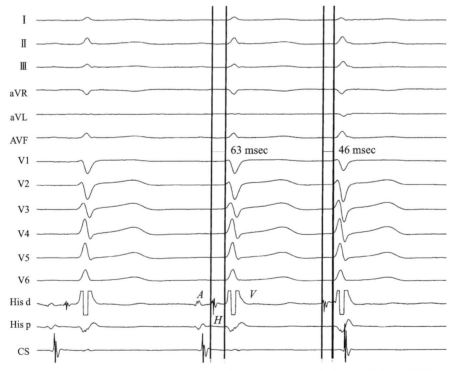

可见早搏时 QRS 波形态与窦律时基本一致，H 波提前于 V 波，提示为希浦系统起源。早搏时 HV 间期短于窦律时。CS：冠状静脉窦。纸速 100 mm/s。

图 1　早搏及窦性心律时体表心电图及腔内电图

H波(图4)。在右冠窦内起搏，QRS波图形与室早时完全一致，而且刺激信号与QRS波之间可见明显间距，与早搏时的尖峰电位至QRS波间距基本相等（图5）。在右冠窦内以30 W放电，5 s内早搏消失

（图6、图7）。巩固放电60 s后，对比消融前后HV间期及QRS波形态无明显变化（图6、图8）。在基础状态及静滴异丙肾上腺素情况下观察30 min，早搏未再出现。

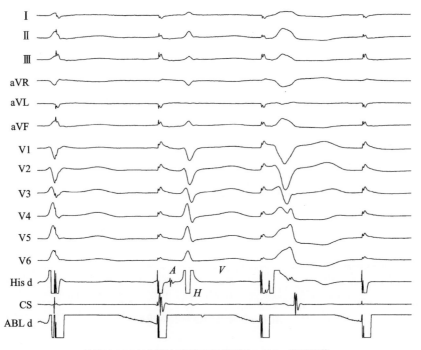

起搏时QRS波图形与早搏时明显不同。AbL：消融导管。

图2 右心室希氏束旁起搏标测心电图

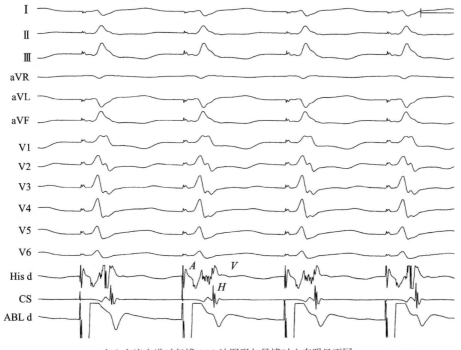

左心室流出道时起搏QRS波图形与早搏时也有明显不同。

图3 左心室流出道起搏标测心电图

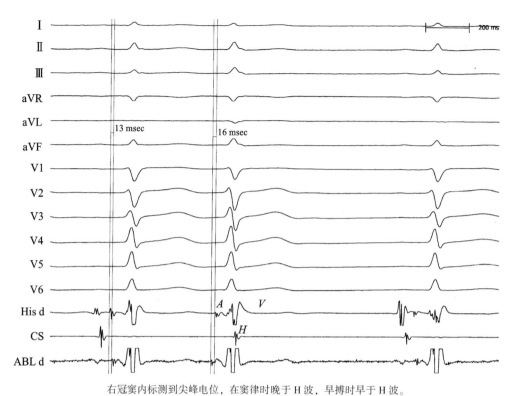

右冠窦内标测到尖峰电位，在窦律时晚于 H 波，早搏时早于 H 波。

图 4　右冠窦内标测腔内电图

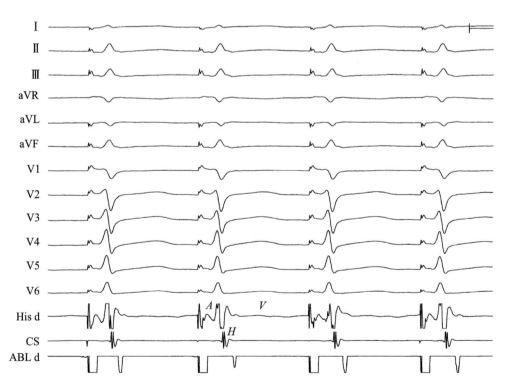

右冠窦内起搏时 QRS 波图形与室早时完全一致，刺激信号与 QRS 波之间可见明显间距，与早搏时的尖峰电位至 QRS 波间距相等。

图 5　右冠窦内起搏标测心电图和腔内电图

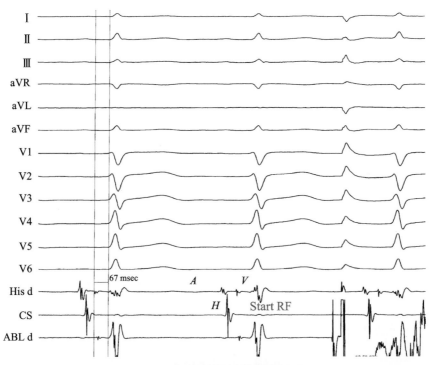

图 6　右冠窦内消融时的腔内电图

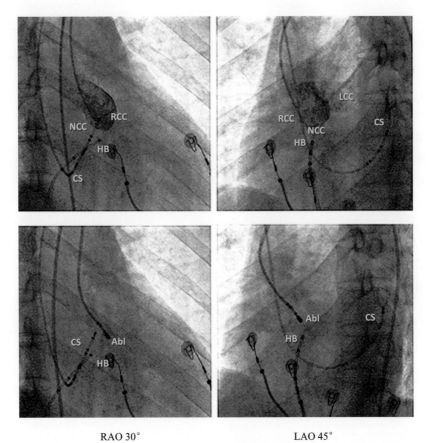

RAO 30°　　　　　　　　　　LAO 45°

图 7　右冠窦内消融时影像图

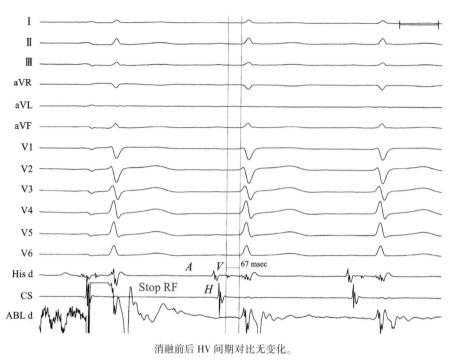

消融前后 HV 间期对比无变化。

图8　消融后腔内电图

讨论

　　本例早搏时 QRS 波图形与窦性心律时相同，且 H 波提前于 V 波，提示为交界区早搏。在右冠窦内记录到的尖峰电位在窦性心律时晚于 H 波，在早搏时早于 H 波，起搏时 QRS 波图形与早搏时完全一致，而且刺激信号与 QRS 波之间可见明显间距，与早搏时的尖峰电位至 QRS 波间距基本相等，在右冠窦内记录到尖峰电位的部位消融后早搏消失，未影响房室传导。根据以上表现，可以判断该早搏起源于右冠窦附近的一个希浦系统分支。既往研究发现希氏束可以发出一个分支（dead-end tract，盲端），走行于右冠窦下（图9）。窦性心律时，激动由希氏束传向盲端，故 H 波早于源于盲端的尖峰电位，早搏时尖峰电位早于 H 波，说明早搏起源于盲端。

（李先进　韩　冰）

参考文献

[1] Kurosawa H, Becker A E. Dead-end tract of the conduction axis[J]. Int J Cardiol, 1985, 7(1): 13-18.
[2] Han B, Li X J, Hsia H H. Catheter ablation of arrhythmia from the aortic sinus cusp: the presence of a dead-end tract of the conduction system[J]. Europace, 2013, 15(10): 1515.

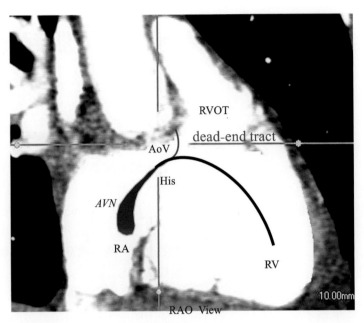

盲端分支(dead-end tract)走行于右冠窦下方。RA：右心房；RV：右心室；AVN：房室结；RVOT：右心室流出道；AoV：主动脉瓣。

图 9　希氏束及分支示意图

52. CT 融合技术指导导管消融乳头肌起源室性早搏

病例简介

患者，男，67 岁，因"反复心悸 3 年"入院。体表心电图显示为频发室性早搏（室早，图 1），超声心动图等检查无异常发现。

电生理标测和消融过程

患者体表心电图室性早搏下壁导联 QRS 波呈 rS 或 qr 型，提示室性早搏可能起源于左心室前组乳头肌基底部。患者在局部麻醉下行心脏电生理检查及导管消融，穿刺右股动脉，肝素抗凝，送入消融导管逆行经主动脉送入主动脉窦，由于主动脉根部粗大，定位左冠脉主干困难；穿刺右股静脉，送入消融导管至右心房，在心脏三维电解剖系统下重建三尖瓣环和冠状静脉窦口，并且与术前心脏三维 CT 影像融合，从而获得整个心脏三维解剖图像及心脏腔内结构，包括左心室乳头肌等（图 2、图 3）。

将消融导管重新经右股动脉送入左心室，在心脏三维融合图像指导下，将消融导管置于左心室前乳头肌，进行激动标测。激动标测证实左心室前组乳头肌基底部室性早搏起源最早，提前体表心电图 QRS 波约 24 ms（图 4）。设置功率 35 W，冷盐水灌注速度 17 mL/min，放电消融室早迅速减少、消失，观察 5 min，室早再次出现（图 5），但形态发生改变。新出现室早下壁导联 QRS 波高大直立，胸导联正向，I 导联、aVL 导联 rS 型，提示室性早搏出口改变，可能起源于左心室前组乳头肌顶部。激动标测证实左心室前组乳头肌基底部室性早搏起源最早，提前体表心电图 QRS 波约 33 ms（图 6），此处放电室性早搏再次迅速减少、消失，但观察 3 min 后室早再次出现（图 7）。再次观察室性早搏形态，发现 I 导联、aVL 导联负向加深，提示室性早搏出口再次发生改变，激动标测证实左心室前组乳头肌顶部外侧（近游离壁）起源最早，提前体表心电图 QRS 波约 25 ms（图 8），此处放电消融后室性早搏消失，且观察 30 min，并反复应用异丙肾上腺素，均无室性早搏出现，提示消融成功。经胸超声心动图证实消融导管准确贴靠于左心室前组乳头肌。

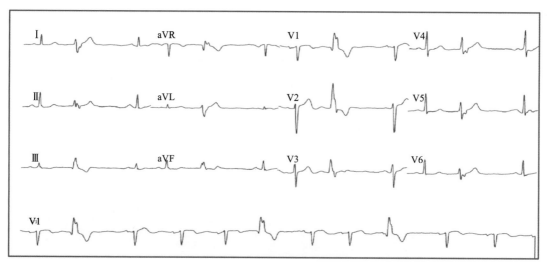

频发室早（PVC-1）。PVC：室早。

图 1　术前体表心电图

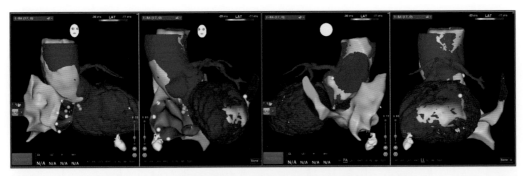

图 2　心脏 CT 图像融合图 (根据冠状静脉窦口部和三尖瓣环)

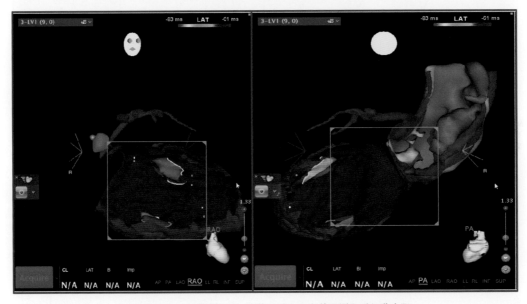

CT 融合呈现心内膜结构图，清楚显示左心室前组厚和后组乳头肌。

图 3　CT 和三维解剖融合图

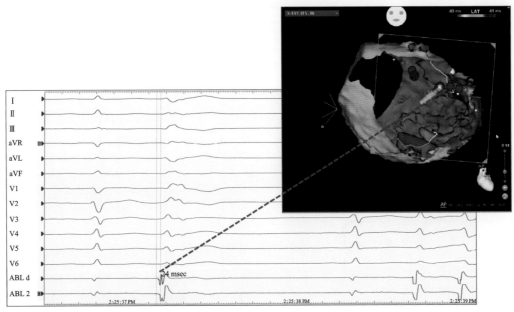

激动标测证实左心室前组乳头肌基底部室早激动最早，提前体表心电图 QRS 波约 24 ms。ABLd，消融导管远端双极记录；ABL2，消融导管远端单极记录。

图 4　室性早搏 1 (PVC-1) 激动标测腔内电图和三维图

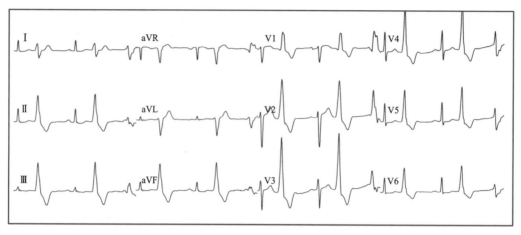

室早 QRS 波形态发生改变：下壁导联 QRS 波高大直立，胸导联正向，I、aVL 导联呈 rS 型。

图 5　室早 2(PVC-2)体表心电图

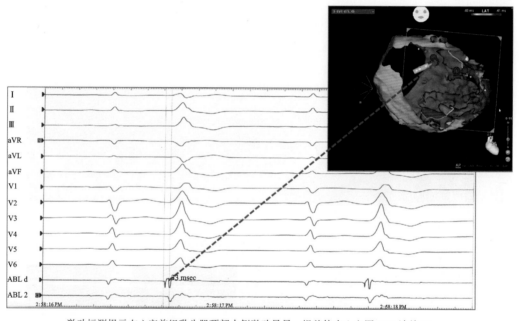

激动标测提示左心室前组乳头肌顶部内侧激动最早，提前体表心电图 QRS 波约 33 ms。

图 6　室早 2(PVC-2)激动标测腔内电图和三维图

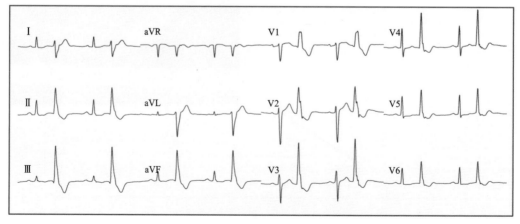

室早 QRS 波形态再次发生改变，I、aVL 导联负向加深。

图 7　室早 3(PVC-3)体表心电图

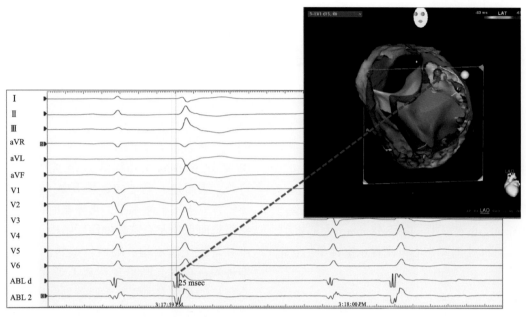

激动标测提示左心室前组乳头肌顶部外侧(近游离壁)激动最早,提前体表心电图 QRS 波约 25 ms。

图 8　室早 3(PVC-3)激动标测腔内电图和三维图

讨论

　　心室乳头肌通过腱索与房室瓣连接,其基底部与心室肌相连。乳头肌复杂的解剖结构及有力收缩,使其摆幅较大,限制了导管稳定贴靠,进而影响精准标测和消融。此外,乳头肌室性早搏可呈现多出口、多形态,需反复在乳头肌不同部位标测,对影像学提出了更高要求。本例患者术中出现 3 种形态室早,分别位于左心室前组乳头肌不同部位(基底部、顶部内侧、顶部外侧)。传统 X 线与三维电生理标测不能显示乳头肌三维结构。近年来,国内外应用心腔内超声可直观清晰显示心室乳头肌,从而指导导管标测和消融,大大缩短了手术时间,提高了手术疗效。但由于价格高昂,限制了其进一步推广应用。本例通过重建心脏部分结构(如三尖瓣环、冠状静脉窦口)三维模型,与术前心脏 CT 图像融合,获得心脏整体 CT 图像及腔内结构,

清晰呈现心室乳头肌,指导导管精准标测和消融,并且通过经胸超声证实该种融合图像可准确指导导管贴靠乳头肌。因此,心脏 CT 融合图像技术可有效用于心室乳头肌室性早搏消融。

(常　栋)

参考文献

[1] Proietti R, Rivera S, Dussault C, et al. Intracardiac echo-facilitated 3D electroanatomical mapping of ventricular arrhythmias from the papillary muscles: assessing the 'fourth dimension' during ablation [J]. Europace, 2017, 19(1): 21-28.

[2] Yamada T, Doppalapudi H, McElderry H T, et al. Electrocardiographic and electrophysiological characteristics in idiopathic ventricular arrhythmias originating from the papillary muscles in the left ventricle: relevance for catheter ablation[J]. Circ Arrhythm Electrophysiol, 2010, 3(4): 324-331.

53. 导管消融左心室后组乳头肌起源的频发室性早搏

病例简介

患者，男，45岁，因"间断心悸3年余"入院。超声心动图示左心室舒张末内径58 mm，左心室射血分数55%。24小时动态心电图提示室性早搏(室早)3.1万次。

电生理标测和消融过程

患者入院后在局部麻醉下行心脏电生理检查及导管消融术。患者频发自发室早，形态与临床发作时相同，符合左心室后组乳头肌(左后乳头肌，LPPM)起源室性早搏体表心电图特征(图1)。经右

侧股静脉置入心腔内超声(ICE)导管(Sound Star，Biosense Webster公司提供)。首先于右心房内打A弯跨三尖瓣进入右心室，松开A弯使心腔内超声导管背靠于室上嵴水平，再经顺时针或逆时针方向操作扇面重建左心室短轴解剖结构。再将心腔内超声导管撤至右心房，顺时针旋转后打P弯跨三尖瓣进入右心室，再经R弯或L弯操作扇面重建左心室长轴及两支内侧乳头肌解剖结构(图2)。最后将超声扇面置于对向LPPM水平左心室长轴扇面，以指导消融导管于该部位标测消融操作。

经右侧股动脉置入消融导管(Navistar Smart Touch，Biosense Webster公司提供)，将其送至左心室间隔面左后分支(LPF)水平可记录到P电位处，记录室早下PV间期不固定，且消融导管对向

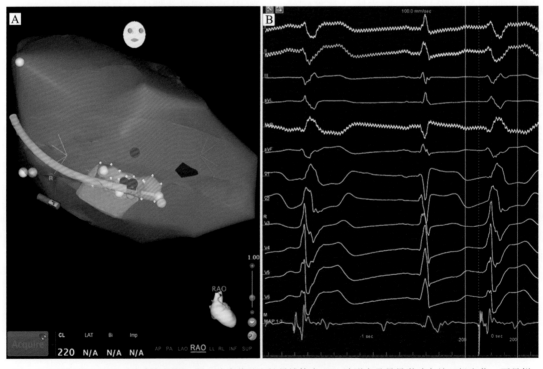

图A为右前斜位CARTO电解剖标测图；图B为窦律及室性早搏体表QRS波形态及最早激动点处双极电位，可见锐利收缩期前成分较体表QRS波起点提前24 ms，该处消融即刻室性早搏消失。

图1 左心室后组乳头肌室早三维电解剖激动标测图

乳头肌方向时激动早于对向间隔时，确认其为LPPM起源。从LPPM长轴超声扇面可知两支乳头肌共基底部(图2)，遂分别标测基底部略往上两支乳头肌分开处，见室性早搏下间隔侧支激动较游离壁侧支早。继续仔细于间隔侧支顶部、中段和基底部行激动标测，可见该支中段激动最早，领先体表心电图QRS波起点约24 ms，该处室早下可见明显收缩期前成分，而窦性心律下未见该成分，可能为乳头肌电位(图1)。于该处35 W功率模式放电3 s室性早搏消失，继续放电60 s，后观察30 min并静注异丙肾上腺素无室早发作。值得注意的是，于间隔侧支顶部、中段和基底部行起搏标测体表QRS波形态基本相同，但S-QRS间期自顶部向基底部逐渐延长(图3)。随访至第4年患者仍无临床形态室早发作，左心室舒张末内径52 mm，左心室射血分数60%。

讨论

LPPM又称为下内侧乳头肌，其附着于左心室后内侧，从右前斜位30°看位于左心室下缘、心尖侧1/3处。一些回顾性研究提示，LPPM较流出道或束支分支等常规部位起源的室性早搏或室性心动过速(VT)临床意义更显著，甚至有致恶性心律失常的报道。然而，乳头肌作为突出于心室腔内的结构，且其位置随心跳和呼吸动态变化，在既往单纯依赖X线和三维标测的时代很难在乳头肌上进行细致定位标测，使其成为心律失常标测消融的一大难点。近年来，ICE作为一种可实时、动态显示乳头肌细致解剖的影像学手段，其应用使得导管在乳头肌上的精准定位和操作成为可能。然而，乳头肌的电生理特性仍有不少争议之处，LPPM起源心律失常标测消融的技术规范也尚未确立。笔者团队经过百余例乳头肌标测消融的临床实践，对ICE引导下LPPM标测消融取得了一些体会，总结如下。

第一，由于LPPM与左心室间隔面贴近，LPPM起源心律失常的体表心电图具有一些与LPF相似的特点。如额面电轴指向右上方，胸导呈右束支阻滞图形，且V5导联、V6导联有明确S波等。因此，LPPM需要与LPF-VT相鉴别，其主要鉴别点包括：①LPPM起源者年龄较大，虽然男性略

多，但女性也较常见，而LPF-VT的典型受累人群为年轻男性；②LPPM以室性早搏多见，LPF则不同以VT多见，这可能与两者机制不同有关；③从体表心电图上看，LPPM起源者QRS波较宽，V1导联常为Rsr型，也可见rsR型，而LPF-VT的V1导联多为rsR型，且Ⅰ、aVL导联起始多有Q波；④LPPM起源者PV间期一般不固定，但LPPM表面浦肯野纤维网相关者PV间期也可固定，而LPF-VT的PV间期必为固定。此外，在激动标测时将导管置于LPF区域，室早或VT下如导管指向游离壁侧时较指向间隔侧时早则可迅速排除LPF起源。

第二，LPPM室早或VT起源点的判定主要依赖于激动标测，而起搏标测价值有限。LPPM多分为2支，即间隔侧支和游离壁侧支，偶见分为3支者。各支乳头肌基底部多分开、分别连接于室壁，但也可见共基底部者(如本例)。由于同一支乳头肌只有基底部一个出口。因此，无论在其顶部、体部还是底部，起搏标测QRS波形态都非常相似。只是因为离基底部出口距离不同其S-QRS间期有所不同，单纯应用起搏标测分辨率低于一般的心室壁。而在进行激动标测时，可先根据室早或VT下两支乳头肌基底部早晚锁定起源的一支，再在该支全长上进行细致标测。

第三，在对LPPM行标测和消融的过程中最好应用ICE长轴扇面显示消融导管管身和乳头肌全长，这样消融导管平行贴靠于乳头肌，有利于准确定位导管在乳头肌上的位置并稳定贴靠。由于乳头肌为突出于心室腔的动态结构，消融中导管贴靠克数不宜过高，否则导管易从乳头肌上滑脱移位。另外，对乳头肌进行标测时极易产生机械刺激，有时和自发室早很难鉴别。所以操作宜非常轻柔，避免大克数，同时应仔细观察QRS波形态和局部激动时间，以防机械刺激误导标测。标测左心室前组乳头肌时穿刺房间隔途径在这方面较有优势，而对LPPM而言一般采用动脉逆行途径。总之，乳头肌室早或VT消融的难点主要在于准确标测和稳定贴靠，因深部起源致难以消融成功者仅见于少数LPPM，通过对ICE的合理运用和细致操作，多可取得较好的治疗效果。

（蒋晨曦　龙德勇）

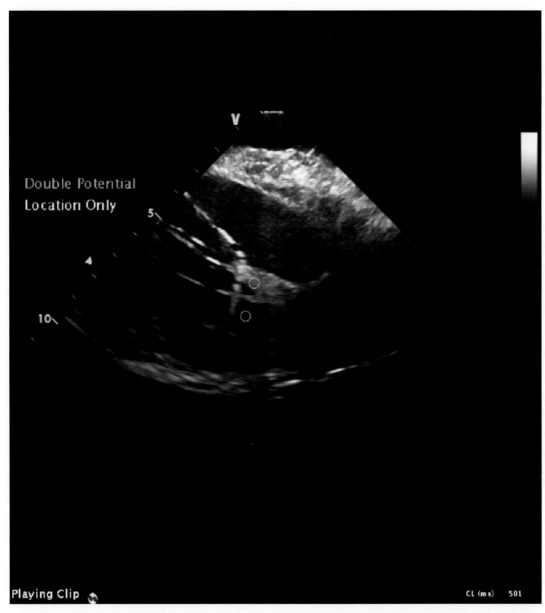

心腔内超声导管置于右心室内对向左心室及后组乳头肌长轴扇面，消融导管头端置于室早最早激动点处。可见后组乳头肌分为两支且共基底部，消融导管管身全长均可显示于该扇面，平行贴靠于间隔侧支，头端位于间隔侧支体部近顶部处。

图 2 左心室后组乳头肌心腔内超声长轴扇面图

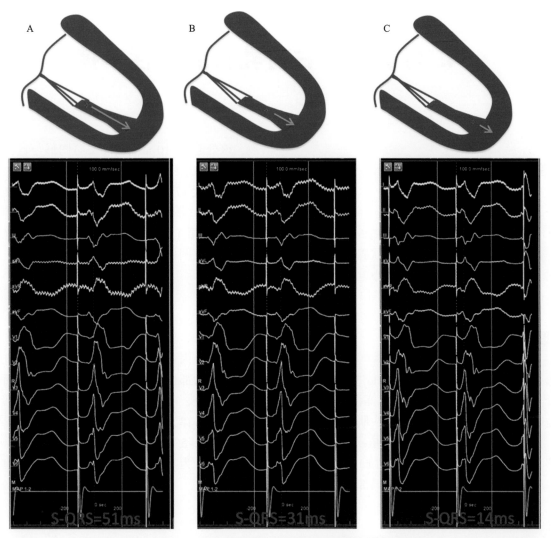

图 A、B、C 分别为间隔侧支（室性早搏起源乳头肌）顶部、体部和基底部起搏标测电图及示意图。可见三者 QRS 波形态非常接近，而 S-QRS 间期从顶部向基底部逐渐缩短。

图 3　间隔侧支不同部位起搏标测图

参考文献

［1］Dejgaard L A, Skjølsvik E T, Lie Ø H, et al. The mitral annulus disjunction arrhythmic syndrome［J］. J Am Coll Cardiol, 2018, 72(14)：1600-1609.

［2］Al'Aref S J, Ip J E, Markowitz S M, et al. Differentiation of papillary muscle from fascicular and mitral annular ventricular arrhythmias in patients with and without structural heart disease［J］. Circ Arrhythm Electrophysiol, 2015, 8(3)：616-624.

［3］Yamada T, Doppalapudi H, McElderry H T, et al. Electrocardiographic and electrophysiological characteristics in idiopathic ventricular arrhythmias originating from the papillary muscles in the left ventricle：relevance for catheter ablation［J］. Circ Arrhythm Electrophysiol, 2010, 3(4)：324-331.

［4］Komatsu Y, Nogami A, Kurosaki K, et al. Fascicular ventricular tachycardia originating from papillary muscles：Purkinje network involvement in the reentrant circuit［J］. Circ Arrhythm Electrophysiol, 2017, 10(3)：e004549.

［5］McAlpine W A. Heart and Coronary Arteries：An Anatomical Atlas for Clinical Diagnosis, Radiological Investigation, and Surgical Treatment［M］. New York：Springer-Verlag, 1975.

54. 导管消融右前乳头肌室性早搏

病例简介

患者，男，30 岁，因"反复心悸 3 年"入院。外院动态心电图提示室性早搏 33016 次/24 h。服用胺碘酮、普罗帕酮症状不能缓解。甲状腺功能、超声心动图未见明显异常。入院后体表心电图提示频发室性早搏，考虑右心室流入道起源(图 1)。

电生理标测和消融过程

选择三维电解剖标测系统(Carto 3)和腔内超声导管和强生公司生产的 ST 冷盐水灌注压力导管。首先在超声指导下构建右心室、乳头肌和调节束的结构，再操作 ST 导管沿三尖瓣环依次从间隔部、正底部、后游离壁侧行激动标测(图 2)。于右前乳头肌基底部标测到最早心室激动，局部电位起始碎

裂，该处起搏(10 mA，0.5 ms)图形与自身室早体表基本一致(图 3)。行 35 W 放电(压力 3 g，冷盐水灌注速度 17 mL/min)室早即刻消失，继续放电巩固至 80 s(图 4)。观察 30 min 无室早发作。随访 2 年(术后第 1、3、6、12 个月和 24 个月行 24 小时动态心电图检查)患者再无室早发作。

讨论

近年来，乳头肌室性心律失常越来越受到重视。主要原因可能是，随着电生理技术的进步，部分以往认为部位不明确的心律失常，现在通过各种影像学检查、电生理标测，能够明确起源部位。乳头肌室性心律失常约占所有室性心律失常导管消融人群的 3%~5%。其中以左心室乳头肌起源的室性心律失常较为常见，右心室乳头肌室性心律失常比较少见。

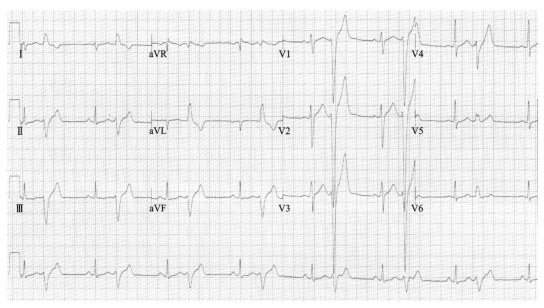

提示频发室性早搏。

图 1　体表心电图

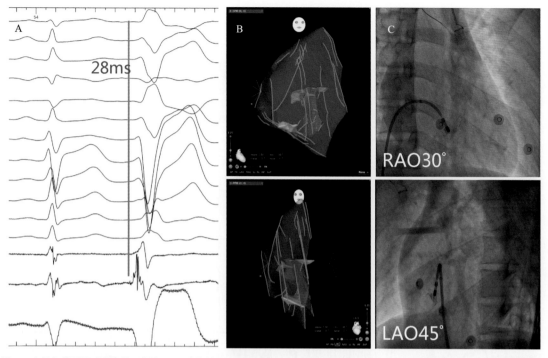

图 A：室早起始可见碎裂电位，领先 QRS 波起始处 28 ms；图 B：超声指导下构建右心室、乳头肌和调节束结构。其中粉色为右前乳头肌、蓝绿色为间隔乳头肌、淡绿色为后组乳头肌，褐色为调节束；图 C：最早激动处导管造影显示乳头肌结构。

图 2　靶点腔内电图(A)、腔内超声构图(B)和 X 线影像图(C)

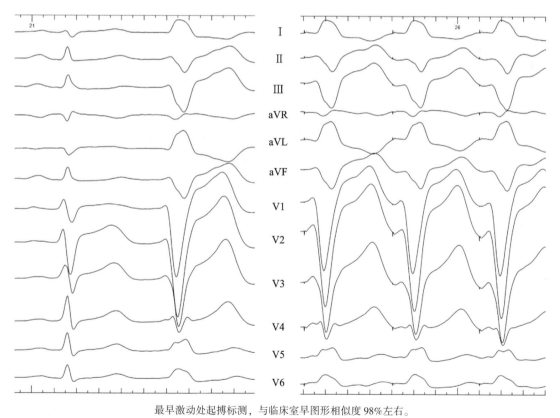

最早激动处起搏标测，与临床室早图形相似度 98% 左右。

图 3　靶点起搏标测图

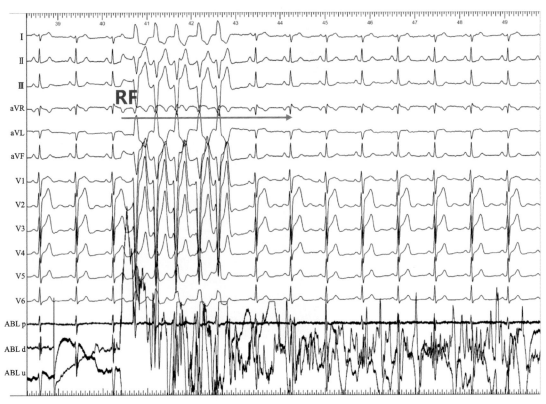

放电机械性刺激导致短阵室速，其体表图类似临床室早。

图4　靶点消融的腔内电图

右心室乳头肌分为前组、后组和间隔组。应用超声导管可以明确解剖结构，将乳头肌的结构构建出来。标测一般以乳头肌电位为指导，并适当结合起搏标测。消融的成功，还依赖良好的导管贴靠。此病例于成功靶点处标测到理想的乳头肌电位，起搏图形与临床室性早搏基本一致，且超声指导证实导管贴靠稳定，最终成功消融室性早搏。

（廖自立）

参考文献

［1］Crawford T，Mueller G，Good E，et al. Ventricular arrhythmias originating from papillary muscles in the right ventricle［J］. Heart Rhythm，2010，7(6)：725-730.

［2］Santoro F，D I Biase L，Hranitzky P，et al. Ventricular tachycardia originating from the septal papillary muscle of the right ventricle：electrocardiographic and electrophysiological characteristics［J］. J Cardiovasc Electrophysiol，2015，26(2)：145-150.

55. 导管消融右心室室性心动过速合并旁观者旁道

病例简介

患者，男，30 岁，因"反复心悸 2 年"入院。无心脏病家族史。查体无阳性体征。超声心动图未见异常。静息心电图提示完全性右束支传导阻滞（CRBBB，图 1A），发作时心电图提示宽 QRS 波心动过速，心率 240 次/min（图 1B）。

电生理标测和消融过程

患者入院后在局部麻醉下行电生理标测和消融。穿刺左锁骨下静脉放置 10 极电极导管送入冠状静脉窦（CS），穿刺右股静脉，将 4 极电极导管放置于希氏束，另一根 4 极电极导管置于右心室心尖部（RVA）。窦性心律下 AH 间期（81 ms）、HV

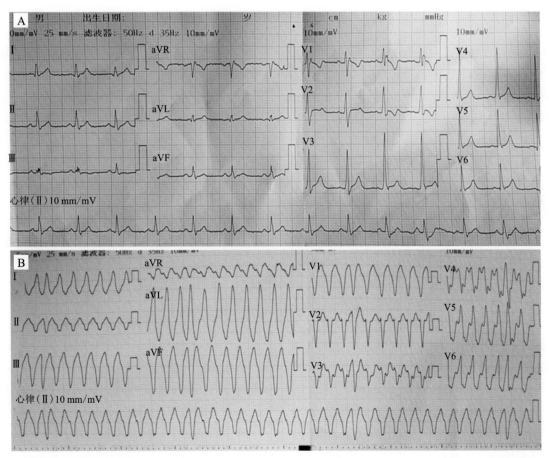

图 A 静息心电图显示为窦性心律，CRBBB；图 B 为发作时心电图，宽 QRS 波心动过速，心率 240 次/min，QRS 波呈 CLBBB 形态。

图 1　静息心电图和发作时心电图

间期(36 ms)正常,RVA 500 ms S1S1 刺激可见 CS 记录的 A 波顺序为偏心性,CS 3,4 最领先。提示存在左侧隐匿性旁道(图 2A)。RVA 300 ms S1S1 刺激诱发临床性宽 QRS 波心动过速(周长 305 ms),为完全性左束支传导阻滞(CLBBB)形态,室房呈偏心性 1∶1 逆传,CS 3,4 记录的 A 波最领先(图 2B)。His 束电极导管无法记录到明显的 His 束电位(窦性心律下可见 His,导管未移位),HV 间期无法识别,故需要排除室性心动过速(室速,VT)可能。RVA 280 ms 拖带,起搏后间期(PPI)与室速周长(L)差值为 50 ms。CS 7,8 心房拖带,显示心房夺获良好,但无法拖带心室,呈现房室分离,且有一次心搏 V 波后无 A 波而心动过速不终止,排除房室折返性心动过速,诊断为右心室室性心动过速(图 3A)。再行 CS 近端 S1S2 350/500 ms 刺激,体表心电图未见 Δ 波及 QRS 波增宽,无 AH 间期跳跃及心房回波,HV 间期无变化,刺激至 S1S2 270/500 ms 房室结不应期,未见心动过速发作。

VT 的标测采用常规三维激动标测、基质标测和拖带标测进行。VT 状态下患者血流动力学稳定,穿刺右股静脉,置入 8.5F SR0 长鞘,肝素化后送入盐水灌注消融导管入右心室,在 CARTO 系统引导下重建右心室三维结构。激动标测提示最早激动区域位于三尖瓣环附近的右心室下壁,以 1.5 mV 双极电压为界值发现局部小片状低电压区。右心室激动时间/VTCL<50%,据此考虑 VT 可能为局部小折返类型(图 3B)。导管于低电压区域标测局部碎裂电位,此处以 280 ms 拖带呈隐匿性拖带,PPI 与 VTCL 相等,S-QRS 间期(51 ms)等于 EGM-QRS 间期(51 ms),S-QRS 间期/VTCL<30%,提示拖带部位靠近 VT 出口(图 4A)。设置功率为 35 W,43 ℃,盐水灌注速度 20 mL/min,消融过程中 VT 终止(图 4B),继续消融消除局部碎裂电位。术后静脉滴注异丙肾上腺素,反复 RVA S1S1、S1S2、S1S2S3 刺激均无法诱发任何 VT,提示 VT 消融成功。穿刺右股动脉,置入 8F 血管鞘,送入蓝把盐水灌注导管于二尖瓣环心室侧 3 点钟附近,RVA 起搏下此处 VA 融合,设置功率 30 W,温度 43 ℃,盐水灌注速度 20 mL/min,放电消融 8 s 内 VA 分离,旁道阻断,巩固放电 120 s。观察 20 min 旁道传导未恢复,旁道消融成功(图 5)。

讨论

体表心电图分析:患者静息心电图表现为 CRBBB,而发作心动过速为 CLBBB,不甚支持 SVT 伴差传;根据 Brugada 四步法鉴别,RS 间期 80 ms,无室房分离表现,不支持 VT;采用 Vereckei 法,aVR 导联起始非 R 波,R/Q 波宽度不足 40 ms,负向波降支未见切迹,$Vi = 0.1$ mV,$Vt = 0.2$ mV($Vi/Vt<1$),支持 VT。尽管 Brugada 法和 Vereckei 法鉴别宽 QRS 波心动过速的效能相仿,但此例运用两种方法鉴别的结果存在矛盾。通过心室刺激很容易发现左侧隐匿性旁道,但本例鉴别诊断的关键之一是确定旁道参与心动过速抑或旁道仅为旁观者。一般鉴别宽 QRS 波心动过速可以采用心房拖带,根据心房拖带时表现为房室分离和心动过速的维持不依赖心房,从而确立室速的诊断。

LBBB 型 VT 需要鉴别其病因,此例患者既往无阳性心脏病史、无阳性心脏病家族史,需考虑特发性。然而,局部基质标测发现三尖瓣环 RV 下壁存在片状低电压区,此处是致心律失常性右心室心肌病的好发部位,故需进一步进行心脏磁共振检查明确,并进行长期随访,观察是否出现心肌病典型表现。

一般情况下,心电图表现为较典型 CLBBB 形态的 VT,需要除外束支折返性室速(BBRT)。BBRT 一般 HV 间期较窦性心律下长,右心室激动标测提示 RVA 提早,RVA 拖带良好。本例 HV 间期无法确定(可能为负值),右心室最早激动点位于三尖瓣环下壁附近,RVA 拖带欠佳,故不支持。此外,本例 VT 尚需与结室/纤维结束介导的心动过速相鉴别。患者基线心电图为 CRBBB,无预激表现,心房增频刺激和 S2 早搏刺激未见 PΔ 间期延长、HV 间期缩短伴体表预激加重的表现,故不支持。假设存在结束/结室纤维,因右束支已阻滞不能参与折返,则折返通过间隔部心肌传导到左心室,并通过左束支逆传,VH 间期应相对较长,RVA 拖带应该良好。而本例 VH 间期无法测量,RVA 拖带不佳,亦不支持结束/结室纤维介导的心动过速。

(王新华)

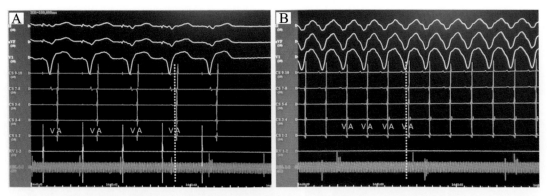

图 A：RVA S1S1 500 ms 刺激显示 VA 偏心传导，CS 3,4 逆传 A 波最提前；图 B：临床型宽 QRS 波心动过速发作，周长 305 ms，伴室房 1∶1 逆传，CS 3,4 逆传 A 波最提前。

图 2　室房逆传评估的腔内电图

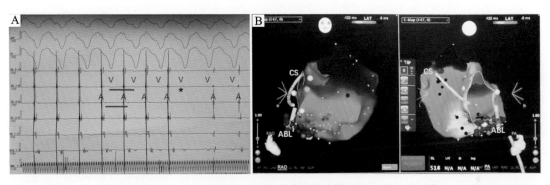

图 A：宽 QRS 波心动过速发作时 CS 7,8 拖带起搏可夺获心房但不能下传心室，且有一次心搏（＊）V 波后无 A 波而不终止，提示心房不参与心动过速；同时，希氏束导联记录未能标测 HV 间期（H 波与 V 波重叠不见），提示 VT 可能性大；图 B：右心室三维重建和激动顺序标测，右心室激动时间（117 ms）/VTCL（305 ms）<50%，右心室激动以三尖瓣环右心室下壁最早，呈离心性扩布，提示局灶或局部折返性 VT。

图 3　心动过速心房拖带和心室三维激动标测图

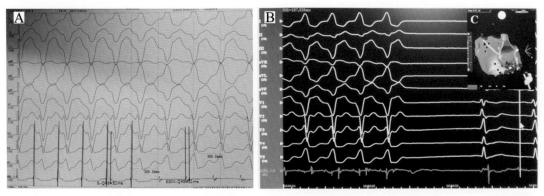

图 A：宽 QRS 波心动过速时（CL＝305 ms）导管位于三尖瓣环 6 点钟附近心室 280 ms 拖带，可见 PPI 与 VTCL 相等（306 ms），S-QRS 间期（51 ms）等于 EGM-QRS 间期（51 ms），S-QRS 间期/VTCL<30%，提示导管位于局部折返环的出口；图 B、C：导管在三尖瓣环 6 点钟附近右心室局部提早、拖带好区域内消融，VT 终止。

图 4　心动过速隐匿性拖带和靶点消融腔内电图

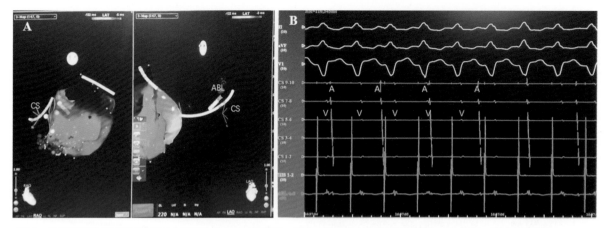

图A：导管逆行跨主动脉贴靠于二尖瓣环心室侧3点钟附近；图B：消融后右心室S1S1刺激，VA分离，提示旁道阻断。

图5 左侧隐匿性旁道靶点消融三维图（A）和腔内电图（B）

参考文献

［1］ Brugada P，Brugada J，Mont L，et al. A new approach to the differential diagnosis of a regular tachycardia with a wide QRS complex［J］. Circulation，1991，83（5）：1649 −1659.

［2］ Vereckei A，Duray G，Szénási G，et al. New algorithm using only lead aVR for differential diagnosis of wide QRS complex tachycardia［J］. Heart Rhythm，2008，5（1）：89− 98.

［3］ Jastrzebski M，Kukla P，Czarnecka D，et al. Comparison of five electrocardiographic methods for differentiation of wide QRS-complex tachycardias［J］. Europace，2012，14 （8）：1165−1171.

［4］ Merino J L，Peinado R，Fernández-Lozano I，et al. Transient entrainment of bundle-branch reentry by atrial and ventricular stimulation：elucidation of the tachycardia mechanism through analysis of the surface ECG［J］. Circulation，1999，100（17）：1784−1790.

［5］ Femia G，Semsarian C，McGuire M，et al. Long term CMR follow up of patients with right ventricular abnormality and clinically suspected arrhythmogenic right ventricular cardiomyopathy （ARVC）［J］. J Cardiovasc Magn Reson，2019，21（1）：76.

［6］ Morady F，Scheinman M M，Gonzalez R，et al. His-ventricular dissociation in a patient with reciprocating tachycardia and a nodoventricular bypass tract［J］. Circulation，1981，64（4）：839−844.

［7］ Mantovan R，Verlato R，Corrado D，et al. Orthodromic tachycardia with atrioventricular dissociation：evidence for a nodoventricular （Mahaim） fiber［J］. Pacing Clin Electrophysiol，2000，23（2）：276−279.

56. 导管消融上间隔型室性心动过速

病例简介

患者，男，38 岁，因"反复阵发性心悸 10 余年"入院。于当地医院诊断为阵发性室上性心动过速（PSVT，图 1A），静脉推注普罗帕酮后可转为窦性心律，无心室预激表现。入院后常规心电图（图 1B）、超声心动图等检查无异常发现。

电生理标测和消融过程

患者入院后在局部麻醉下行心脏电生理检查及导管消融。经左侧锁骨下静脉穿刺、置鞘管后将 10 极电极导管送入冠状静脉窦（CS），经右侧股静脉穿刺、置鞘后送 4 极电极导管远端入右心室，近端可记录希氏束电位。行右心室 S1S1 递增起搏可诱发窄 QRS 波心动过速，RR 规则，QRS 波宽度 90 ms，CS 电极导管记录的室（V）、房（A）关系为 V、A 分离，V 频率高于 A 频率（图 2），心动过速发作每个 V 波前均有 His 束电位。回顾患者平时发作时心电图，提示存在室、房分离（图 1）。患者心动过速时 QRS 波形态、宽度均与窦性心律时极为相似，细微区别在于心动过速时 V1 导联 QRS 波振幅小于窦性心律时，胸前导联移行略早于窦性心律时，这些特点与术前心电图一致（图 1）。根据发作时腔内电图表现，其机制可能有：高位间隔附近的希浦系统起源室性心动过速（VT），房室结折返性心动过速（AVNRT）伴上部共径、交界性心动过速（JT）、希

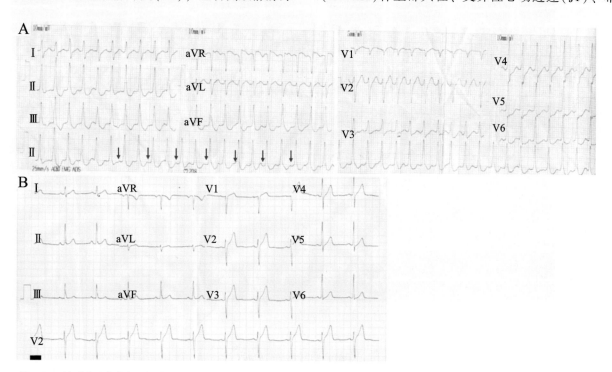

图 A QRS 波形态及宽度与图 B 窦性心律时极其相似，但若仔细观察，发作时有室、房分离（红色箭头提示为 P 波），V1 导联 QRS 波较窦律时振幅小，胸前导联移行略早于窦律时。纸速 25 mm/s。

图 1　心悸发作时（A）和转复后心电图（B）

氏束内折返性心动过速、结室旁路介导的房室折返性心动过速（AVRT）。测量窦性心律时 HV 间期（54 ms）>心动过速发作时 HV 间期（35 ms），可以排除 JT、AVNRT（图 3）。因窦性心律下 H 波未见传导延迟或者分离现象，则希氏束内折返性心动过速可能性不大。本例较难鉴别高位间隔附近的希浦系统起源 VT 和结室旁路介导的 AVRT，根据患者窦性心律时 HV 间期正常，程序刺激过程中无预激表现，考虑后者的可能性极小，诊断考虑为高位间隔希浦系统相关的 VT。

穿刺右股动脉置入动脉鞘后，送消融导管经逆行主动脉途径到左心室，在三维电解剖标测系统（CARTO）指导下进行左心室建模和标测（图 4）。在左束支主干和左前分支、左后分支交界附近标测到 VT 时最早 P 电位，提前 QRS 波起点约 40 ms，因毗邻正常房室传导系统太近，故能量滴定下尝试

放电，温控模式 10 W 放电无效。鉴于心动过速发作持续且不易被终止，消融导管头端较难稳定固定，遂穿刺右股静脉并经房间隔穿刺成功后通过顺行途径标测和试消融（图 5），未成功。再经动脉途径将消融导管头端置于靶点附近，反复调整导管头端以保持稳定，并用比心动过速略快的频率起搏 CS 7,8 以进一步拖带心室，使 QRS 波形态交替呈现室上性和/或室性融合波形态（图 5），温控模式以 15 W 放电 7 s 后 QRS 波的形态呈完全的室上性形态，且 A：V 呈 1：1 下传（图 6），提示 VT 终止且正常房室传导功能未受损，增加功率至 25 W 放电 60 s，放电过程中监测 AV 传导始终正常。观察 30 min，反复行电生理检查，加用异丙肾上腺素提高 30% 心率以后，不能诱发任何心动过速，房室传导功能正常，无左前或左后分支阻滞的表现。随访 4 年患者无复发。

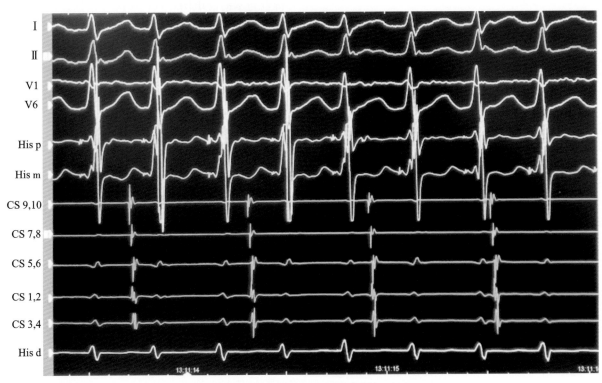

提示室房分离，室频率大于房频率。CS：冠状静脉窦。纸速 100 mm/s。

图 2　窄 QRS 波心动过速腔内电图

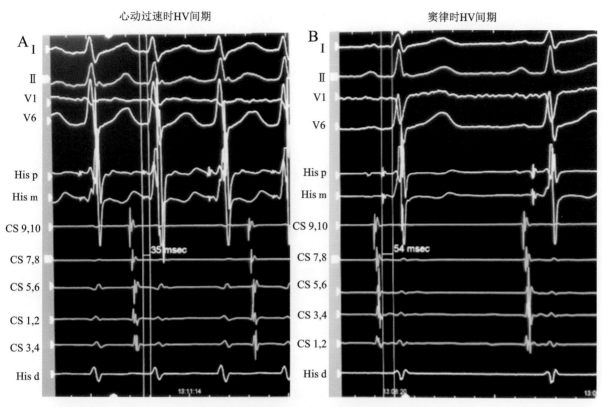

心动过速时 HV 间期为 35 ms，窦性心律时 HV 间期为 54 ms。

图 3　心动过速（A）和窦性心律时腔内电图（B）

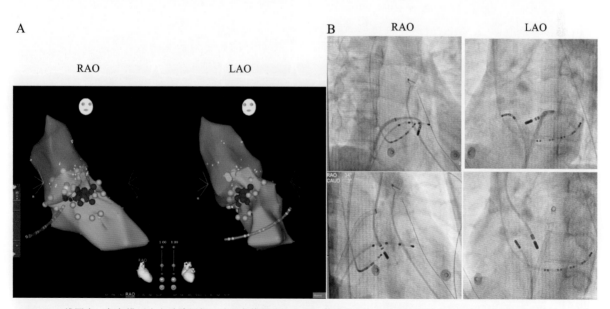

CARTO 三维图中，灰色模型为主动脉根部，淡蓝色模型为左心室，黄点代表左前分支和左后分支分布，深蓝色点为最早 P 电位激动点，可见其就位于主动脉瓣下靠近 His 束–左束支主干附近。RAO：右前斜位。LAO：左前斜位。

图 4　标测、消融的 CARTO 三维图（A）以及 X 线影像图（B，上图为消融导管经房间隔途径到达左心室上间隔，下图为逆行主动脉途径）

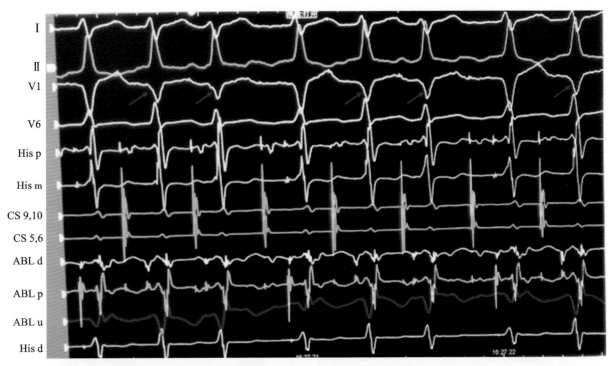

在室性心动过速发作时以略快的频率起搏 CS 7,8 电极进一步拖带心室，QRS 波交替出现室上性和/或室性(红色箭头所示)融合波形态。

图 5　心房起搏拖带心室的腔内电图

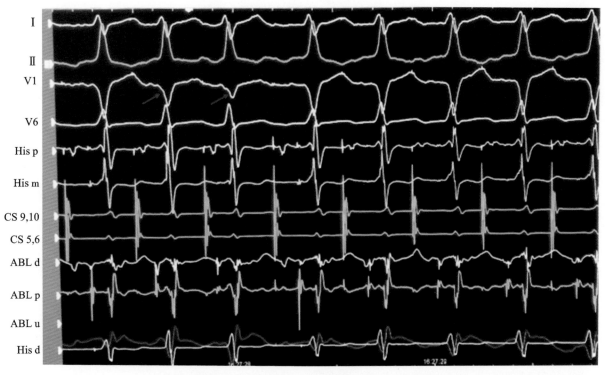

消融 7 s 后，室性心动过速的 QRS 波(红色箭头所示)形态消失，完全呈现室上性形态，提示室速已终止，继续起搏监测正常房室传导功能。

图 6　心房起搏状态下靶点消融放电过程的腔内电图

讨论

与希浦系统有关的左心室特发性室性心动过速（ILVT）是室性心动过速的一种类型，常见于青壮年男性，分为 3 种类型：左后分支型 VT（最多见，约占 80%）、左前分支型 VT（约占 15%）和上间隔型 VT（最少见，约占 5%）。前两种 VT 的 QRS 波宽度相对于心室肌起源的 VT 而言虽然较窄，但仍在 100~120 ms，胸前导联呈右束支阻滞形态，电轴分别为左偏和右偏，偶尔在临床上可被误诊为 PSVT 伴差异性传导。上间隔型 VT 则起源于高位间隔希浦系统，其 QRS 波形态和宽度与窦性心律时几乎一致，电轴可不偏，极易误诊为 PSVT。患者既可以首次发病即为上间隔型 VT，也可能是继发于其他类型的分支型 VT 消融后。若左后分支型 VT 或左前分支型 VT 消融后，又诱发出或复发 QRS 波形态和宽度似窦性心律 QRS 波的心动过速，应高度怀疑此诊断。本例患者无既往消融史，故术前判断为 VT 相对困难，但若仔细观察术前发作心电图有室房分离表现（图 1），则高度提示 VT 可能。

对于该例上间隔型 VT，消融的难度主要有以下几点：①靶点毗邻正常房室传导系统，消融导致房室传导阻滞的风险大；②患者 VT 发作后不易被终止，难以在窦性心律下进行放电，使得导管稳定性变得更差，且放电时难以监测房室传导功能；③若放电有效，VT 终止转窦性心律时，心室率变化幅度大，容易引起导管移位。本例最终采用心房起搏拖带心动过速并应用能量滴定消融技术，既能及时观察到消融过程中 VT 的终止，又避免了心室率大幅度变化导致导管移位，且可监测房室传导功能，是成功消融的重要因素。

对毗邻正常房室传导系统的心律失常进行消融始终是临床难点。有报道显示，冷冻消融导管在避免房室传导阻滞的发生方面有一定优势。但冷冻消融导管目前在国内基本未得到常规临床应用，而且导管的操控性较差，限制了其应用。最近有文献报道，起源于左前分支近端的室性早搏（室早），窦性心律与室早时 QRS 波形态很相似且宽度差值常<15 ms，在主动脉右冠窦（RCC）内进行射频消融可获得成功。因该处距离左前分支近端平均约 3.9 mm，属消融能量可穿透的范围。在 RCC 内标测和消融有助于保持导管的稳定性和减少房室传导

阻滞发生的风险，为此类心律失常的消融提供了重要思路。

（程　宽）

参考文献

[1] Nakagawa H, Beckman K J, McClelland J H, et al. Radiofrequency catheter ablation of idiopathic left ventricular tachycardia guided by a Purkinje potential[J]. Circulation, 1993, 88(6)：2607-2617.

[2] Bogun F, El-Atassi R, Daoud E, et al. Radiofrequency ablation of idiopathic left anterior fascicular tachycardia[J]. J Cardiovasc Electrophysiol, 1995, 6(12)：1113-1116.

[3] Bennett D H. Experience with radiofrequency catheter ablation of fascicular tachycardia[J]. Heart, 1997, 77(2)：104-107.

[4] Nogami A, Naito S, Tada H, et al. Verapamil-sensitive left anterior fascicular ventricular tachycardia：results of radiofrequency ablation in six patients[J]. J Cardiovasc Electrophysiol, 1998, 9(12)：1269-1278.

[5] Shimoike E, Ueda N, Maruyama T, et al. Radiofrequency catheter ablation of upper septal idiopathic left ventricular tachycardia exhibiting left bundle branch block morphology[J]. J Cardiovasc Electrophysiol, 2000, 11(2)：203-207.

[6] Ouyang F, Cappato R, Ernst S, et al. Electroanatomic substrate of idiopathic left ventricular tachycardia：unidirectional block and macroreentry within the purkinje network[J]. Circulation, 2002, 105(4)：462-469.

[7] Lin D, Hsia H H, Gerstenfeld E P, et al. Idiopathic fascicular left ventricular tachycardia：linear ablation lesion strategy for noninducible or nonsustained tachycardia[J]. Heart Rhythm, 2005, 2(9)：934-939.

[8] Ma F S, Ma J, Tang K, et al. Left posterior fascicular block：a new endpoint of ablation for verapamil-sensitive idiopathic ventricular tachycardia[J]. Chin Med J (Engl), 2006, 119(5)：367-372.

[9] Liu Y, Fang Z, Yang B, et al. Catheter ablation of fascicular ventricular tachycardia：long-term clinical outcomes and mechanisms of recurrence[J]. Circ Arrhythm Electrophysiol, 2015, 8(6)：1443-1451.

[10] Talib A K, Nogami A, Nishiuchi S, et al. Verapamil-sensitive upper septal idiopathic left ventricular tachycardia：prevalence, mechanism, and electrophysiological characteristics[J]. JACC Clin Electrophysiol, 2015, 1(5)：369-380.

[11] Chen S, Lu X, Peng S, et al. Ablation at right coronary cusp as an alternative and favorable approach to eliminate premature ventricular complexes originating from the proximal left anterior fascicle[J]. Circ Arrhythm Electrophysiol, 2020, 13(5)：e008173.

57. 导管消融左上间隔分支型室性心动过速并房室结折返性心动过速

病例简介

患者，男，44岁，因"反复心悸发作，伴头晕、黑矇，血压下降（80/40 mmHg）"由外院转至空军军医大学附属西京医院急诊。其间给予胺碘酮、普罗帕酮等药物，并多次行电复律，但窦性心律不能维持，遂收入监护室拟行急诊射频消融手术。患者2016年曾因室性心动过速（室速）在外院行射频消融手术，具体不详。入院心电图见图1。

电生理标测和消融过程

患者入院后在局部麻醉下行心脏电生理检查及导管消融。经左侧锁骨下静脉将10极电极导管送入冠状静脉窦（CS），经左侧股静脉将4极标测电极分别放置于希氏束及右心室（RV）心尖部，电极进入心腔后转为窦性心律，腔内电图显示HV间期58 ms。右心室以S1S1 360 ms刺激提示室（V）房（A）分离；S1S2刺激显示室房逆传呈递减性，多次burst刺激均未诱发心动过速。给予冠状静脉窦burst刺激诱发心动过速，室房开始呈2∶1传导，但随后转为室房分离，给予静脉注射三磷酸腺苷（ATP）40 mg，心动过速未终止，但心房呈现心房颤动状态（图2）。后心动过速自行终止，再次诱发出另一种宽QRS波心动过速，室房分离，随后转为类似第一种心动过速图形，其中可见心室夺获（图3）。初步诊断为室性心动过速，诊断依据：①房室分离；②宽QRS波心动过速；③ATP无法终止心动过速。遂穿刺股动脉逆行送入消融导管，在辅助（Ensite Velocity 5.0）系统下进行标测消融，在左心室进行激动标测，于高位间隔标记到最为提

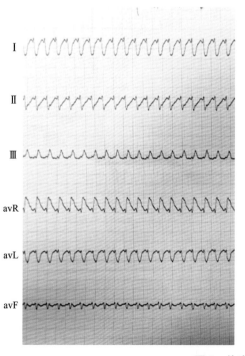
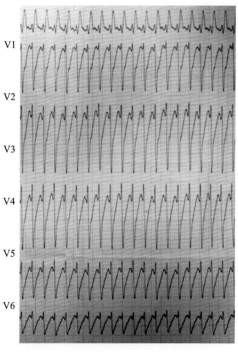

图1 体表心电图

前靶点。心动过速下在此处以 20 W 功率试放电 10 s，心动过速周长（TCL）逐渐延长（图 4），恐出现房室传导并发症，遂终止心动过速。于窦性心律下消融，靶点可见明确束支电位，15 W 放电，出现类似图 2 中 QRS 波形态心动过速，逐渐滴定至 25 W，放电 120 s（图 5）。再次刺激，仍可诱发出心动过速，HV 间期 58 ms，室房呈现 1∶1 传导，V1 导联呈现类似图 3 中形态，但下降支顿挫消失（图 6），

心室拖带，可见 AA 间期随 VV 间期改变，终止呈现 V–A–V 顺序，起搏后间期（PPI）–TCL = 185 ms（图 7），诊断为：房室结折返性心动过速（AVNRT）。进行慢径改良（图 8），随后反复给予心房、心室 S1S2 及 S1S1 刺激，均未诱发心动过速，给予异丙肾上腺素激发后，重复上述刺激，也未诱发心动过速，手术成功。

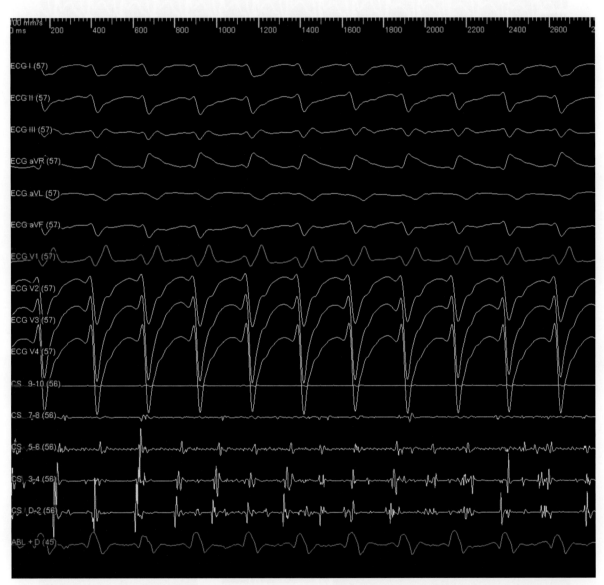

给予三磷酸腺苷 40 mg 静脉注射后，心动过速未终止，且出现心房颤动。

图 2　注射三磷酸腺苷后的腔内电图

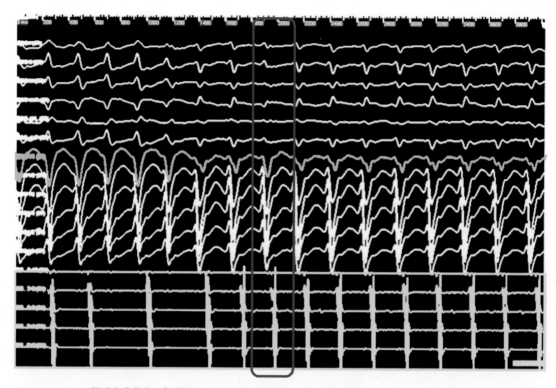

提示室房分离，但随后心动过速转为类似图 2 波形，其中可见心室夺获(方框所示)。

图 3　宽 QRS 波心动过速的腔内电图

A

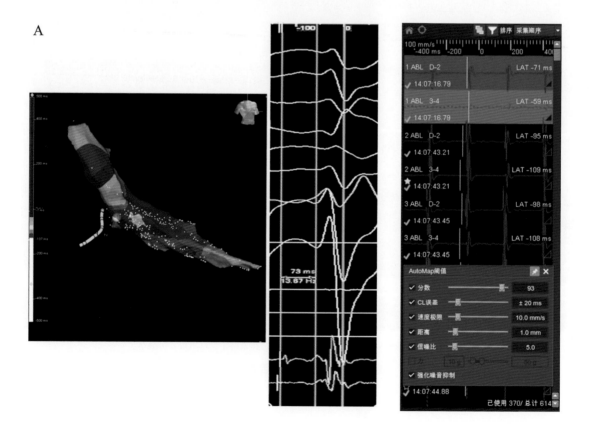

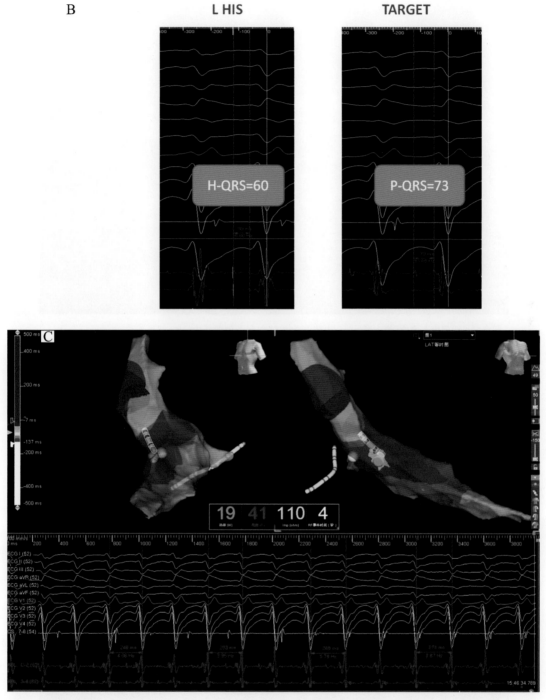

图 A 为激动标测靶点，P 电位领先 QRS 波 73 ms；图 B 为靶点 P 电位提前于左侧 His 束电位；图 C 为 20 W 试放电 10 s，心动周长（CL）逐渐延长。黄色点为左侧标记 His 束处，绿色点为激动标测最为提前点。

图 4 心动过速下消融的腔内电图和三维图

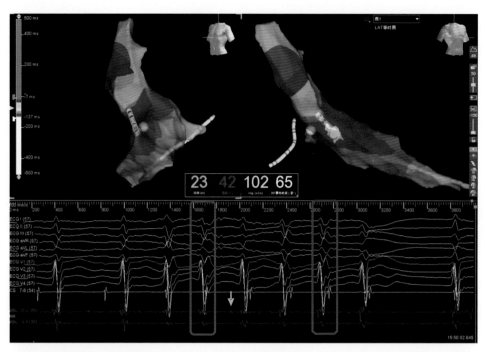

靶点可见明确束支电位(箭头所示)，以 15 W 放电，出现类似图 2 中 QRS 波形态(方框所示)心动过速，逐渐滴定至 25 W，放电 120 s。

图 5　窦律下靶点消融的腔内电图

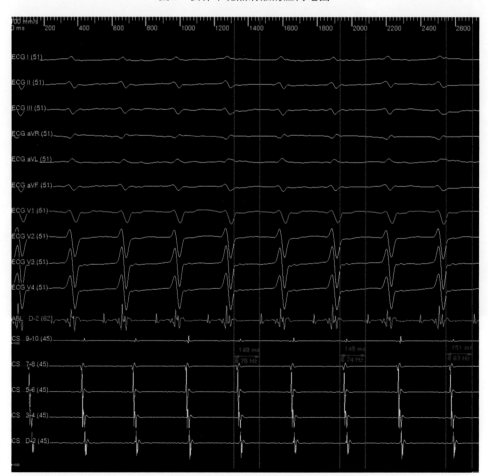

HV 间期 58 ms，室房呈现 1∶1 传导，V1 导联呈现类似图 3 形态，但下降支顿挫消失。

图 6　再次诱发心动过速的心电图和腔内电图

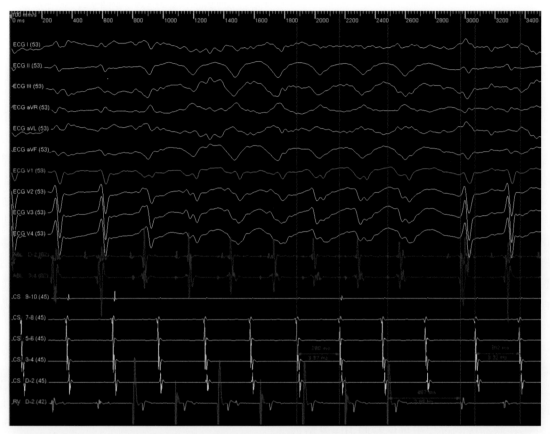

AA 随 VV 改变，终止呈现 V-A-V 顺序，PPI-TCL=487-302=185 ms。

图 7　心室拖带的腔内电图

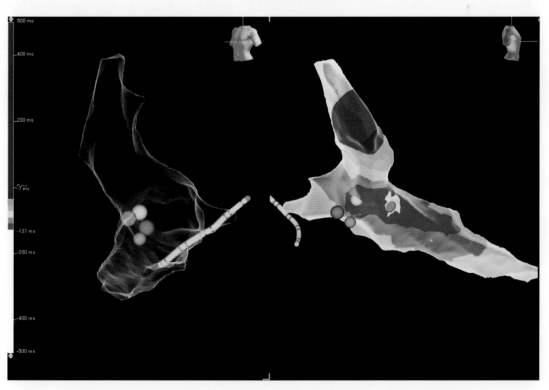

黄球：左侧 His 束处；绿球：左侧消融靶点；橙球：右侧 His 束处；蓝球：慢径改良处。

图 8　最终消融靶点三维图

讨论

该患者诊断曾出现疑惑，主要原因是 His 束电极导管不稳定，未能描记到稳定的 His 束电位，导致无法测量心动过速时的 HV 期间，是这个病例诊断中的遗憾。但在初步诊断中，曾出现多种心动过速形态，且有较为特殊的电生理现象，为笔者提供了诊断线索。

患者的体表心电图为右束支阻滞形态心动过速，且 V6 导联呈现 RS 形态，不排除室性心动过速。同时电生理检查时出现室房分离、室多于房，排除房室折返性心动过速、房性心动过速，但仍有 AVNRT 可能。但 ATP 治疗无效，说明房室结并不是心动过速的组成部分，尤其是随后出现心房颤动，心动过速没有重置或终止。如果是 AVNRT，心房颤动时没有在快径不应期外下传的可能性太小了。此外，再次诱发心动过速时，出现左束支阻滞形态的宽 QRS 波心动过速，且随后形态发生转变，在心动过速时可见心室夺获形态，这些都支持室速。另外，在激动标测过程中可见左侧 His 束略远处标记到最为提前的 P 电位，在此消融，可见呈现心动过速形态的短阵心动过速，这些进一步支持室速。此部位的室速，最有可能是左上间隔分支型室速，这是维拉帕米敏感性分支型室速一种。其包括以下诊断特征：①由心房起搏诱发；②心电图呈窄 QRS 波伴正常或右偏电轴(图 9A)；③多见于无器质性心脏病的患者。鉴别诊断包括室上速伴双分支差异性阻滞，对于左上间隔分支型室速，在 QRS 波之前可记录到 His 束逆传激动。左心室上间隔处在窦性心律时可记录到左束支电位的部位，心动过速时可记录到比 His 束电位更早的电位(图 9B)。左上间隔分支型室速非常罕见，常发生于既往其他分支型 VT 导管消融后，其折返机制示意图见图 9C。

消融后，再次诱发出心动过速，但仔细比较体表心电图，可见 V1 导联和 I 导联与原心动过速发生改变，与窦性心律图一致。另腔内图为室房为 1∶1 传导，HV 间期与窦性心律一致，进行心室拖带，可见 AA 间期发生改变，拖带终止时为 V-A-V 顺序，以及 PPI-TCL > 115 ms，故此诊断为 AVNRT。行慢径改良，随后未再诱发心动过速。此患者病情比较复杂，呈现两种心动过速，通过仔细判断，最终明确诊断，并予以成功治疗。

（易　甫）

参考文献

[1] Talib A K, Nogami A, Nishiuchi S, et al. Verapamil-sensitive upper septal idiopathic left ventricular tachycardia: prevalence, mechanism, and electrophysiological characteristics[J]. JACC Clin Electrophysiol, 2015, 1 (5): 369-380.

[2] Talib A K, Nogami A, Morishima I, et al. Non-reentrant fascicular tachycardia: clinical and electrophysiological characteristics of a distinct type of idiopathic ventricular tachycardia[J]. Circ Arrhythm Electrophysiol, 2016, 9 (10): e004177.

[3] Nogami A. Idiopathic left ventricular tachycardia: assessment and treatment[J]. Card Electrophysiol Rev, 2002, 6(4): 448-457.

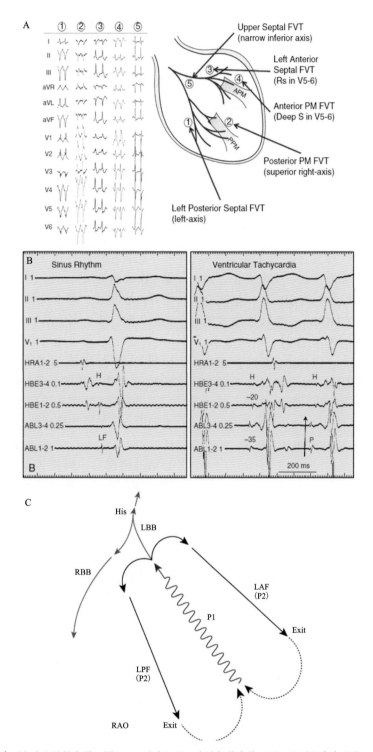

图 A：左上间隔分支型室速少见的变异；图 B：心腔内记录，在该部位窦律下可记录到左束支电位，在室速时该电位领先 QRS 波 35 ms，提前于 His 束电位；图 C：左上间隔型室速折返示意图。FVT：分支型室速；LAF：左前分支；LPF：左后分支。

［分别引自（1）Komatsu Y, Nogami A, Kurosaki K, et al. Non-reentrant fascicular tachycardia：clinical and electrophysiological characteristics of a distinct type of idiopathic ventricular tachycardia. Circ Arrhythm Electrophysiol, 2016, 9(10)：e004177. (2) Nogami A. Idiopathic left ventricular tachycardia：assessment and treatment. Card Electrophysiol Rev. 2002, 6：448-457. (3) Talib A K, Nogami A, Nishiuchi S, et al. Verapamil-sensitive upper septal idiopathic left ventricular tachycardia：prevalence, mechanism, and electrophysiological characteristics. JACC Clin Electrophysiol, 2015, 1(5)：369-380.］

图 9　左上间隔分支型室速文献中示意图

58. 导管消融无器质性心脏病的
束支折返性室性心动过速

病例简介

患者，男，47 岁，因"阵发性心悸 1 年余"入院。心悸发作时无黑朦、晕厥症状，突发突止，发作心电图为宽 QRS 波心动过速（WQRST），呈完全性左束支传导阻滞图形（CLBBB）。静脉推注普罗帕酮能够终止心动过速。窦性心律时心电图显示：一度房室传导阻滞（I°AVB），CLBBB（图 1）。常规体格检查、超声心动图、冠脉 CT 造影及实验室检查均未见异常。患者心动过速时 QRS 形态与窦性心律时一致，考虑：室上性心动过速（室上速）或房性心动过速伴差传；Mahaim 纤维前传心动过速，或室性心动过速（室速）。

电生理标测和消融过程

患者在外院曾行 2 次电生理检查及射频消融，第 1 次诊断为房室结折返性心动过速，慢径改良后 3 个月再次复发。第 2 次诊断为右心室心尖部室速，消融失败。第 2 次手术中窦性心律时 HV 间期为 95 ms（图 2），心动过速可见室房分离（图 3）。因此可以排除室上速或房性心动过速伴差传，以及 Mahaim 纤维前传的心动过速。初步判断为室速。

患者后至江苏省人民医院接受第 3 次消融。电生理检查开始后测量窦性心律时 AH 间期为 178 ms，HV 间期为 80 ms，右束支至 V 波起始间距为 30 ms。心动过速自发，周长 340 ms（图 4），心动过速时 HV 间期 72 ms，右束支至 V 波起始 50 ms，HH 间期变化在 VV 间期变化之前（图 5）。心动过速时左

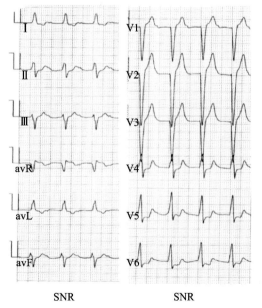
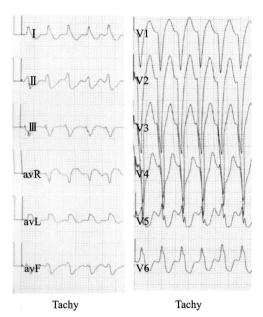

SNR   SNR   Tachy   Tachy

窦性心律时心电图表现为一度房室传导阻滞，完全性左束支传导阻滞，心动过速时 QRS 波态与窦律时一致。

图 1 窦性心律及心动过速时体表心电图

心室三维电压标测提示电压在正常范围，激动顺序标测提示激动由心尖逆传至希氏束，心尖至左后分支近端激动时间为 40 ms，左后分支近端至左束支激动时间为 171 ms，左束支远端至希氏束激动时间为 44 ms（图 6）。结合心动过速时右束支前传，心动过速下，HH 变化在 VV 变化之前，诊断为束

支折返性室性心动过速（BBR-VT）。患者窦性心律时为 CLBBB，且缓慢传导区在左后分支近端至左束支，消融靶点选取缓慢传导区，消融 5 s 后心动过速终止（图 7）。消融后窦性心律时 AH 间期及 HV 间期较消融前无明显变化（图 8）。

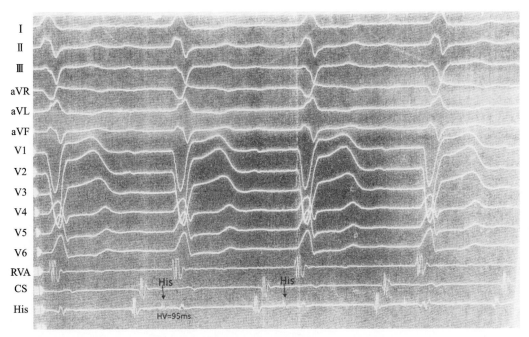

窦律时 HV 间期为 95 ms，QRS 波呈完全性左束支传导阻滞图形。RVA：右心室心尖部；CS：冠状静脉窦。

图 2　第 2 次手术中记录体表心电图及腔内电图

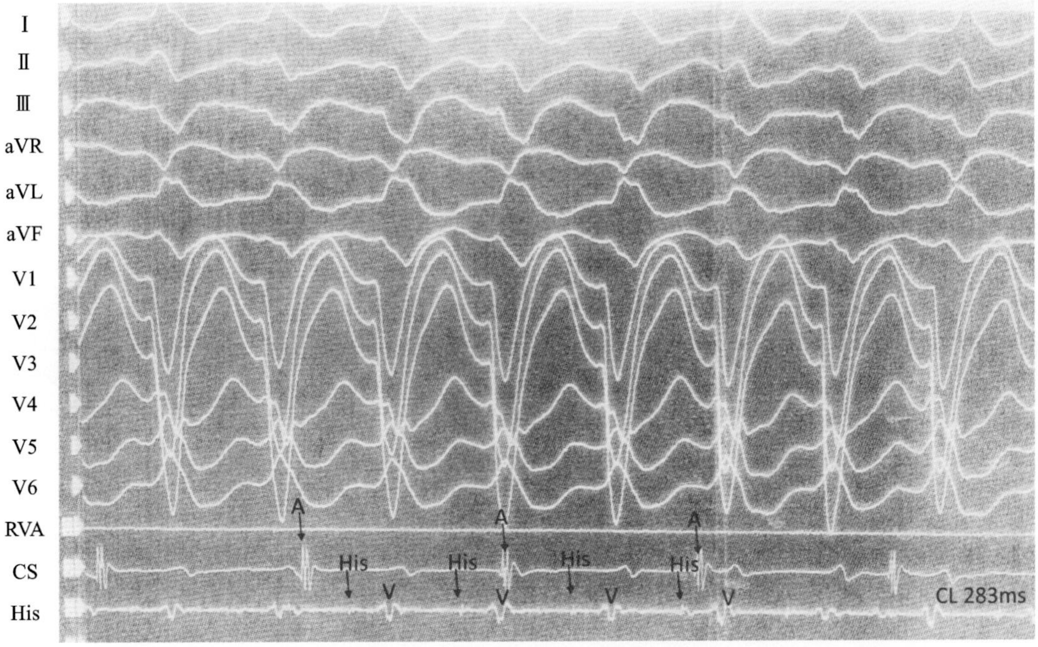

心动过速周长为 283 ms，可见室房分离。

图 3　第 2 次手术中心动过速时的体表心电图及腔内电图

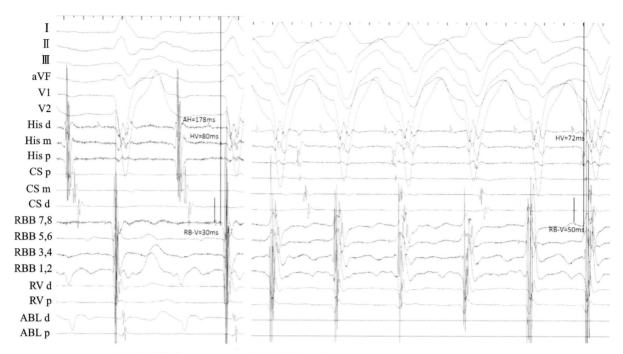

心动过速周长为 340 ms，QRS 波形态同窦性心律。RBB 或 RB：右束支；ABL：消融导管。

图 4　本次手术中窦性心律及心动过速时的体表及腔内电图

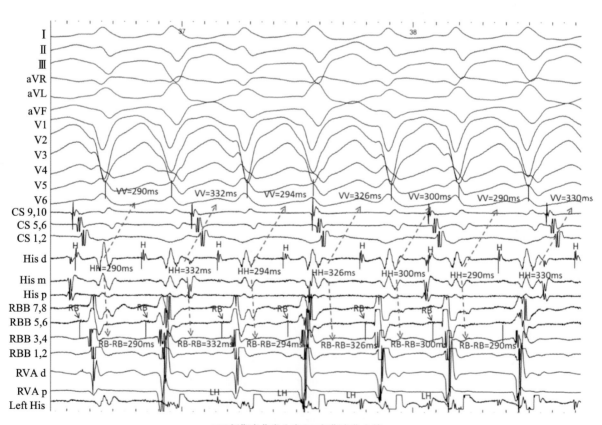

HH 间期变化发生在 VV 间期变化之前。

图 5　心动过速时的腔内电图

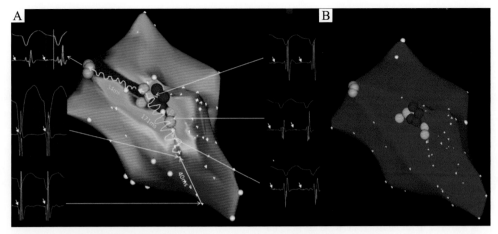

A 图：激动标测提示激动由心尖逆传至希氏束，心尖至左后分支近端激动时间为 40 ms，左后分支近端至左束支激动时间为 171 ms，左束支远端至希氏束激动时间为 44 ms；图 B：电压标测提示左心室电压在正常范围内。

图 6　心动过速时左心室三维标测图

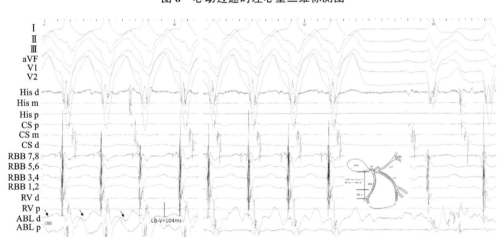

在左后分支近端至左束支的缓慢传导区消融 5 s 后心动过速终止。

图 7　消融时的腔内电图

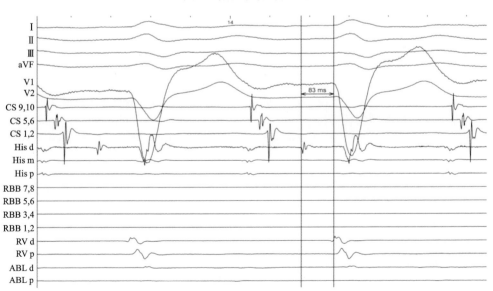

AH 及 HV 间期较消融前无明显变化。

图 8　消融后窦律时的腔内电图

讨论

该患者为无器质性心脏病合并束支折返性室性心动过速,之前消融不成功主要原因是诊断不明确。束支折返性室性心动过速为临床上不常见的室速类型之一,是一种特殊类型的大折返心动过速,希浦纤维网是折返环的重要组成部分。BBR-VT 的折返环包括左侧束支(LBB)、右侧束支(RBB)、部分浦肯野纤维网和心室肌。双侧束支构成折返环的关键成分,穿间隔心室肌连接左右束支远端,而希氏束并非折返环的必需成分。BBR-VT 常见于已有器质性心脏疾病患者,少数心脏结构虽大致正常,但具有显著的希浦氏传导系统损伤,也可出现束支折返所致的室性心动过速。BBR-VT 患者的体表心电图在窦性心律下多特征性显示心室内传导损伤,呈现房室传导时间延长、束支阻滞样表现或QRS 时限增宽。室速时的 QRS 波均为典型束支阻滞形态,常与窦性心律时心电图表现一致,多呈左束支阻滞型,也有部分呈右束支阻滞型。左、右束支阻滞型取决于左、右束支在心动过速时分别参与逆传或前传。绝大多数 BBR-VT 患者窦性心律下的 HV 间期延长,部分患者 HV 间期也可在正常值以内,但心动过速较窦性心律时的 HV 间期大多延长,极少数轻微缩短,缩短原因主要是希氏束逆传的时间增量较 RBB 前传的增量大。因为 BBR-VT 发作时心室率大多达到 200 次/min 以上,患者典型临床表现为先兆晕厥,甚至可发生猝死,所以需积极治疗。抗心律失常药物疗效差,严重时需直流电转复治疗。通过导管射频消融完全阻断单侧束支能治愈 BBR-VT,目前在策略上大多选择消融右束支。但对于窦性心律下 CLBBB 的 BBR-VT,依据笔者的标测结果提示 LBB 具有缓慢逆传功能,消融靶点应该针对左束支区域的缓慢传导区。

(陈红武)

参考文献

[1] Merino J L, Carmona J R, Fernández-Lozano I, et al. Mechanisms of sustained ventricular tachycardia in myotonic dystrophy: implications for catheter ablation[J]. Circulation, 1998, 98(6): 541-546.

[2] Narasimhan C, Jazayeri M R, Sra J, et al. Ventricular tachycardia in valvular heart disease: facilitation of sustained bundle-branch reentry by valve surgery[J]. Circulation, 1997, 96(12): 4307-4313.

[3] Chen P S, Fleck R P, Calisi C M, et al. Macroreentrant ventricular tachycardia and coronary artery disease in cerebrotendinous xanthomatosis[J]. Am J Cardiol, 1989, 64(10): 680-682.

[4] Li Y G, Grönefeld G, Israel C, et al. Bundle branch reentrant tachycardia in patients with apparent normal His-Purkinje conduction: the role of functional conduction impairment[J]. J Cardiovasc Electrophysiol, 2002, 13(12): 1233-1239.

[5] Chen H, Shi L, Yang B, et al. Electrophysiological Characteristics of Bundle Branch Reentry Ventricular Tachycardia in Patients Without Structural Heart Disease[J]. Circ Arrhythm Electrophysiol, 2018, 11(7): e006049.

[6] Schmidt B, Tang M, Chun K R, et al. Left bundle branch-Purkinje system in patients with bundle branch reentrant tachycardia: lessons from catheter ablation and electroanatomic mapping[J]. Heart Rhythm, 2009, 6(1): 51-58.

[7] Simonetti O P, Kim R J, Fieno D S, et al. An improved MR imaging technique for the visualization of myocardial infarction[J]. Radiology, 2001, 218(1): 215-223.

[8] Merino J L, Peinado R, Fernandez-Lozano I, et al. Bundle-branch reentry and the postpacing interval after entrainment by right ventricular apex stimulation: a new approach to elucidate the mechanism of wide-QRS-complex tachycardia with atrioventricular dissociation[J]. Circulation, 2001, 103(8): 1102-1108.

[9] Lopera G, Stevenson W G, Soejima K, et al. Identification and ablation of three types of ventricular tachycardia involving the his-purkinje system in patients with heart disease[J]. J Cardiovasc Electrophysiol, 2004, 15(1): 52-58.

59. 扩张型心肌病 CRT 术后发作束支折返性室性心动过速鉴别及消融

病例简介

患者，男，72 岁，因"突发心悸 1 周"入院，患者曾因反复心力衰竭在外院诊断为扩张型心肌病，5 年前进行心脏再同步化治疗（CRT），入院前 1 周突发心悸，急诊心电图提示室性心动过速(图 1)，超声心动图示左心室舒张末内径 72 mm，左心室射血分数为 35%。

电生理标测和消融过程

患者入院后在全麻下行心脏电生理检查及导管消融。经左侧锁骨下静脉将 10 极电极导管送入冠状静脉窦（CS），经右侧股静脉将 4 极标测电极分别放置于希氏束及右心室心尖部。术中心房、心室刺激不能诱发出心动过速，患者为器质性心脏病，

遂行基质标测。先于左心室心内膜标测，未标测到低电压区域，仅在左前分支区域标测到局部晚电位。行剑突下心包穿刺，导管于左心室心外膜同样未标测到低电压及晚电位区。标测过程中，导管一过性机械刺激诱发宽 QRS 波心动过速（图 2），体表心电图呈右束支阻滞，室（V）房（A）不融合呈 1∶1 传导，心房激动顺序为向心性（图 3），其形态特点类似临床心动过速，但短暂不持续。反复刺激不能诱发，重复性差，其心动过速性质因未完成电生理检查而无法确定。静滴异丙肾上腺素后 260 ms 心房 S1S1 刺激可重复诱发另一形态心动过速（图 4），呈左束支阻滞，心动过速时心房仍为向心性激动，HV 间期 91 ms，VA 不融合且呈 1∶1 传导（图 5）。心动过速发作过程中有室房分离现象（图 6），心室频率大于心房频率，仍为长 HV 间期心动过速。其心动过速时，HH 的变化领先于 VV 间期的变化（图 7）。窦性心律时，测量 HV 间期为

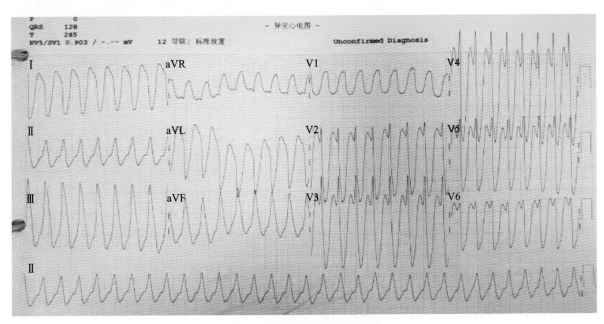

图 1　心悸发作时体表心电图

72 ms(图 8),明显延长。根据心动过速发作特点,可排除房室旁道折返性心动过速、房性心动过速。考虑束支折返性室性心动过速(BBR-VT)可能性大,但不能排除束室旁路逆传、房室结前传的心动过速。

心动过速时应用 Rhythmia 超高密度网篮电极进行激动标测,标测提示希浦系统远端最早激动,希氏束最晚激动(图 9)。心动过速时希浦系统呈逆向性激动,即从远端向近端激动。因此可排除束室旁路逆传、房室结前传的心动过速。最终考虑心动过速为右束支前传、左前分支或左后分支逆传的 BBR-VT。在标测过程中,网篮电极可记录到特殊的电位激动顺序,判断可能为右束支电位-局部心室电位-左侧希浦系统电位(RB-V-LB)激动顺序(图 9)。窦性心律时,在左前分支中远段标测到碎 P 电位(图 10),左后分支电位正常。患者左前分支有病变,于左前分支远端放电消融,但心动过速未终止。遂于右束支进行消融,但消融导管反复于右束支区域未能标测到明确的右束支电位,最终导管在标测到希氏束电位处轻微回撤至希氏束电位消失,于该处放电,心动过速终止,转为窦性心律(图 11),窦性心律时发现 HV 间期进一步延长,体表心电图呈右束支传导阻滞(图 12)。术毕反复心房、心室刺激不能诱发出心动过速。

讨论

BBR-VT 是人类心室折返激动中唯一具有清晰明确折返环路的 VT,Mehdirad 等把 BBR-VT 分为 3 种类型。A 型:冲动选择由 LB 逆向传导而经由 RB 前向传导引起心室激动,其 QRS 波呈 LBBB 图形;B 型:冲动经 LB 的一根分支逆传,而经由另一分支前传,即分支折返激动,其 QRS 波呈 RBBB 图形;C 型:其折返环传导方向和 A 型正好相反,即逆传激动经由 RB 而前传经自 LB,其 QRS 波呈 RBBB 型。本病例导管机械刺激的宽 QRS 波心动过速可能为 C 型 BBR-VT,但该心动过速不持续,未能完成电生理检查。本病例通过 Rhythmia 网篮电极可记录到疑似 RB-V-LB 激动顺序电位,进一步支持 BBR-VT 诊断。本病例消融导管反复于右束

支区域未能标测到明确的 RB 电位。根据以往报道,BBR-VT 时其 RB 并不总能记录到,因而不能观察到典型的 H-RB-V 激动顺序。若电生理检查时没有放置右束支电极,仅有希氏束电极,则 RB 电位很难记录到或根本无从记录。本例通过以下几点电生理证据支持 BBR-VT 的诊断:①窦性心律时基础 HV 间期明显延长;②心动过速时的 HV 间期大于窦性心律时 HV 间期;③心动过速时,其 HH 的变化领先于 VV 的变化;④消融右束支后心动过速终止,反复刺激不再诱发,窦性心律时呈右束支传导阻滞,HV 间期进一步延长。

BBR-VT 国内少有报道,姚焰等明确诊断 2 例 BBR-VT,均为扩张型心肌病。目前国外文献报道的 BBR-VT 也通常发生在扩张型心肌病、缺血性心肌病、瓣膜性心肌病、肥厚型心肌病等器质性心脏病的基础上。本病例同样为扩张型心肌病患者,CRT 心室同步起搏掩盖了希浦系统的病变,导致窦性心律时其 HV 间期假性正常而认为该病例希浦系统无病变。因此术中考虑 BBR-VT 诊断时总是持有怀疑,认为希浦系统无病变而没有发生 BBR-VT 的基础。最后关闭双腔起搏后发现 HV 间期明显延长,才进一步明确诊断 BBR-VT。因此对于 CRT 术后患者,术中应关闭双室同步起搏,以评估希浦系统传导的真实情况。本病例术中最先于左前分支远端消融是因为考虑左前分支本身存在病变,消融时更容易阻断。但消融后心动过速并未终止,可能是消融部位位于分支远端,而分支远端呈网络样结构,难以阻滞;消融分支近端则更易阻滞。其次可能为 BBR-VT 的逆传支为左后分支,因此消融左前分支无效。

伴有房室分离的长 HV 间期宽 QRS 波心动过速应高度怀疑 BBR-VT,但需要与一些特殊旁道参与的心动过速进行鉴别,如结(束)室旁道参与的心动过速。对于本病例,若假设为束室旁道参与的心动过速,因为其 HV 间期长,所以其一定是房室结前传、束室旁路逆传的心动过速。通过三维标测激动图提示希浦系统为远端向近端的逆向传导。因此可明确排除房室结前传、束室旁路逆传的心动过速。

(张劲林　黄尾平)

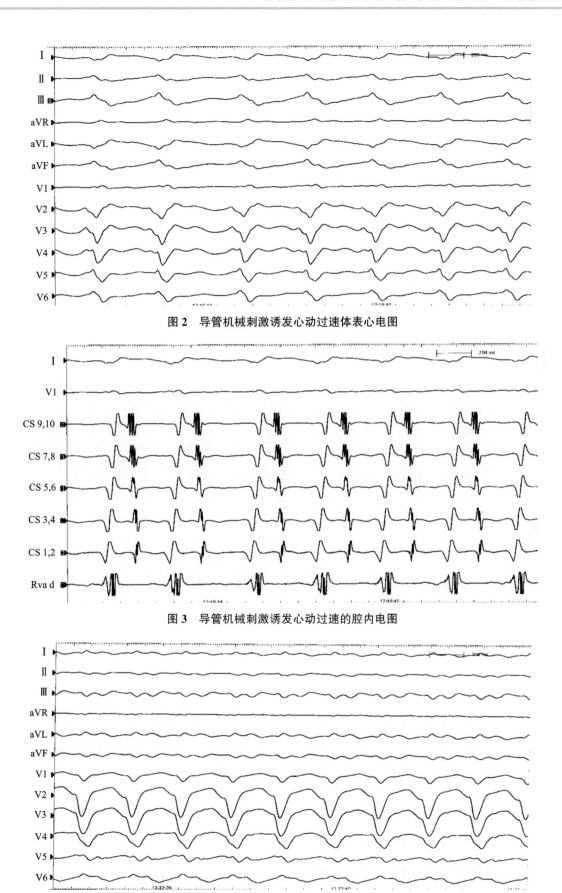

图 2　导管机械刺激诱发心动过速体表心电图

图 3　导管机械刺激诱发心动过速的腔内电图

图 4　静滴异丙肾上腺素后 260 ms 心房刺激诱发心动过速体表心电图

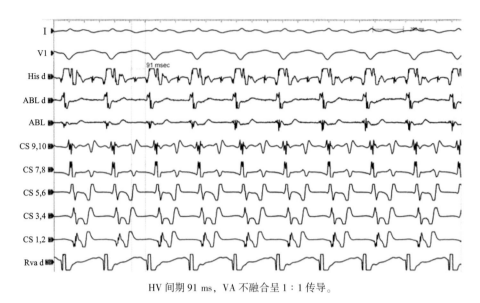

HV 间期 91 ms，VA 不融合呈 1∶1 传导。

图 5　心动过速发作时腔内电图

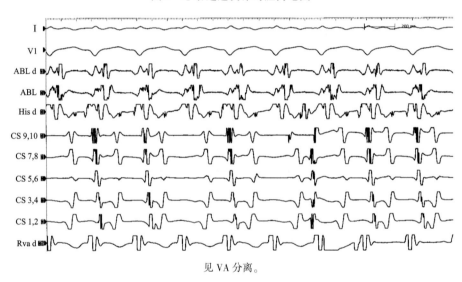

见 VA 分离。

图 6　心动过速发作时腔内电图

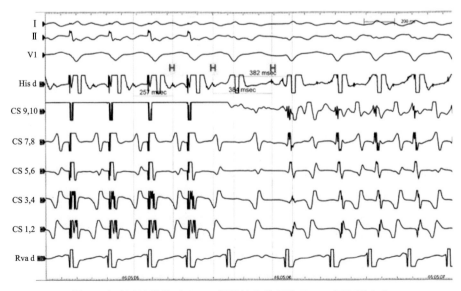

图 7　心动过速发作时，HH 间期的变化领先于 VV 间期的变化

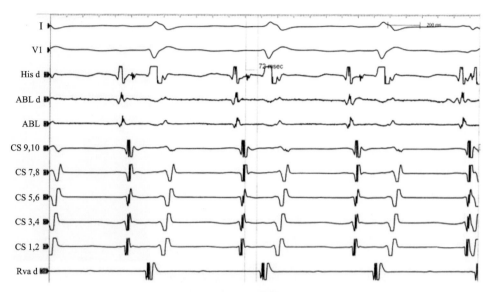

窦性心律时 HV 间期明显延长。

图 8　关闭双室起搏后的腔内电图

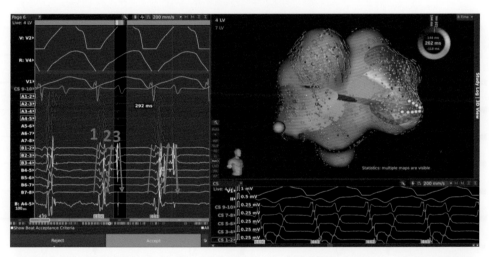

提示左前分支远端激动最早（红色区域），逆传到近端，His 束激动最晚（蓝色区域）。激动图只展示了
有束支电位的区域。黄点表示 His 束；1 表示局部心室电位；2 表示左侧束支希浦系统电位；3 表示右
束支电位。

图 9　Rhythmia 网篮电极激动顺序标测图

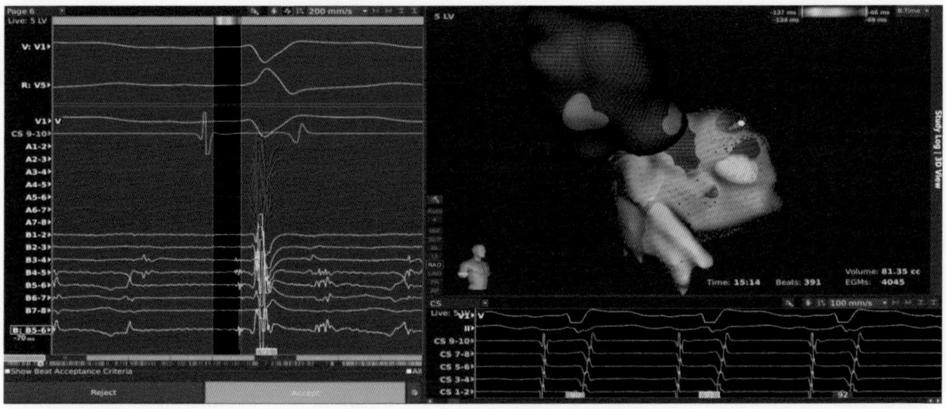

于左前分支中远段可标测到碎 P 电位。

图 10　窦性心律时腔内电图

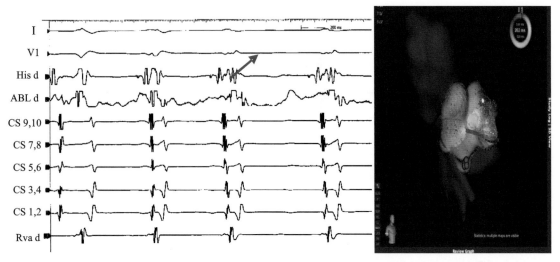

红色箭头显示消融右束支心动过速终止，体表心电图呈右束支阻滞，紫色圆点代表右束支消融点。

图 11　消融右束支的腔内电图及三维激动标测图

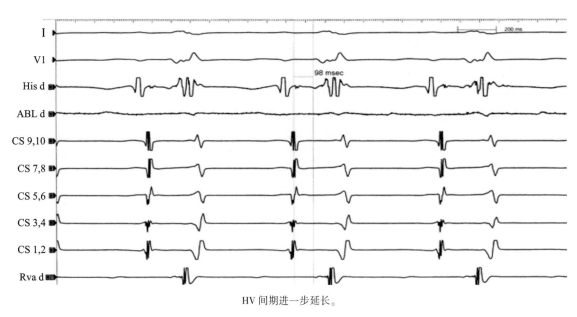

HV 间期进一步延长。

图 12　消融右束支后的腔内电图

参考文献

[1] Mehdirad A A, Keim S, Rist K, et al. Asymmetry of retrograde conduction and reentry within the His-Purkinje system: a comparative analysis of left and right ventricular stimulation[J]. J Am Coll Cardiol, 1994, 24(1): 177-184.

[2] Matsuoka K, Fujii E, Uchida F. Successful radiofrequency catheter ablation of "clockwise" and "counterclockwise" bundle branch re-entrant ventricular tachycardia in the absence of myocardial or valvar dysfunction without detecting bundle branch potentials[J]. Heart, 2003, 89(4): 12.

[3] 姚焰, 张奎俊, 张澍, 等. 束支折返性心动过速的诊断及射频导管消融[J]. 中华心律失常学杂志, 2004, 8(2): 88-90.

[4] Reithmann C, Hahnefeld A, Remp T, et al. Ventricular tachycardia with participation of the left bundle-Purkinje system in patients with structural heart disease: identification of slow conduction during sinus rhythm[J]. J Cardiovasc Electrophysiol, 2007, 18(8): 808-817.

60. 导管消融仅累及心外膜的致心律失常性右心室心肌病

病例简介

患者，男，42 岁，因"心悸 3 年，伴间断发作头晕、黑矇等，无意识丧失"入院，心电图提示室性心动过速(室速)。2017 年 7 月曾于外院欲行"心脏电生理及射频消融术"，但术中诱发阴性，故未进一步处理。术后服用索他洛尔治疗，但仍反复发作。2017 年 9 月和 2017 年 11 月分别于外院行 2 次"心脏射频消融手术"，术中发现室速起源于右心室，故于右心室心内膜游离壁处进行放电消融。但术后 2 个月后再发室速，形态如前。既往无家族史。此次入院查体未见异常，超声心动图提示：左心室舒张末期内径(LVEDD)50 mm，右心室(RV)内径 26 mm，右心室流出道(RVOT)内径 33 mm，

左心室射血分数(LVEF)67%。心脏核磁提示右心室流出道扩张，右心室射血分数减低，余未见明显异常。心电图提示：窦性心律，V1~V3 导联 T 波倒置，V1 导联及下壁导联可见 epsilon 波(图 1A)。发作心电图示：右束支阻滞图形，心室率约 200 次/min(图 1B)。

根据 2019 年美国心律协会(HRS)致心律失常性心肌病专家共识提供的诊断标准，该患者符合致心律失常型右心室心肌病(ARVC)的确定诊断标准。结合患者既往无休止性室速发作，虽患者既往无晕厥病史，但仍首先建议患者植入置入式心律转复除颤器(ICD)治疗，但患者拒绝行 ICD 植入治疗并强烈要求先行导管消融。与患者家属沟通后，决定首先行室速导管消融治疗，后择期行 ICD 植入治疗。

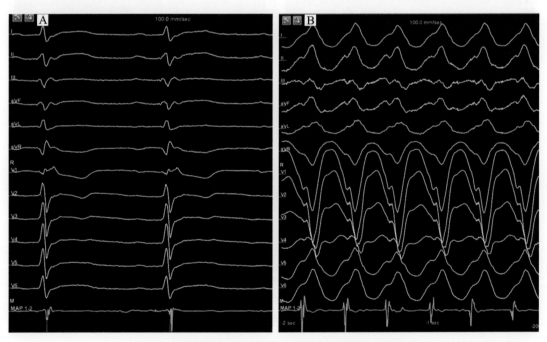

图 1　窦性心律(A)及发作(B)时心动过速的心电图

电生理标测和消融过程

患者上台为窦性心律，局部麻醉后放置电极导管至右心室心尖部，在三维电解剖标测系统指导下进行电生理检查。结合患者历经2次射频消融术后均在短时间内复发，故考虑室速为心外膜起源可能，故首先在左侧位下行导丝指导的干性心包穿刺。穿刺后保留长导丝保护，暂不予以肝素抗凝，在观察有无心包积液过程中先行右心室心内膜标测。经右侧股静脉途径送入冷盐水压力监测导管于右心房标测希氏束的空间位置后，跨越三尖瓣环至右心室。于窦性心律下行右心室心内膜的双极电压标测，电压设置为0.5～1.5 mV，标测后发现右心室内膜电压正常，在保证贴靠良好情况下（导管压力6 g以上）未见心内膜明显低电压区（图2A）。经右心室S1S1刺激极易诱发心动过速，心动过速周长稳定（280 ms），与临床室速形态一致，患者血流动力学稳定，可以耐受。遂继续于心内膜行激动标测，可标测周长为171 ms，不足临床室速周长70%。最早激动部位位于右心室游离壁近三尖瓣环处，但无明确最早激动点，等时图可见心内膜除极最早10 ms，面积大于5 cm^2（图2B）。

观察约30 min，透视下心包无明显渗出，遂补充肝素5000 U后经长导丝置换8F短鞘于心包腔内，行右心室心外膜激动标测。心外膜可标测周长与心动过速周长一致，折返环位于右心室前侧壁近间隔部位（图3A），局部可见舒张中晚期电位（图3B），于假定关键峡部处进行拖带标测，可见隐匿性拖带（图3C），起搏后间期（PPI）= 283 ms。除极顺序见图4。初次放电选择关键峡部部位，功率35 W，流速16 mL/min。放电2 s室速终止，继续于峡部附近巩固放电。

在窦性心律下行心外膜的基质标测（图5），可在心外膜标测到大片低电压区，局部起搏失夺获。于右心室游离壁近瓣环处标测到边缘区（border zone），局部可见晚电位，故针对所有局部异常电位进一步行基质改良消融。消融时定期抽取心包腔内液体，颜色清亮。消融完成后反复行右心室心尖部burst诱发，均为阴性，双侧股静脉压迫止血，心包腔内注射50 mg利多卡因和10 mg地塞米松后拔除置管并局部包扎。术中顺利，无出血、栓塞等相关并发症。术后第5天患者进一步植入ICD，无围术期并发症。术后随访15个月，患者无临床室速发作，无ICD放电。

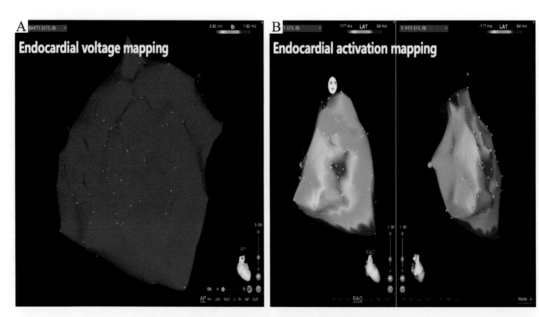

图2　右心室心内膜电压标测（A）及激动标测图（B）

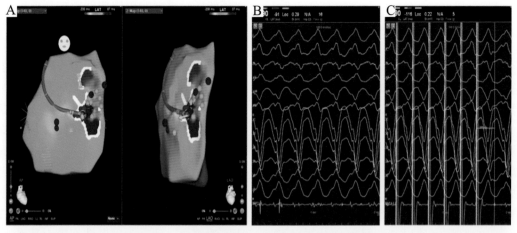

图 3　心外膜三维标测、激动标测和拖带标测图

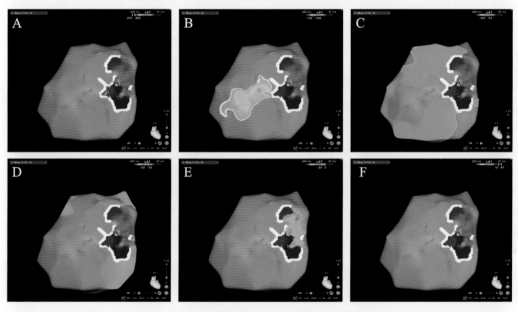

图 4　心外膜室速激动顺序及关键峡部展示图

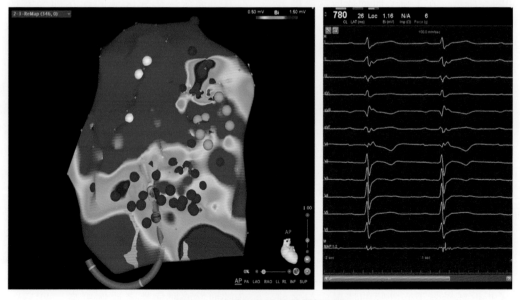

图 5　心外膜窦律下的基质标测图

讨论

本文介绍了 1 例典型 ARVC 相关心外膜室速成功消融的案例，该患者历经 2 次室速射频消融手术，术后均在短时间内复发，故高度怀疑患者室速为心外膜参与或介导。此次手术重点放在心外膜的标测与消融，顺利完成射频消融治疗后，中长期随访提示消融效果良好。

心外膜标测消融是心脏电生理领域中日益常见的技术。自 Sosa 等 20 年前首次尝试经皮心外膜标测消融 Chagas 心肌病室速以来，目前该技术已较为成熟地应用于心房颤动、心外膜旁道以及心外膜室性心律失常中。我国各大电生理中心也已逐步开展了心外膜室速标测消融工作，并积累了丰富的经验。

心外膜病理性室速准确地说，应指心动过速折返路径涉及心外膜，或需经心外膜消融成功的器质性室速。实际上，目前三维电解剖标测系统提供的仅仅是单一平面的激动信息，即是单纯心内膜或心内膜平面的激动顺序或基质情况。判断心动过速的折返路径需要将两个平面的激动顺序固定于同一参考坐标(如某一体表导联的最高/最低点)，同时结合电位(近场或远场，以及局部异常电位)信息，非直观地将激动顺序表达出来，这中间需要极强的个人经验。而实际上，心脏尤其是心室壁存在着一定厚度，瘢痕相关的折返性心动过速无论是在心内膜面还是心外膜面，都仅是展现了其折返路径的片面信息。如图 6 所示，在 1 例心肌梗死后室速患者中，由于梗死心肌的分布并不均匀一致，激动在心内膜面传导的同时，也在一定厚度的室壁内曲折延伸。因此常可在心内膜面标测到"矛盾"的多个最早心室激动突破(breakout)，而心内膜消融最终成功与否则取决于消融能量是否能破坏心动过速的关键峡部。

Tung 等通过对器质性室速患者心内膜和心外膜的同步高密度标测，从二维角度对折返环的三维形式进行了描述，所得结果具有一定启发意义。如图 7A 所示，当折返环路局限于心内膜面时，可在心内膜面标测到心动过速的全部周长以及关键峡部。激动沿心肌中层传导至心外膜面，因此心外膜面激动弥散且相对心内膜面较晚。与之相反，图 7B 显示了折返环局限于心外膜的情况，与之前

所述病例一致。心内膜面的激动弥散，而关键峡部则完全位于心外膜面。值得注意的是，当折返环位于心肌内部时，心内膜和心外膜均无法标测到心动过速的全部周长。虽然心内膜或心外膜的最早激动可能早于对应平面，但局部传导不连续，消融最终成功与否则取决于消融能量是否能破坏心肌内部的关键峡部。尽管消融针的出现使心肌内部电位的标测成为可能，但该器械距离临床的广泛开展仍有一定距离。

本病例在心外膜缓慢传导部分局部拖带结果均符合关键峡部标准：首先拖带后 QRS 波形态与临床室速完全一致，为隐匿性拖带；其次拖带停止后 PPI 间期与室速周长相近；最后 S-QRS 间期与室速周长之比约为 0.5，提示起搏部位在关键峡部内。值得注意的是，该患者心内膜较早激动点与心外膜折返的关键峡部距离较远，也从侧面证实了 ARVC 纤维-脂肪从心外膜到心内膜进展的不均一性。因此不应仅根据心内膜较早激动位置先入为主行心外膜标测及消融。本病例也说明，部分 ARVC 患者，其心内膜电压可以完全正常，瘢痕仅局限于心外膜，不应根据心内膜电压正常而放弃进一步的心外膜标测机会。此外，进一步对关键峡部之外的致心律失常基质进行了干预，从标测结果来看，该患者心外膜存在大片致密瘢痕，边缘区域主要集中在流出道以及右心室侧游离壁区域。根据心律失常的发生基质来看，各类心室瘢痕包含了较为致密的纤维化区域，以及含有存活心肌的缓慢传导区域。纤维化区域常表现为激动传导的阻滞以及起搏的失夺获，而缓慢传导区域的存在即为室速折返的基质。因此，笔者未对局部起搏失夺获的致密瘢痕进一步处理，而仅对存在异常电位的边缘区进行了干预。目前常见的基质干预策略包括瘢痕去通道化、心室局部异常电位、核心区隔离以及均质化消融等，各类基质消融策略略有不同，但目标均为阻断心律失常的折返环路。如果仅对关键峡部进行局部消融而忽略对相关基质的干预，那么该患者可能日后形成局部"遗留"或"进展"基质介导的不同形态室速复发。

心外膜室速在不同器质性心脏病患者中发生率有所不同，故针对不同患者标测及消融策略应有所不同。表 1 总结了以下几种常见情况。总体来讲，缺血性心肌病心外膜室速发生率为 14%～33%，而非缺血性心肌病患者比例更高。ARVC 由于纤维-

脂肪浸润是从心外膜向心内膜方向进行，因此心外膜室速发生率高达 41%。对于 Brugada 综合征患者来说其致心律失常基质位于右心室流出道的外膜部分，因此应常规进行心外膜的标测及消融。常见的提示室速为心外膜起源可能的指标包括：①心内膜激动等时图提示最早激动 10 ms 内面积大于 2 cm²；②最早激动部位近场电位与远场电位临近；③在最早激动部位起搏时不能夺获远场成分(S-QRS 间期 <EGM-QRS 间期)或与临床室速形态不一致；④单极电压图提示心外膜瘢痕。

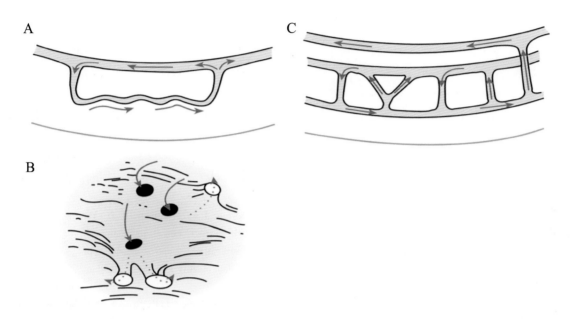

(引自 Catheter Ablation of Cardiac Arrhythmias, 3rd Edition. Shoei K. Stephen Huang, John M. Miller. Elsevier Inc. 援引自 J Am Coll Cardiol, 1992, 20(4)：869-878.)

图 6　瘢痕相关室速折返示意图

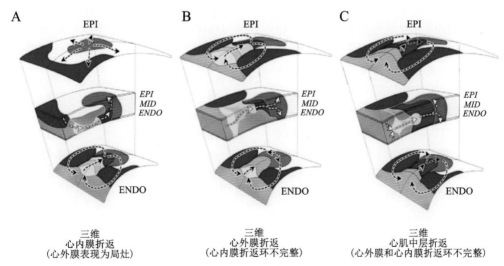

三维
心内膜折返
(心外膜表现为局灶)

三维
心外膜折返
(心内膜折返环不完整)

三维
心肌中层折返
(心外膜和心内膜折返环不完整)

EPI：心外膜；ENDO：心内膜；MID：心肌中层。

图 7　心肌不同层面的折返环路以及可标测周长示意图

表 1　不同病因心外膜标测消融

病因类型	心外膜室速可能	心外膜基质常见部位	何时选择心外膜标测及消融
扩张型心肌病	高	左心室侧壁基底部	在内膜消融术后复发或内膜消融失败患者中应考虑行心外膜标测
肥厚型心肌病	中—高	室间隔基底部以及左心室前侧壁	根据心内膜标测及消融结果决定
ARVC	高	根据进展程度，可见右心室前壁至全层或累计左心室	可考虑常规行心外膜标测消融
缺血性心肌病	低—中	梗死血管分布区域，多见回旋支及右冠动脉支配区域	根据心内膜标测及消融结果决定
Brugada 综合征	高	右心室流出道前壁	所有患者均应行心外膜标测及消融

消融术前进行心脏磁共振延迟成像有助于判断致心律失常基质的部位，从而指导消融。但对于部分非缺血性心肌病患者来说，心脏核磁显示的延迟强化部分与心脏基质标测结果并不一致。这是因为常用的标测双极电压界值(0.5~1.5 mV)的确定是来源于缺血性心肌病患者，同时基质标测还受到诸如标测电极密度、起搏方向以及导管贴靠等诸多因素影响。如果致心律失常基质位于心肌内部，可能无法精确检测到基质的存在。通过调整单极/双极电压界值可能有助于发现被"隐藏"的基质成分。在临床中发现部分心脏核磁正常的患者，在心内标测时可见低电压区及异常电位情况，且这类患者室速多为心外膜起源。因此，心内标测与心脏影像学不一致的问题，值得进一步深入研究。本例患者尽管未在心脏核磁延迟成像上发现右心室，尤其是心外膜心肌的延迟强化，但心内膜及心外膜联合基质标测均提示心外膜存在致心律失常基质，局部电位碎裂延迟，而非心外膜脂肪垫，提示该患者可能处于 ARVC 的较早期阶段。尽管术前心脏影像学检查具有重要参考价值，但也应根据术中的标测及详细的电生理检查结果，制定个体化的消融策略。

心外膜标测及消融是复杂器质性室速不可或缺的重要环节。相关技术的成熟与发展，推动了该技术在临床实践中的普及与应用。尽管心外膜相关室速还存有许多未知情况，但心外膜标测及消融技术为这类疾病提供了更加深入的科学视角与治疗路径。未来更多的心律失常相关研究也应聚焦于此，为解决真正的临床问题、临床难题提供依据。

（龙德勇　李梦梦）

参考文献

[1] Towbin J A, McKenna W J, Abrams D J, et al. 2019 HRS expert consensus statement on evaluation, risk stratification, and management of arrhythmogenic cardiomyopathy[J]. Heart Rhythm, 2019, 16(11): 301-372.

[2] Long D Y, Sun L P, Sang C H, et al. Pericardial access via wire-guided puncture without contrast: The feasibility and safety of a modified approach[J]. J Cardiovasc Electrophysiol, 2020, 31(1): 30-37.

[3] Guandalini G S, Liang J J, Marchlinski F E. Ventricular Tachycardia Ablation: Past, Present, and Future Perspectives[J]. JACC Clin Electrophysiol, 2019, 5(12): 1363-1383.

[4] Downar E, Kimber S, Harris L, et al. Endocardial mapping of ventricular tachycardia in the intact human heart. II. Evidence for multiuse reentry in a functional sheet of surviving myocardium[J]. J Am Coll Cardiol, 1992, 20(4): 869-878.

[5] Tung R, Raiman M, Liao H, et al. Simultaneous endocardial and epicardial delineation of 3D reentrant ventricular tachycardia[J]. J Am Coll Cardiol, 2020, 75(8): 884-897.

[6] Sapp J L, Beeckler C, Pike R, et al. Initial human feasibility of infusion needle catheter ablation for refractory ventricular tachycardia[J]. Circulation, 2013, 128(21): 2289-2295.

[7] Stevenson W G, Tedrow U B, Reddy V, et al. Infusion needle radiofrequency ablation for treatment of refractory ventricular arrhythmias[J]. J Am Coll Cardiol, 2019, 73(12): 1413-1425.

[8] Boyle N G, Shivkumar K. Epicardial interventions in electrophysiology[J]. Circulation, 2012, 126(14): 1752-1769.

［9］ Pappone C, Ciconte G, Manguso F, et al. Assessing the malignant ventricular arrhythmic substrate in patients with Brugada syndrome［J］. J Am Coll Cardiol, 2018, 71 (15): 1631-1646.

［10］ Tung R, Michowitz Y, Yu R, et al. Epicardial ablation of ventricular tachycardia: an institutional experience of safety and efficacy［J］. Heart Rhythm, 2013, 10(4): 490-498.

［11］ Edward J A, Nguyen D T. Patient selection for epicardial ablation-Part I: the role of epicardial ablation in various cardiac disease states［J］. J Innov Card Rhythm Manag, 2019, 10(11): 3897-3905.

［12］ Torri F, Czimbalmos C, Bertagnolli L, et al. Agreement between gadolinium-enhanced cardiac magnetic resonance and electro-anatomical maps in patients with non-ischemic dilated cardiomyopathy and ventricular arrhythmias［J］. Europace, 2019, 21(9): 1392-1399.

［13］ Betensky B P, Dong W, D'Souza B A, et al. Cardiac magnetic resonance imaging and electroanatomic voltage discordance in non-ischemic left ventricle ventricular tachycardia and premature ventricular depolarizations［J］. J Interv Card Electrophysiol, 2017, 49(1): 11-19.

［14］ Wong G R, Nalliah C J, Lee G, et al. Dynamic atrial substrate during high-density mapping of paroxysmal and persistent AF: implications for substrate ablation［J］. JACC Clin Electrophysiol, 2019, 5(11): 1265-1277.